AF403449

P

LA
PERSPECTIVE
CVRIEVSE.

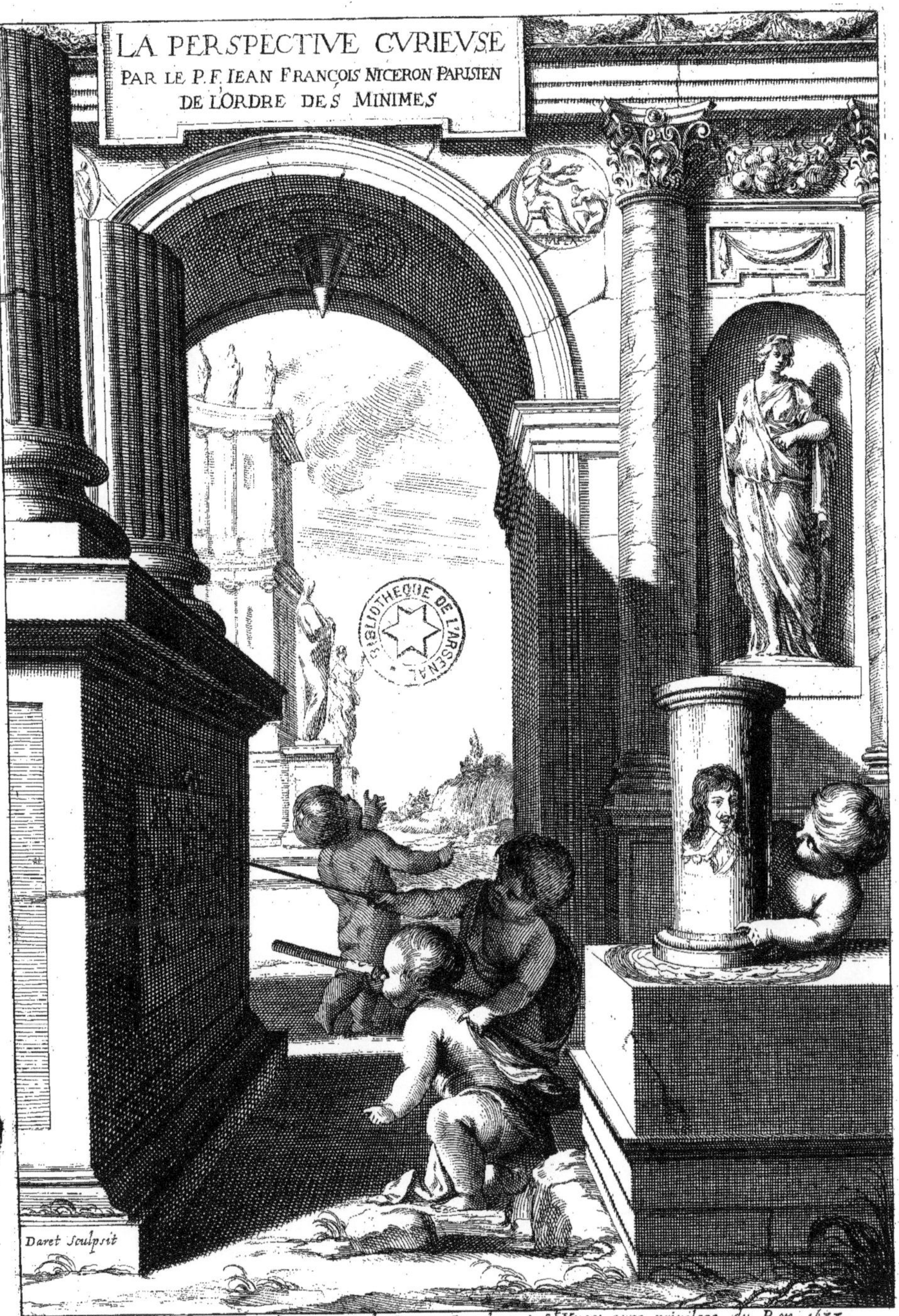

LA PERSPECTIVE CVRIEVSE
PAR LE P. F. IEAN FRANÇOIS NICERON PARISIEN
DE L'ORDRE DES MINIMES
Daret Sculpsit
A Paris chez Pierre Billaine rue S.t Iacques a la Bonne Foy deuant S.t Yues: auec priuilege du Roy. 1638.

LA PERSPECTIVE CVRIEVSE

OV

MAGIE ARTIFICIELE
DES EFFETS MERVEILLEVX.

De
{ L'Optique, par la vision directe.
{ La Catoptrique, par la reflexion des miroirs plats, Cylindriques & Coniques.
{ La Dioptrique, par la refraction des Cryſtaux.

Dans laquelle, outre vn abbregé & methode generale de la Perſpectiue commune, reduite en pratique ſur les cinq corps reguliers, eſt encore enſeignee la façon de faire & conſtruire toute ſortes de figures difformes, qui eſtant veuës de leur poinct paroiſſent dans vne iuſte proportion : le tout par des pratiques ſi familieres, que les moins verſez en la Geometrie s'en pourront ſeruir auec le ſeul compas & la regle.

Καὶ Ἀγεωμέτρητος εἰσίτω.

Oeuure tres-vtile aux Peintres, Architectes, Graueurs, Sculpteurs, & à tous autres qui ſe ſeruent du deſſein en leurs ouurages.

Par le PERE F. IEAN FRANÇOIS NICERON *Pariſien, de l'Ordre des Minimes.*

A PARIS,
Chez PIERRE BILLAINE, ruë S. Iacques, à la Bonne Foy, deuant S. Yues.

M. DC. XXXVIII.
AVEC PRIVILEGE DV ROY.

M

G.

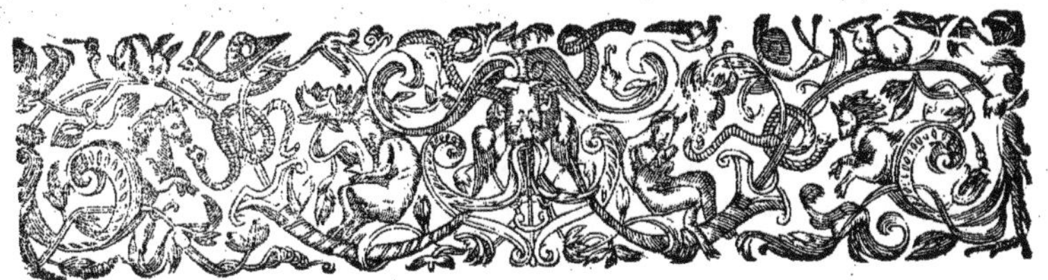

A
MONSEIGNEVR

L'Illustrissime & Reuerendissime,

MONSEIGNEVR

GEORGES BOLOGNETTI

EVESQVE D'ASCOLI

ET

NONCE DE SA SAINCTETE'

EN FRANCE.

MONSEIGNEVR,

Cet ouurage vous estant con-sacré des l'instant de sa conce-ption, n'a pas plustost veu la lumiere, qu'il s'en va chez vous prendre place, pour ioüir du droit de domestique, & se pare de l'es-clat de vostre nom, pour passer par tout, malgré les Zoiles & les Aristarques, sous vostre adueu, & à la faueur de vostre prote-ction. Ie ne sçay si ie me flate en me persua-dant, qu'il ne sera pas rebuté, & que volon-tiers vous luy accorderez cette faueur: mais apres auoir tant de fois experimenté

ã iiij

les effets de voftre bien-veillance en mon
endroit; i'ay creu que ie ne luy deuois pas
moins efperer qu'vn accueil fauorable de
cette mefme courtoifie, qui vous a fait ay-
mer fon autheur, depuis qu'il a l'honneur
d'eftre connu de vous; & eftimer fes ouurages, quand il vous les a communiquez. Si
vous l'agreez, MONSEIGNEVR, ie dois bien
m'eftimer heureux d'eftre engagé par deuoir à vous le prefenter, puifque cette ne-
ceffité me fait rencontrer vne perfonne re-
leuee en merites & en dignité pour le prote-
ger; & aduantagee de toutes fortes de rares
cognoiffances, pour en bien iuger. Si les bor-
nes prefcrits à vne Epiftre me le permetoiét,
& que voftre modeftie ne me le defendift: ie
pourrois rapporter icy vne partie des rares
qualitez que vous poffedez; des nobles emplois que vous auez eu, & des belles actions,
par lefquelles vous vous y eftes rédu recom-
dable. Ie dirois, qu'apres auoir donné dans
voftre ieuneffe des preuues fignalees d'vne
profonde doctrine, on ne vous a pas pluftoft
veu paroiftre dans l'Eftat Hierarchique,
que N. S. P. le Pape qui tient à prefent les
clefs de S. Pierre, admirant en vous vne fa-
geffe extraordinaire & vne prudence con-
fommee dans la conduite de vos actions,
vous a donné les plus honorables employs
qui foient en la Cour de Rome, & les principaux Gouuernemens de fon Eftat. Apres
auoir paffé les premiers honneurs, vous fu-

ftes

EPISTRE.

ſtes fait Nonce à Florence, où vous auez
meſnagé ſi dextrement les intereſts du
ſainct Siege, & tellement ſatisfait & con-
tenté le Prince & la Republique, qu'en re-
cognoiſſance de vos belles actions vous en
fuſtes leué au bout de deux ans, & enuoyé
en France, pour y paroiſtre en meſme qualité, mais auec d'autant plus d'eſclat & de
ſplendeur, que la ſcene, qu'on preparoit à
vos vertus eſtoit plus ſolennelle & expoſee
à la veuë de tout le monde. Auſſi eſtoit-il
bien raiſonnable, qu'vne ſi haute intelligence que la voſtre ne fut pas plus long-temps
occupee au tour d'vn ciel inferieur; il falloit
la veoir exercer ſon actiuité en celuy de la
plus fleuriſſante Monarchie de l'Vniuers.
Depuis que vous y eſtes, MONSEIGNEVR,
vous auez ſi puiſſamment attiré les affe-
ctions d'vn chacun; vous auez traité les
affaires de ſa Sainteté & de ſa Majeſté
auec tant de ſoing & de diligence; auec vne
telle prudence & dexterité dans les temps
les plus faſcheux, & les rencontres les plus
difficiles: vous auez fait celles des particuliers auec tant de courtoiſie & de bien-
veillance, que tous les Eſtats & Royaumes
de la Chreſtienté nous enuient le bon-heur
de vous poſſeder, pour les recits qu'on leur
en a fait; & tous ceux qui en ſont teſmoins
oculaires deſireroient vous veoir vieillir en
cette dignité, ſi vos merites ne vous appel-
loient ailleurs: mais il eſt bien à croire qu'e-
ſtant d'vne ſi noble & illuſtre famille, qui a

fourny à l'Eglife tant de grands perfonna-
ges, Prelats & Cardinaux illuftres en pieté
& en doctrine; entre lefquels vous auez voftre Oncle paternel Albert Bolognetti, lequel apres auoir efté Nonce à Florence & à
Venize, & Legat en Pologne, fut fait Cardi-
nal lors qu'il eftoit encore en fa Legation : il
eft, dis-je, bien à croire, qu'ayant eu les mefmes emplois qu'eux , mais beaucoup plus
côfiderables, pour ceux auec qui vous auez
eu affaire ; & vous en eftant acquité auffi
loüablement, pour le moins ; vous ferez en
bref honoré de la mefme dignité, qui vous
donnera fujet de produire au dehors, & faire
remarquer en vous de nouuelles perfectiõs,
qui feront cognoiftre à ceux qui ne le fça-
uent pas, que tout ce qu'on vous fçauroit
fouhaiter d'honorable en cette vie n'efgale
pas la moindre partie de vos merites, & que
l'éfclat des plus hautes dignitez que vous
puiffiez auoir, ne furpaffera iamais celuy de
vos vertus & de vos perfections. On recognoift par tout la puiffance de voftre Genie,
& que vous eftes né pour quelque chofe de
grand, puifque vous faites vos diuertiffemens de ce que les autres prennent pour
leurs plus ferieufes occupations: En quoy ie
vous comparerois volontiers à Scipion l'A-
friquain, lequel, au raport de Ciceron en fon
Traité des Offices, apres s'eftre dignement
acquité des charges, qu'il auoit dans l'admi-
niftration de la Republique, trouuoit fon re-
pos & fa confolation dans l'eftude de la Philofophie

lofophie: Ainfi, MONSEIGNEVR, fi les occupations, & les foings de voftre charge, vous
laiffent quelques heures en la femaine, vous
les confacrez aux Mufes; &, cóme ce grand
Capitaine, vous n'eftes iamais moins feul,
que quand vous eftes fans compagnie; n'y
iamais moins dans l'oifiueté, que quád vous
eftes libre d'affaires; puifqu'en ces temps,
ou vous conuerfez auec les morts, par la lecture; ou auec les viuans, par l'entretien,
pour cultiuer continuellement, & augmenter toufiours les rares cognoiffances, que
defia vous poffedez. C'eft ce qui m'a donné
la hardieffe de vous prefenter ce Traité de
la PERSPECTIVE CVRIEVSE, fçachant bien
d'ailleurs que vous eftimez particulierement
ment cette fcience: Et puifque mon bon-
heur m'a porté iufques-là, que de contribuer quelque chofe à vos diuertiffemens,
en vous faifant veoir fes miracles, & vous
entretenant de fes merueilles, i'ay creu qu'il
ne vous feroit pas defagreable d'en auoir
cet abbregé, lequel pour ce ie mets au iour,
fouz la protection de voftre NOM, & pour
tefmoignage de l'honneur & du refpect que
vous rend

MONSEIGNEVR,

Voftre tres-humble & tres-obeyffant feruiteur.
F. IEAN FRANÇOIS NICERON. R. M.

De voftre Conuent de la Place
Royale ce 28. Iuillet 1638.

SOMMAIRE

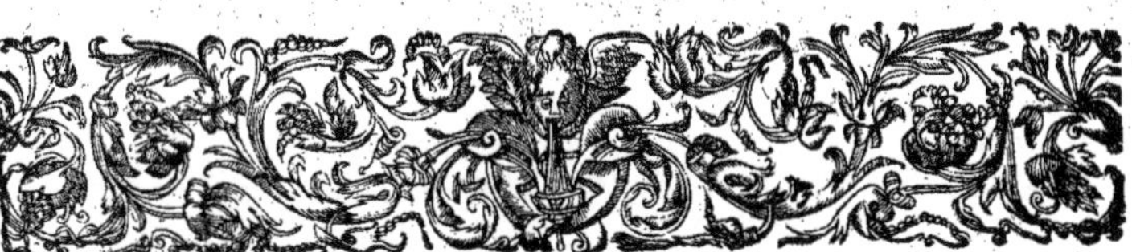

SOMMAIRE
DE CE QVI EST CONTENV
EN CE TRAITÉ DE LA PERSPECTIVE
CVRIEVSE.

LE PREMIER LIVRE DE LA PERSPECTIVE
CVRIEVSE.

Contenant les principes de la Perſpectiue & vne methode generale, pour racourcir ou mettre en perſpectiue toutes ſortes de figures plates & ſolides ; encore qu'elles ne touchent le plan qu'en vne ligne, ou en vn point, verifiée par exemple és cinq

ē

Sommaire des Propositions.

PROPOSITION

Sommaire des Propositions.

LE SECOND LIVRE DE LA PERSPECTIVE
CVRIEVSE.

Sommaire des Propositions.

LE TROISIESME LIVRE DE LA PERSPECTIVE CVRIEVSE.

Auquel il est traicté des apparences: des miroirs plats, cylindriques & coniques; & de la maniere de construire des figures qui rapportent & representent par reflexion tout autre chose, que ce qu'elles paroissent estant veuës directement.

LE QVATRIESME LIVRE DE LA PERSPECTIVE CVRIEVSE.

Auquel il est traicté de cette merueille de Dioptrique inuentée en nos iours, par laquelle sur le plan d'vn tableau, où seront descrites plusieurs figures ou portraits dans leurs iustes proportions: on en peut faire veoir vne autre differente de toutes celles qui sont au tableau, aussi bien proportionnee & semblable à quelque objet, ou portrait donné.

PRE-

Sommaire des Propositions.

Fin du Sommaire des Propoſitions.

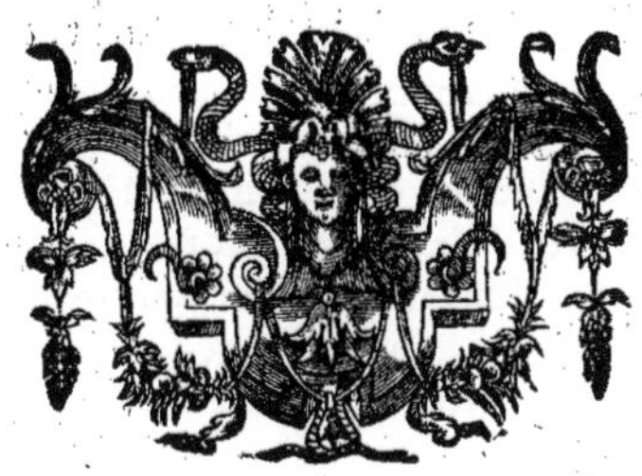

ẽ iij

PRÉFACE,
ET ADVERTISSEMENT
au Lecteur.

SVR LE DESSEIN, L'INSCRIPTION, LE SVJET
& l'ordre de ce traicté : auec quelques auis neceſſaires , pour ceux
qui le voudront lire auec fruit & contentement.

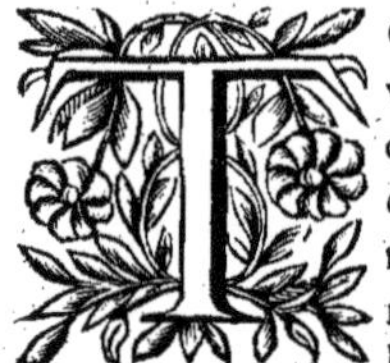

TOVTES les parties des Mathematiques ont à la verité de rares inuentions & des ſubtilitez, qui les ont fait eſtimer & cultiuer par les plus beaux eſprits de l'antiquité, & qui les font encore aujourd'huy rechercher par les plus curieux de noſtre ſiecle : mais il faut auoüer auec les mieux ſenſez, que celles-là ſont à priſer & rechercher par deſſus les autres; leſquelles outre les belles veritez qu'elles demonſtrent, & dont elles ſatisfont & perfectionnent nos entendemens; nous fourniſſent encore mille commoditez dans l'execution de nos entrepriſes, diuertiſſent & recreent nos ſens, en exerçant l'induſtrie de ceux qui ne ſe contentans nos pas de ſpeculations inutiles & infructueuſes, prennent plaiſir de veoir reüſſir au dehors l'effet de ce qu'ils ont medité & deſcouuert par vn long eſtude. Ainſi l'Architecture tant ciuile que militaire nous preſcriuant des regles pour l'ordre & la ſymmetrie des edifices, & donnant le moyen de fortiſſer, deffendre & attaquer les places; de dreſſer en pleine campagne des bataillons de toutes ſortes, ſuiuant les lieux & les rencontres; la Mechanique nous fourniſſant en ſes demonſtrations la façoń de dreſſer des Machines, pour ſouſleuer des maiſons entieres : ces ſciéces, dis-je, nous preſcriuant ces regles & nous donnant ces inuentions dans le ſeul diſcours, nous ſont preſque inutiles, iuſques à tant que nous reduiſions ces choſes en practique, & que nous nous en ſeruions pour les commoditez de la vie, & pour la ſatisfaction & contentement de nos ſens, qui ſemblent s'eſleuer par deſſus eux-meſmes, lors qu'ils admirent auec l'eſprit les rares productions des arts & des ſciences : ce qui me fait renoncer à cette maxime de Platon, qui rejettoit du rang des Mathematiques tout ce qui eſtoit attaché à la matiere, & croyoit que cette ſcience commençoit à degenerer de ſa pureté, quand elle produiſoit au dehors quelque effet ſenſible & materiel des veritez qu'elle enſeigne.

PREFACE.

I'eftime dauantage le grand Archimede qui mettoit la perfection de ces fciences, en l'vfage, & s'imaginoit ne poffeder que la moindte partie d'vne de ces veritez, s'il ne la reduifoit en practique: auffi ne peut on pas nier que les Mathematiques prifes de la forte ne nous ayent fourny de grandes vtilitez & commoditez, & produit des effets, qui peuuent paffer pour prodigieux: ie laiffe à part les machines de la Mechanique, dont quelques-vnes, pour eftre deuenuës communes, femblent auoir perdu l'eftime qu'on en deuroit faire, comme le Tour, les Poulies, les Gruës, les Cabeftans & les autres dont nous ferions priuez, fi les Mathematiques fe fuffent contenuës dans la feule Theorie, fans rien mettre au dehors: ie ne parleray non plus des miracles des Fontaines, & du mouuemét des eauës, ny des Hydrauliques, ny des Pneumatiques, ny des Automates: il fuffit qu'on en voye la preuue en ce qui concerne noftre fujet, & que nous confiderions que l'vfage de l'Optique nous fournit de grands aduantages pour l'accroiffement des fciences, & la perfection des arts; & de tres-agreables diuertiffemens pour la fatisfaction du plus noble de nos fens, qui eft la veuë.

Ie n'ay que faire de particularifer icy dauantage, ny de prouuer par induction vne verité fi manifefte: tous les Autheurs tant anciens que modernes, qui ont traicté de l'Optique, en ont parlé de la forte, & fi nous voulons prendre la peine de faire reflexion, fur ce qui fe prefente iournellemét à nos yeux, nous recognoiftrons par tout le fceau de fon Empire & les marques de fon excellence: nous verrons que la Geometrie pratique emprunte d'elle fes Quadrans, fes Arbaftilles, Baftons de Iacob, & autres inftrumens pour mefurer les longueurs, largeurs, hauteurs & profondeurs; de mefme que l'Aftronomie l'appelle à fon fecours pour bien iuger de la hauteur, fituation & mouuement des Planetes, par fes Aftrolabes, pinnules, & autres inftrumens qui dirigent le rayon vifuel. La Philofophie naturelle verifie la plus part de fes experiences par fon moyen: l'Architecture prend ordre d'elle pour la fymmetrie & la grace de fes ouurages, qui ne font eftimez beaux, qu'entant qu'ils font agreables à l'œil dans leurs proportions: Bref la peinture, que nous appellons la Princeffe des Arts, qu'eft-ce autre chofe qu'vne pure practique de cette fcience? en forte que iamais il ne s'eft veu bon peintre, qui n'y fut fçauant: Encore auiourd'huy fi nous en auons, quelques-vns, fi dans Paris nous en voyons qui reüffiffent dans l'excellence, comme Monfieur Voüet premier Peintre du Roy, Môfieur de la Hyre & quelques-autres: leurs ouurages nous font affez cognoiftre qu'ils fuiuent toutes les maximes de l'Optique dans la conduite de leurs deffeins, & l'application de leur coloris.

Toutes les fautes au contraire & les impertinences que fait le commun des peintres en leurs ouurages, procedent de l'ignorance de ces principes, d'où vient que s'ils veulent faire paroiftre vn pot de fleurs, ou quelqu'autre chofe femblable, planté droit au milieu d'vne table, ils le mettent fur le bord: s'ils font des figures en efloignement, ils en affoibliffent le co-

PREFACE.

loris, & ne diminuent en rien la parfaicte configuration de leurs parties:
Encore que la forme & la figure des objets se desrobe à nos yeux bien
plustost que la couleur, comme nous voyons qu'vne tour quarree, nous
paroist ronde dans l'esloignement, auant que sa couleur eschappe à nos
yeux: ce qui me fait dire que l'Optique a autant d'aduantage par dessus le
reste des sciences, côme le sens de la veuë par dessus les autres: Et à ce propos le docte Villalpandus en ses Commentaires sur Ezechiel dit que la
science de la Perspectiue doit estre à bon droit censee la premiere en dignité, & la plus excellente de toutes, puis qu'elle s'occupe à considerer
les effets & les proprietez de la lumiere, qui est la beauté de toutes les choses sensibles: mais ce qui s'y trouue de plus admirable, dit-il, est que par
son moyen nous apprenons a tracer des lignes en vn plan, si à propos,
qu'elles expriment des corps & figures solides, qui trompent non seulement les yeux: mais deçoiuent encore en quelque façon le iugement &
la raison: En effet tout l'artifice & la beauté de la peinture consiste à trô-
per de la sorte, & faire paroistre de relief ce qui n'est figuré qu'en plat.
C'est pourquoy les histoires nous font tant d'estat de cet ouurage de
Zeuxis, qui peignit si naïfuement des grapes de raisin, que les oyseaux les
venoient becqueter: mais encore plus de la piece de Parrhasius, qui trô-
pa le mesme Zeuxis, par le moyen d'vn seul rideau, qu'il sceut representer
si artistement, que son antagoniste le pria de le tirer, pour veoir la peinture qu'il pensoit estre cachee dessous, & s'apperceuant de la tromperie se
confessa vaincu, par ce qu'il n'auoit trompé que des oyseaux, & Parrhasius vn Peintre.

C'est la perfection que nous desirerions dans les ouurages de nos peintres; mris il y en a peu entre plusieurs, qui y arriuent, d'autant qu'ils negli-
gent la pluspart la cognoissance de la Perspectiue, qui est ce qui pourroit
le plus contribuer à leur auancement: ils ne manquent pas de liures qui les
en puissent instruire; car il y a quâtité de bons Autheurs, qui en ont dressé
des methodes & donné des exemples. Nous auons celle de Viator en Latin & en François imprimee il y a bien six vingt ans: Albert Durer en a
mis quelque chose en sa Geometrie pratique; comme aussi Leon Baptiste Albert au traicté qu'il a fait de la Peinture: Iean Cousin, du Cerceau,
Salomon de Caus & Marolois en ont traité expressement, & depuis eux
encore Monsieur de Vaulezard, Monsieur Herigone & Monsieur De-
sargues, qui en a mis au iour vne methode generale & fort expeditiue,
qu'il a inuétee, auec encore plusieurs autres beaux secrets pour l'Architê-
êture & la Perspectiue, dont il fera part au public quand il luy plaira. Les
Italiens & les Allemans en ont encore vne quantité d'autres, comme Sebastien Serlio, Sirigati, Vignole auec les Commentaires du R.P. Egnatio
Danti, Guide Vbalde, Daniel Barbaro; Fernando di Diano, Lenkerus,
Iamitserus, Fortius, qu'il seroit long de rechercher & nommer tous
par le menu: Ce qui fera peut-estre qu'on s'estonnera, qu'apres vn si grâd
nôbre d'Autheurs, qui ont escrit de la Perspectiue, ie m'en sois voulu mesler, côme si ceux qui en recherchét la cognoissance, n'auoient pas dequoy
satisfaire

PREFACE.

satisfaire plainement leur curiosité, dans ces ouurages.

A la verité ce qui concerne la Perspectiue commune, cóme le racourcisse-
mét des plans & l'eleuation des figures solides, a esté assez bié deduit par ces
Autheurs; de sorte mesme qu'il semble, qu'on n'y puisse rien desirer: Entre
autres il me séble que Iean Cousin & Vignole y ont assez bien reüssi, & se
sont rendus familiers & intelligibles à tous, chacun en sa langue: aussi n'e-
stoit-ce pas mon premier dessein, de rien dire de ces principes en ce Traité;
mais seulement de proposer les gentillesses de la Perspectiue curieuse comprises és trois derniers liures de cet ouurage, me persuadát qu'apres m'y estre
employé quelque temps; apres auoir descouuert quelques nouueautez, &
facilité les methodes & pratiques de ce qui estoit desia inuenté, pour mon
vsage particulier, & pour me diuertir quelquesfois des estudes plus serieux
de la Theologie, où ma profession m'engage plus particulierement; ie ne
ferois pas chose desagreable aux curieux de leur presenter le fruit de mes
speculations, de mon trauail & des experiences que i'ay faictes sur ce sujet,
desirant qu'ils ioüissent auec contentement de ce que i'ay acquis auec peine.

Ie preuoyois encore que par ce moyen ie pourrois rendre la Perspectiue
plus recommandable, & la mettre dauantage en estime chez ceux, à qui il
importe le plus d'en auoir la cognoissance, & qui, ce semble, l'ont negligee
iusques à present, pour n'y auoir veu que des espines: ie preuoyois, dis-je,
que par ce moyen en leur proposant ces nouueautez & ces gentillesses, cóme les plus beaux attraits de cette science, ie la leur pourrois faire recherch er
auec ardeur & s'en instruire auec diligence, pour prendre au moins leur có-
tentement en de semblables practiques; puisque la necessité & l'ytilité de
ses preceptes ordinaires, ne leur est pas vn assez puissant motif, pour les tirer
de la paresse & leur faire embrasser le trauail: suiuant cette maxime qui dit

    Omne tulit punctum, qui miscuit vtile dulci.

que le bien vtile & l'agreable joints ensemble en vn mesme sujet; nous at-
tirent bien plus puissamment à sa recherche, que s'il n'estoit auantagé
que de l'vn ou de l'autre separement.

C'estoit doncq mon premier dessein dans la conception de cet ouurage:
mais cóme ie lisois quelquefois les Autheurs, qui ont escrit de la Perspectiue,
& particulierement ceux qui ont traité des cinq corps reguliers; ie remar-
quay que ceux qui en auoient escrit en François s'y estoient trópez, comme
Iean Cousin, Marolois, & quelques-vns aussi de ceux qui en ont fait en latin, comme l'Autheur du liure intitulé *Syntagma in quo varia eximiaque,*
&c. remply d'vne quantité de belles figures, sans aucun precepte ny instruction, sinon en general, qu'il applique par forme d'exemple à la pyramide
ou Tetraëdre le plus simple de tous ces corps; & ce auec erreur, comme ie
le montre sur la huictiesme Proposition du premier liure, ce qui me fait
croire, ou que ce n'est pas le mesme qui a fait les figures & le discours de ce
liure, ou qu'encore que ces figures semblent faites auec assez de grace, si elles
estoiét bien examinees, on y trouueroit beaucoup de fautes. Pour les autres
qui en ont escrit, ils l'ont fait dans des methodes si abstraites & speculatiues,
comme Guide Vbalde; ou si embroüillees, cóme Daniel Barbaro, qu'il est
tres-difficile de les reduire en practique, sans autre cognoissance. Il y en a

PREFACE.

encore d'autres qui se seruent à cét effet de diuers instrumens, qui obligent
à auoir ces corps en nature, pour les mettre en Perspectiue, ce qui se fait
tout mechaniquement, & ne donne pas plus de satisfaction ny de cognoissance en faisant ces corps reguliers, que si on en faisoit d'irreguliers & à
phantaisie. C'est pourquoy me voulât satisfaire moy mesme en cecy, & desabuser & instruire les autres si ie pouuois; I'en ay dressé des methodes tirées
de la nature & des mesures Geometriques de ces corps, & conduites par les
vrays principes de la Perspectiue, & me suis resolu de les mettre au jour, ad-
ioustant aux propositions par forme de Corollaire, les fautes que i'ay remarqué en quelques vns de ces Autheurs: Ce qui m'a contraint par occasion de proposer en peu de discours, & expliquer en ce premier Liure, qui
traite de ces corps, les principes, & vne methode generale de la Perspectiue commune, en faueur de ceux qui voudroient l'exercer sur ces corps, &
n'auroient pas estudié à ceste science, afin qu'ils puissent apprendre à racourcir & mettre en Perspectiue toutes sortes de plans, & faire l'éleuation des
corps & figures solides, sans en aller chercher les preceptes ailleurs, qu'ils
trouueront icy reduits en abregé. Outre ce, si la methode que ie propose
est commune, comme estant tirée de la seconde regle de Vignole, au moins
se trouuera-elle, comme ie crois, plus clairemét expliquée, encore que plus
briefuement, ce qui ne sera pas vn petit soulagement aux praticiens, qui
en tireront encore cette commodité & vtilité, que par l'application des regles generales dont nous nous seruons pour ces corps; ils pourront mettre
en Perspectiue tout ce qui se presentera de plus difficile, côme les saillies des
Tores, Listes, Feüillets, Tigettes, Volutes, & autres ornemens d'Architecture, pourueu qu'ils cognoissét leurs mesures naturelles & Geometriques.

Pour les doctes, s'il y en a quelques vns qui prennent la peine de lire cét
ouurage; Ie les prie de ne pas trouuer mauuais qu'en quelques endroits,
pour me rendre plus intelligible, ie deduise & repete quelques principes
que ie supposerois si ie n'auois à faire qu'à eux; mais le but de mon dessein
est principalement d'instruire les simples, & de faire en sorte que ce que i'es-
cris soit compris de ceux mesmes qui ne font pas profession des lettres:
Neantmoins ce me sera vn surcroist de satisfaction, si ie puis plaire à ceux
qui s'en meslent, pour lesquels j'y ay inseré, selon l'occasion, quelques maximes & Theoremes, qui demandent plus de raisonnement; & cité en
quelques endroits les propositions des autres Autheurs, qui seruent de
fondement à ce que ie traite.

Quant à ce qui touche l'inscription du Liure, ie l'ay appellé PER-
SPECTIVE CVRIEVSE, non pas qu'elle ne soit tres-vtile, mais
d'autant qu'auec l'vtile elle mesle le delectable, comme il appert de ce que
nous auons dit cy-dessus. Ie la nomme aussi MAGIE ARTIFICIELE:
car encore que ce mot de Magie sonne mal aux oreilles du vulgaire; les doctes neantmoins sçauent assez, que si par corruption il a esté attribué aux
pratiques & communications illicites qui se font auec les ennemis de nostre salut; il n'est pour cela en rien décheu de sa propre signification. Pic
de la Mirande en son Apologie en traite bien au long, & monstre clairement, que la Magie naturelle & artificiele, nonseulement est licite, mais est
encore

PREFACE.

encore le souuerain degré & la perfection de toutes les sciences: & rapporte
mesme que le mot de Mage n'est ny Grec, ny Latin, mais Persan, qui signi-
fie en cette lágue le mesme office & la mesme dignité, que celle de Prophetes
chez les Hebreux; des Druides chez les Gaulois; des Gymnosophistes, chez
les Indiens; & des Sages, chez les Latins: d'où vient que Strabon au premier
liure dit que μάγοι vaut autát comme σοφία καὶ διαφέροντες, excellents en
quelque sorte de science: aussi dit bien vn Poëte dans le mesme sentiment.

> *Diuumque hominumque gnarus est summè Magus:*
> *Interpres est Magus Dei ac cælestium.*

De sorte que nous pouuons à bon droict appeller Magie artificielle, celle
qui nous produit les plus beaux & admirables effets, où l'art & l'industrie
de l'homme puissent arriuer: Et si les Autheurs qui en traitent, comme Pe-
rerius, Bulengerus, Torreblanca & les autres, rapportent à la Magie artificiele la Sphere de Possidonius, qui exprimoit les cieux, les mouuemés & les
periodes des planettes: la colombe de bois d'Architas, laquelle voloit cóme vne naturelle; les miroirs d'Archimede, qui brusloient dans le port les
vaisseaux ennemis; ses machines, auec lesquelles il les enleuoit comme il
vouloit; le, Automates de Dædalus; Bref la teste de bronze faite par Albert
le Grand, qui parloit, comme si elle eust esté naturellement organizee, & les
ouurages admirables du docte Boëce, qui faisoit siffler des serpens d'airain
& chanter des oyseaux de mesme matiere: si, dis-je, ces autheurs rapportét
ces productions miraculeuses & vne infinité d'autres qui se lisent dans les
histoires, à la puissance & aux operations de la Magie artificielle: nous pouuons bien dire le mesme des effets de la Perspectiue, qui ne sont pas moins à
estimer & admirer. Philon le Iuif au liure *de Specialibus legibus*, dit expressement en ces termes : Τὴν μὲν οὖν ἀληθῶ μαγικὴν, ὀπτικὴν ἐπιστήμην οὖσαν, ᾗ
τὰ φύσεως ἔργα γεγονωτέραις φαντασίαις αὐξάζεται, σεμνὴ καὶ περὶ μάχητον δοκοῦσα
εἶ) οὐκ ἰδιῶται μόνον, ἀλλὰ καὶ βασιλῆς καὶ βασιλέων οἱ μέγιστοι καὶ μάλισθ' οἱ Πε-
ρσῶν διαπονοῦσιν οὕτως, ὥστ' οὐδένα φασὶν ἐπὶ βασιλείαν παραληφθῆναι δύναμιν
πρὸ αὐτοῖς, εἰ μὴ πρότερον τῷ μάγων γένους κεκοινωνηκώς.: Que la vraye Magie,
où la perfection des sciences consiste en la Perspectiue, qui nous fait cognoistre & discerner plus parfaictement les beaux ouurages de la nature
& de l'art, & qui a esté estimee de tout temps, non seulement du commnu
des peuples, mais encore des plus puissans Monarques de la terre, particu-ie-
rement des Perses, qui ne mettoient iamais le sceptre de leur Empire qu'entre les mains des sçauás qui auoiét communiqué & conuersé auec ceux qui
faisoient profession de cette Magie. Il est vray qu'il prend en cet endroict,
la Perspectiue assez generalement, neantmoins il est certain que la vraye
Perspectiue dont nous traictons, faict vne bonne partie de celle-là, c'est
pourquoy il parle tousiours à nostre aduantage.

 Pour l'ordre & la disposition de ce traicté, il se recognoistra assez au Só-
maire des Propositions mis cy-deuant, où il est aisé de remarquer, qu'apres
auoir dóné dans le premier liure les principes & vne methode generale de la
Perspectiue, & l'auoir mis en pratique sur les cinq corps reguliers, sur quelques autres reguliers cóposez & irreguliers: nous traitons au second liure de
ces figures difformes appartenátes à la visió droite, lesquelles estans veuës

PREFACE.

de leur point, paroiſſent bien proportionnees, au troiſieſme de celles, qui ſe
veoient par reflexion dans les miroirs plats, cylindriques & coniques: & dãs
le quatrieſme nous deduiſons & expliquons vne methode tres-facile pour-
dreſſer de ces tableaux, auſquels ſur vne douzaine de portraits depeints en
vn meſme plan, en regardãt par vne lunette faicte à propos, on en veoit vn
trezieſme ſe former de pluſieurs parties, qu'il préd çà & là de tous les autres:
& neãtmoins paroiſt tres-parfaitement reüny, & different de ceux qu'on y
voyoit directement.

Au reſte ie ne pretends pas que tout ce qui eſt cõpris en ce liure, ſuiue les
loix rigoureuſes d'vne demonſtratiõ Geometrique, car ayant à traiter ces
matieres plus pour la Practique que pour le Theorie, dont les maximes ont eſté ſuffiſamment demonſtrees par pluſieurs bons Autheurs: i'ay
creu que ie me deuois ſeruir des practiques de Geometrie les plus faciles &
familieres & qui reüſliſſent le mieux dans l'operation, ſans m'aſſujetir à la
rigueur de ſes demonſtrations. C'eſt pourquoy, encore qu'en la pluſpart
des propoſitiõs la pratique s'accorde auec la demonſtration: En quelques
vnes, neantmoins il y a des methodes purement mechaniques, qui ſemblent y repugner, & neantmoins produiſent vn bel effet dans la pratique,
cõme en la troiſieſme propoſition du troiſieſme liure, qui eſt la premiere
du miroir cylindrique, où ie l'ay remarqué expreſſement.

De plus i'ay trouué bõ en quelques endroits de faire des deſcriptiõs au lieu
d'apporter la vraye definition, pour rendre la choſe plus intelligible: d'où
viẽt que quãd ie me ſers du mot de definitiõ, il ne doit pas eſtre pris exacte-
mẽt & dãs ſa propre ſignificatiõ, non plus que le mot de Corollaire, dont
i'vſe generalement pour ces autres, Scholie, Aduertiſſemẽt, Remarque, &c.

Il ne me reſte plus que d'aduertir ceux qui eſtãs nouueaux en ces ſcieces,
voudroiẽt lire ce traité auec fruit & contentemẽt: qu'ils le liſent des le commencement, & particulieremẽt qu'ils n'obmettẽt pas les preludes Geometriques, autrement ils auroient de la peine à entendre beaucoup de choſes
dans le progrez de la lecture, qui leurs ſeront faciles ayant l'intelligence des
termes, qui ſont expliquez en ces preludes. Et meſme s'ils veulent trauailler
de la main, ie leur conſeillerois de ne pas negliger la pratique des Propoſitiõs, qui y ſont contenuës, dont les figures ſont en la premiere planche; non
plus que de toutes celles, qui concernent la perſpectiue, meſmes des moindres, cõme celles de la 2 & troiſieſme plãche: car par ce moyen, outre qu'ils
ſe duiront à manier la regle & le cõpas, ils profiteront & apprendrõt plus en
pratiquãt à meſure qu'ils liront, qu'en liſant dix fois ſans pratiquer. Ce qui
les y doit attirer dauantage eſt qu'outre que les methodes en ſont clairemẽt
expliquees, il y a encore des exemples de tout, leſquels il pourront imiter, &
ſur iceux dreſſer de ſemblables figures.

Pour concluſion ie vous prie mõ cher Lecteur pour voſtre contentement & le mien, de ſuppleer au deffaut & à la negligence des Imprimeurs,
leſquels nonobſtant le grand ſoin que i'y ay apporté, n'ont ſceu me rendre
cet ouurage ſans fautes. I'ay remarqué les principales à la fin du liure me-
tez la main à la plume & les corrigez: le peu de temps que vous y mettrez
ne ſera pas perdu; ains fera que vous receurez plus de ſatisfaction.

PRELVDES

PRELVDES
GEOMETRIQVES

DEFINITIONS NECESSAIRES
pour l'intelligence de cette perspectiue.

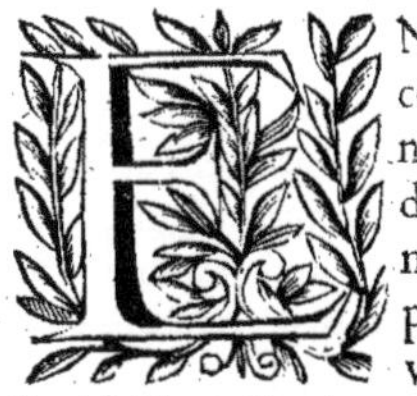

N C O R E que le point Mathematique se definisse, ce qui n'a nulle partie, ou qui est indiuisible : neantmoins, comme nous en parlons icy auec ordre & respect aux operations de la perspectiue, nous le definissons la plus petite marque, que l'on puisse faire sur quelque plan où ailleurs, soit auec vn stile bien delié, vne plume ou quelqu'autre semblable instrument ; en sorte qu'il paroisse indiuisible au sens, & neantmoins soit diuisible en effet, & parlant dans la rigueur en vne infinité de parties, comme ayant en soy quelque quantité : la premiere figure marquee 1, en la premiere planche vous le represente.

La seconde figure de la mesme planche vous represente vne ligne droicte, qui est definie le plus court chemin d'vn point à l'autre, comme en la mesme figure depuis A iusques à B : car pour la definition de la ligne en general, qui la dit estre vne longueur sans largeur, dans la pratique de cet art, nous en deuons auoir le mesme sentiment que du point, c'est à dire que nous rejettons cette definition, pour l'appeller vn trait le plus delié, que nous puissions former, qui ne sera pourtant pas exempt de toute largeur ; mais, qui n'en aura point de sensiblement diuisible ; pour ce que, d'autant plus ce trait sera delicat, d'autant plus iustement & exactement reüssiront nos operations : d'où vient que pour en faire la demonstration, comme dit Vitellion au troisiesme Theoresme du second de son optique, au milieu de cette ligne naturelle & sensible, nous nous en imaginons vne Mathematique & insensible.

La troisiesme figure est vne ligne courbe, qui est aussi l'estenduë d'vn point à l'autre, mais non pas la plus courte, car si en la troisiesme figure du point C iusques à D, l'on vouloit prendre le plus court chemin, ce seroit vne ligne semblable à celle, qui en la seconde figure va depuis A iusques à B.

A

Lignes paralleles sont celles, qui estant produites à l'infiny ne con-
courrent ou ne se rencontrent iamais, comme en la quatriesme figure les
lignes E F, G H. Les non paralleles au contraire, estant produites se rencontrent à certain point, où elles forment vn angle plan, qui est dit par
la huictiesme definition du premier des Elemens d'Euclide, l'inclination
de deux lignes, qui se touchent en vn mesme plan, & ne se rencontrent
directement, comme en la cinquiesme figure, les lignes I K, L K, qui
se rencontrent au point K, forment l'angle plan I K L: la definition
ajouste, & ne se rencontrent directement; comme vous pouuez veoir
en la mesme figure, que les lignes I M, L K, se rencontrant directemét
au point M, ne forment point d'angle; ains ne font qu'vne mesme ligne droite.

Angle solide est la rencontre de 3, 4 ou plusieurs angles plans, &
pour ce que l'on ne le peut representer sur le papier, si l'on ne le met en
perspectiue, vous en aurez l'exemple és corps que nous descrirons
cy-apres.

Ligne perpendiculaire est celle, qui tombe à plomb sur vne autre,
comme quand nous laissons pendre vn plomb sur quelque plan mis de
niueau, ou parallele à l'horison, il exprime vne ligne perpendiculaire:
vous recognoistrez quand vne ligne est perpendiculairement abbaissee
sur vne autre, si elle fait les deux angles de part & d'autre égaux, & par
consequent tous deux droits, comme il appert par la dixiesme definition
du premier des Elemés d'Euclide, le tout s'entédera mieux par la sixiesme
figure, où la ligne A B tombant à plomb sur la ligne E C, fait l'angle
A B C, & l'angle A B E egaux & droits tous deux: que si du point D
sur la mesme ligne E C, on fait obliquement, ou de biais tomber la ligne
D B, l'on peut asseurer, qu'elle ne luy est pas perpendiculaire, puis qu'elle
fait les angles de part & d'autre inegaux, l'vn obtus, l'autre aigu, lesquels sont definis en cette sorte; l'angle obtus est celuy, qui est plus grand
qu'vn droit, tel qu'est en la figure l'angle D B C, qui est plus grand que
le droit A B C, de l'espace D B A. L'angle aigu, est definy, celuy qui est
plus petit qu'vn droit, comme en la figure l'angle D B E, qui est plus
petit que le droit A B E, de la quantité de l'espace D B A.

Le triangle est le plus simple, d'entre les superficies comprises de lignes droites: il est distingué en plusieurs especes.

Premierement à raison de ses costez il est diuisé en triangle equilateral,
isoscele & scalene: le triangle equilateral est celuy, qui a les trois costez
egaux, tel qu'est le triangle marqué 7. triangle isoscele est celuy, qui
n'a que deux costez egaux, & le troisiesme different en grandeur des
deux autres, comme la figure 8, où les costez A B, A C sont egaux, & le
costé B C plus petit qu'aucun d'eux. Le scalene est celuy qui à tous les
trois costez inegaux, comme le triangle marqué 9.

Secondement le triangle est diuisé, à raison des angles, qui le composent en trois autres differentes especes, sçauoir en orthogone, amblygone, &

ne, & oxygone; orthogone ou rectangle eſt celuy, qui a vn angle droit,
comme ſi en la ſixieſme figure du point A au point C, l'on mene vne
ligne droite, le triangle A B C, ſera dit orthogone. Amblygone ou
obtuſangle eſt celuy qui a l'vn de ſes angles obtus, ou plus grand qu'vn
droit, tel que ſeroit en la meſme figure le triangle D B C, ſi du point
D on menoit vn ligne droite au point C: Oxygone ou acutangle eſt
celuy, qui a tous ſes trois angles aigus ou moindres que des droits, tel
que ſeroit en la meſme figure le triangle D B E, ſi du point D, on menoit vne ligne droite iuſques en E.

Cercle eſt vne figure plate compriſe d'vne ſeule ligne courbe, que
nous appellons circonference, laquelle eſt deſcrite par l'vne des deux
iambes du compas commun, l'autre demeurant fixe & arreſtee en vn
point, que nous appellons centre du cercle, tel qu'eſt en la dixieſme figure, qui le deſcrit, le point A. Diametre du cercle eſt vne ligne, qui paſſant
par le centre, s'eſtend de part & d'autre iuſques à la circonference,
comme la ligne B A C. Portion ou arc de cercle eſt vne figure compriſe d'vne partie de circonference & d'vne ligne droicte, qui la souſtend,
comme la figure D E F.

Le quarré eſt vne figure compriſe de quatre lignes droites, egales
& iointes enſemble à angles droits, la vnzieſme figure vous le repreſente; & la ligne, qui eſt menee d'vn coing à l'autre oppoſé, s'appelle
diagonale ou diametrale du quarré, telle qu'en la meſme figure eſt la
ligne G H. Le quarrélong eſt vne figure telle que vous la voyez marquee du nombre 12. qui eſt compoſee de quatre lignes droites & jointes enſemble à angles droits auſſi bien que le quarré, mais inegales, c'eſt
à dire, que deux d'icelles ſont plusgrandes que les deux autres; en ſorte
neantmoins, que chaque ligne eſt egale à celle qui luy eſt oppoſee &
parallele: d'où vient qu'on l'appelle auſſi parallelogramme: la ligne, qui
eſt menee de l'vn de ſes coings à l'autre oppoſé, s'appelle auſſi diagonale ou diametrale, comme la ligne I K.

La treizieſme figure eſt encore vne eſpece de parallelogramme, appellé Rhombe, ou plus communement vne lozange, qui eſt compoſee
de quatre coſtez egaux, mais d'angles inegaux, deux deſquels ſont obtus, & les deux autres aigus.

Rhomboide eſt vne figure preſque ſemblable à la precedente, auſſi
de quatre angles & de quatre coſtez: auec ceſte difference toutesfois, que
le Rhombe ayant les angles inegaux, a neantmoins les quatre coſtez
egaux, le Rhomboide n'a ny les angles ny les coſtez egaux, comme
vous pouuez voir en la quatorzieſme figure, c'eſt la quatrieſme eſpece
de parallelogramme.

Toutes les autres figures de quatre coſtez, qui ne ſont point compriſes
ſouz les precedentes definitions, c'eſt à dire qui ne ſont, ny quarrez, ny
quarrez longs, ny Rhombes, ny Rhomboides, ſont appellees trapezes, leſquelles pour eſtre irregulieres ſont de pluſieurs ſortes, la figure
marquee 15, vous en repreſente vne, que ie dois mettre en vſage au

quatriefme & dernier liure de ma perfpectiue , auffi bien que le pentagone irregulier marqué 17 : il eft appellé pentagone irregulier , pource
qu'il n'a ny les angles , ny les coftez egaux , ce qu'a le pentagone
regulier , comme on le voit en l'exemple au nombre 16.

Au refte le nombre des figures plates regulieres à plufieurs coftez procede iufques à l'infiny , & font denommees de la quantité de leurs angles
ou de leurs coftez , comme l'on dit en hexagone qui a fix angles & fix
pans , comme la figure 18 , pour ce que ἔξ en Grec fignifie fix , & γωνία
fignifie vn angle ou vn coin. Pour la mefme raifon la figure fe dit
heptagone qui en a fept , comme la figure 19 ; octogone qui en a huict ,
Enneagone qui en a neuf : decagone qui en a dix , endecagone , qui en
a vnze : dodecagone , qui en a douze , &c. cecy fuffira pour les definitions : nous faut maintenant donner la practique de quelques

PROBLEMES.

ENcore que les problemes , que ie defire propofer pour feruir à la
practique de cefte perfpectiue , puiffent , s'expedier en diuerfes manieres , neantmoins comme ie n'entens pas mettre icy rien de fuperflu , &
que d'ailleurs les plus curieux fe pourront contenter chez ceux qui traitent expreffement de la Geometrie pratique , ie n'en enfeigneray , que
les plus familieres , les plus generales , & qui peuuent feruir en tout rencontre , pour la commodité de ceux , qui ne font point encore exercez
en la Geometrie.

PREMIERE PROPOSITION.

A vne ligne droite donnee , mener vne autre ligne droite parallele
d'vne diftance donnee.

SOit en la figure marquee 4 , au haut de cefte planche , la ligne donnee G H , à laquelle il faut mener vne parallele de la diftance H F.
Le compas eftant ouuert de la diftance donnee , du point G comme centre foit defcrit vn arc de cercle marqué E , & du point H comme centre , vne autre portion de cercle marquee F , en apres foit tiree la ligne
E F , touchante les deux arcs de cercle aux points E , F , fans les couper , &
elle fera la parallele requife , par la trente-cinquiefme definition du premier des Elem. d'Eucl. Ce probleme eft de grand vfage , & nous doit
feruir dans toutes les operations de la perfpectiue commune , dont nous
traiterons en ce premier liure : pour ce que , comme nous dirons incontinent dans les definitions & declaration des principes de la perfpectiue , la ligne horizontale eft toufiours fuppofee parallele , à la ligne-
terre.

PROPOSITION II.

Sur vne ligne droicte donnee, & d'vn point donné en icelle, esleuer vne ligne
droicte perpendiculaire: ou sur vne ligne droicte donnee, & d'vn
point donné hors d'icelle, abbaisser vne ligne
droicte perpendiculaire.

POur la premiere partie de cette proposition, soit en la vingties-
me figure la ligne droicte donnee A B, sur laquelle du point C,
faut esleuer vne perpendiculaire: ayant pris du point C vn egal espace
de part & d'autre, sur cette mesme ligne, comme seroit C A, C B. du
point B comme centre, d'interual à discretion, pourueu qu'il soit plus
grand, que B C, soit d'escrit l'arc de cercle D E, & du point A, comme
centre, du mesme interual que deuant soit descrit vn autre arc semblable
F G, & du point C soit esleuee vne ligne droite, iusques au point H où
ils l'entrecoupent tous deux, & elle sera la perpendiculaire demandee,
par la vnziesme proposition du premier des Elemens d'Euclide.

Pour la seconde partie de cette proposition, soit la mesme ligne droite
dónee A B, & le point donné hors d'icelle H, duquel faut abbaisser vne
perpédiculaire sur ladite ligne: du point H cóme centre, soit descrit l'arc
de cercle coupant la ligne A B aux points I K, lequel espace compris de
I K soit diuisé en deux au point C, & la ligne abbaissee du point H
sur le point C, sera la requise par la douziesme proposition du premier. Or comme il arriue souuent que l'on voudroit esleuer vne ligne
perpendiculaire sur l'extremité de quelqu'autre, la methode precedente
n'estant pas d'vsage en ce cas, on se pourra seruir de cette-cy.

En la vingt-vniesme figure soit la ligne proposee A B, au bout de laquelle A, faut esleuer vne perpendiculaire: l'vne des jambes du compas
demeurát immobile au point A, de quelque ouuerture que ce soit, supposez de A C, soit portee l'autre iambe en C, laquelle demeurant immobile, de l'autre soiët descrits les deux arcs de cercle D E, & du point E où
l'vn des deux coupe la ligne A B, soit menee vne ligne droicte par. C,
laquelle coupera l'arc D, & du point de son intersection soit abbaissee
vne ligne droicte sur A, qui sera la perpendiculaire requise. Il faut icy
remarquer pour la practique de ces lignes perpendiculaires, qu'en
operant d'autant plus que les ouuertures de compas seront grandes,
d'autant plus iustement reüssiront les operations.

PROPOSITION III.

Donner le moyen de cognoistre, si vne ligne est perpendiculaire à vne autre.

POur espouuer si vne ligne droicte est perpendiculaire à vne autre,
comme si en l'exemple proposé de la figure 21. D A est perpendi-

culaire à A B, du centre C milieu de la ligne D E, de l'interual C D, ou
ou C E, soit descrit la portió de cercle D A E, lequel passant par le point
A, l'angle doit estre censé droit ; s'il passe par dessus il doit estre censé
obtus, s'il coupe les lignes A D ou A B, il doit estre censé aigu, par la
trente-vniesme proposition du troisiesme.

Autrement il se peut esprouuer en cette maniere qui semble plus
generale qui est, qu'en mettant sur la ligne A D cinq diuisions esgales
à discretion, sur la ligne A B trois semblables, le compas estant ouuert
de la grandeur de ces cinq premieres diuisions prises ensemble, & l'vne
des iambes estant mise au point 3 sur la ligne A B, l'autre doit tomber iustement sur le point 4, en la ligne A D, si l'Angle est droit, autrement s'il est obtus, elle approchera vers 3, ou s'il est aigu elle reculera vers 5. Cette preuue est fondee sur la maxime de trigonometrie,
qui dit, qu'és triangles rectangles la racine quarree de la somme des
quarrez des deux côtez, qui font l'angle droit, est l'hypothenuse
d'iceluy.

PROPOSITION IIII.

Diuiser vne ligne droicte donnee en tant de parties egales que l'on voudra.

SOit en la vingt-deuxiesme figure la ligne droicte A B proposee
à diuiser en six parties egales : il faut aux extremitez de cette ligne
tirer deux paralleles à l'oposite l'vne de l'autre comme vous voyez dans
le present exemple les lignes A F, B D, qui se feront en formant des
centres A & B, les arcs de cercles E F, C D, en retranchant autant
d'vn comme d'autre : ce qu'estant ainsi preparé soient prises sur chacune des paralleles, autant de parties qu'on voudra, & de quelle ouuerture on voudra : en sorte toutesfois qu'il y en ait touśiours vne
moins que le nombre de parties par lequel on veut diuiser la ligne
proposee ; comme en l'exemple, voulant diuiser la ligne A B en six
parties egales, n'en faut prendre que cinq sur les paralleles, comme
elles sont marquees, & conioindre ces diuisions par lignes droites 1,5 :
2, 4 : 3, 3 : 4, 2 : 5, 1 : qui partiront la ligne A B en six parties esgales comme il est demandé.

Ceux qui sçauent l'vsage du compas de proportion, abbregeront
beaucoup cette operation, comme aussi plusieurs autres ; car en portant la ligne A B à l'ouuerture du nombre 120, sur la ligne des parties
esgales, l'ouuerture du nombre 20, leur en donnera la sixiesme partie, dautant que 20 est contenu six fois en 120, ainsi en va-il dans toutes les diuisions de lignes droictes, où il faut porter la ligne à diuiser
sur la ligne des parties esgales à l'ouuerture de quelque nombre, qui se
puisse commodement diuiser en autant de parties egales que vous voulez diuiser vostre ligne, puis prendre auec le compas comme l'ouuerture du quotient sur la mesme ligne : & l'on aura le requis, comme en

l'exemple proposé 20 est le quotient de 120 diuisé par six, & par conséquent toute la ligne estant portee à l'ouuerture de 120, celle de 20 en doit donner la sixiesme partie.

PROPOSITION V.

Diuiser vn cercle en 4, 8, 16, &c. parties égales.

SOit en la vingt-troisiesme figure le cercle à diuiser A C B D, les deux diametres s'entrecoupans au centre E à angles droits diuisent la circonference en quatre parties egales és points A C B D, & par ce moyen tirant des lignes droites de A en C, de C en B, de B en D, de D en A, l'on peut inscrire audit cercle vn quarré parfait : si l'on y veut en la mesme maniere inscrire en octogone, ou figure à huict pas, l'on diuisera chasque quart de cercle en deux parties egales, comme par exemple le quart de cercle C B, descriuant de C & B comme centres, l'interual à discretion pourueu qu'il soit plus grand, que la moitié du quart de cercle, les arcs F & G s'entrecoupans dedans & dehors la circonference, & la ligne menee par les points de leurs intersections coupera cette portion de circonference en deux egalement, & donnera la huictiesme partie du cercle entier, & par consequent le costé de l'octogone inscrit au mesme cercle ; laquelle huictiesme partie de circonference estant diuisee en deux autres parties egales par la mesme methode, donnera la seiziesme partie de toute la circonference, & par consequent le costé d'vne figure à seize pans equilaterale & equiangle, &c.

COROLLAIRE.

Il est à remarquer que par cette proposition on peut diuiser tout arc de circonference quel qu'il soit en 2, 4, 8, 16 parties egales, &c. encore que le centre soit ignoré.

PROPOSITION VI.

Sur vne ligne droite & a vn point donné en icelle faire vn angle rectiligne esgal à vn angle rectiligne donné.

SOit en la vingt-cinquiesme figure la ligne droicte E F, sur laquelle au point E faut faire vn angle rectiligne, esgal à l'angle rectiligne C A B de la figure 24 : du point A comme centre d'interual à discretion soit descrit l'arc de cercle D C coupant les deux lignes A B, A C, és points D & C, & de la mesme ouuerture de compas sur la ligne ou se doit faire l'angle proposé, du point E comme centre, soit descrit l'arc de cercle G H, puis en retranchant vne portion egale à celle qui est comprise entre les points D C, que vous marquerez G H, soit mence vne ligne droite du point E passant par H, & elle formera l'angle H E G egal à l'angle C A B, ce qu'il failloit faire.

PROPOSITION VII.

Dans vn cercle donné inscrire vn pentagone ou vn decagone regulier.

L A methode de conftruire vn triangle equilateral fur vne ligne donnee fe pouuant tirer de la feptiefme figure de cette planche, en laquelle des centres A & B extremitez de la ligne droite donnee, de l'interual A B, les arcs de cercle A C, B C eftant formez & s'entre-coupans au point C, les lignes droites menees du point de leur interfection C, en A & en B, formeront le triangle equilateral demandé. Ayant de plus en la quatriefme propofition de ces preludes, par la fiugure 23, enfeigne la maniere d'infcrire en vn cercle donné, vn quarré, vne figure à huict & feize pans, &c. L'hexagone d'ailleurs eftant tres-facile à defcrire, comme l'on peut recognoiftre en la dix-huictiefme figure, en laquelle le demy diametre du cercle ponctué A B, ou bien la mefme ouuerture de compas, auec laquelle ledit cercle a efté defcrit eft le cofté de l'hexagone, qui y doit eftre infcrit, comme le tefmoignent les lignes A B, B C, C D, &c. qui font toutes egales : il femble que ce qui refte de plus neceffaire, foit de fçauoir infcrire vn pentagone ou vn decagone regulier en vn cercle donné, l'vn & l'autre nous deuant feruir pour former le plan geometral de l'icofedre, mais que nous le mettions en perfpectiue fur l'vn de fes angles folides : C'eft pourquoy i'en ay voulu propofer vne methode la plus expeditiué & la meilleure qu'il m'a efté poffible : car encore que ce probleme fe puiffe fort bien executer par la vnziefme propofition du quatriefme d'Euclide, en faifant vn triangle qui ait les angles qui font à la bafe, doubles de l'autre, & encore plus facilement ce femble par la methode, qu'en apporte Alber Durer au 2. liu. de fa Geometrie pratique ; neant-moins par ce que celle d'Euclide femble trop fpeculatiue & difficile pour ceux qui s'adonnent à la pratique, à qui ie pretens principalement feruir en cet ouurage, & que d'ailleurs celle d'Albert Durer eft fautiue, en faifant vn pentagone equilateral, mais non pas equiangle, comme la tres-bien demonftré le docte Clauius par la vingt-neufiefme propofition du 8. liu. de fa Geometrie practique, ie crois que celle que ie propofe eft la meilleure & la plus facile.

Soit doncques en la vingt-fixiefme figure le cercle ABCD, auquel il faut infcrire vn pentagone equiangle & equilateral, ou vn decagone auffi regulier : le cercle eftant diuifé en quatre parties egales, par les deux diametres s'entrecoupans au centre K à angles droits, foit diuifé le demy diametre K C en deux parties egales au point E, duquel point E comme centre de l'interual E B foit defcrit l'arc de cercle F B, dont la fouftendante, qui eft la ligne droicte F B, eft le cofté du pentagone requis, lequel eftant conduit fur la circonference de B en G, de G, en H, de H en I, de I en L, de L en B, formera le pentagone regulier, ce qu'il failloit faire : Et la ligne F K comprife entre l'extremité de

l'arc

l'arc F B, & le centre K , fera le cofté du decagone infcrit au mefme cercle , comme l'on peut mefurer au deux coftez H D , D I, qui font
marquez.

APPENDICE.

*De la commune diuifion du cercle en 360 degrez ou parties , feruant à la
mefure des angles & à l'infcription de toutes fortes de polygones
reguliers, ou figures à plufieurs pans.*

LEs aftronomes pour s'aider en leurs fuputations aftronomiques,
ont diuifé la circonference du cercle, en 360 parties egales, qu'ils
appellent degrez , & chacune de ces parties; en foixante autres parties,
qu'ils appellent minutes, &c. Et d'autant que cefte diuifion eft de grand
vfage en la Geometrie pratique, pour la mefure des angles, & que par
fon moyen l'on peut infcrire en vn cercle toutes fortes de polygones ou
figures regulieres à plufieurs pans, ie me fuis propofé d'en dire quelque
chofe, fur la vingt-feptiefme & derniere figure de cefte premiere planche. Le cercle doncques eftant diuifé en 360 parties egales , chaque
quarte vaudra 90, & chaque moitié 180, & d'autant que la mefure de
l'angle ceft la quantité de l'arc intercepté entre les deux lignes, qui le forment ; comme par exemple la mefure de l'angle C A D en la vingt-
quatriefme figure, c'eft l'arc C D compris , entte les lignes A C, A D,
quand nous fçaurons combien de degrez , ou combien de parties de
circonference contient l'arc C D , nous cognoiftrons la quantité de
l'angle C A B : Or pour fçauoir combien l'arc C D contient de degrez,
il faut fuppofer en premier lieu que la ligne A D, en la vingt-quatriefme
figure, eft egale au demy-diametre A B de la vingt-feptiefme figure, &
partant ayant pris en la vingt-quatriefme figure auec le compas la diftance depuis D iufques à C, puis le compas demeurant ouuert de cefte
mefure, foit mife, l'vne de fes iambes fur le point B, en la vingt feptiefme figure, & l'autre eftant conduite fur la circonference , ira tomber
fur le 45 degré, & l'on cognoiftra , que l'angle A C D, propofé en la
vingt-quatriefme figure, eft de 45 degrez.

L'on peut encore s'en acquiter plus briéfuement, & plus facilement
fur le compas de proportion , en cefte maniere : En la vingt-quatriefme
figure l'arc C D eftant fait à difcretion, foit tranfportee la ligne droite
A C, fur la ligne des cercles, à l'ouuerture de 60, puis auec le compas
commun, foit prife la diftance C D, laquelle eftant portee fur l'vne &
l'autre part du compas de proportion, iufques à temps qu'elle face iuftement l'ouuerture de deux points, egalement diftans du centre, donnera la quantité de l'angle requife, comme en l'exemple propofé en la
vingt-quatriefme figure, la ligne A C, eftant portee à l'ouuerture de 60,
fur la ligne des cercles la diftance C D fera iuftement l'ouuerture de 45,
& par confequent la quantité de l'angle propofé, fera de 45 degrez.

Maintenant il eft facile, fur ce fondement, d'infcrire toutes fortes de polygones en vn cercle donné, sçachant la quantité des angles de leurs centres : Or les angles du centre sont ceux, que formét deux lignes droites, qui du centre du cercle, où ils sont inscrits, sont menees à deux angles prochains, comme en la dix-huictiesme figure, l'angle du centre de l'hexagone, est l'angle B A C, que forment au centre A, les lignes B A , C A : or la quantité de ces angles se cognoistra, diuisant 360, par le nombre des costez de la figure, ou polygone proposé : comme si l'on a vn triangle à inscrire en vn cercle, pour ce que le triangle a trois costez, faut diuiser 360 par 3, & viendront 120, pour chaque costé dudit triangle : si vn pentagone, pour ce qu'il a cinq costez diuisant 360 par 5, viennent 72, qui donnent la quantité de l'angle du centre de ladite figure : c'est pourquoy prenant sur la circonference l'espace de 72 degrez, cinq fois de suite, l'on marquera cinq points, puis estant menees des lignes droites par ordre, de l'vn en l'autre, l'on aura vn pentagone regulier, comme il est requis.

L'on peut aussi suiuant ce fondement faire le mesme par le compas de de proportion : car portant sur la ligne des cercles, à l'ouuerture du nombre 60, le demy-diametre du cercle, où l'on veut inscrire le polygone, l'ouuerture du nombre des degrez, que contient l'angle interieur du polygone ou figure reguliere, donnera le costé de la mesme figure, comme pour le pentagone descrit en la 26ᵉ figure, ayant porté à l'ouuerture du nombre 60, le demy-diametre K C, l'ouuerture de 72 donnera B G, pour le costé du pentagone inscrit au mesme cercle : Or les angles interieurs des principales figures regulieres, pour ceux qui ne voudront pas prendre la peine de les chercher par la regle susdite, sont : du triangle, 120 degrez : du quarré, 90 : du pentagone ou figure à cinq pás, 72 : de l'exagone, ou figure à six pans, 60 : de l'heptagone ou figure à sept pans, 51¼ : de l'octogone ou figure à huict pans, 45 : de l'Enneagone ou figure à neuf pans, 40 : du decagone, ou figure à dix pans , 36 ; &c.

Fin des Preludes Geometriques.

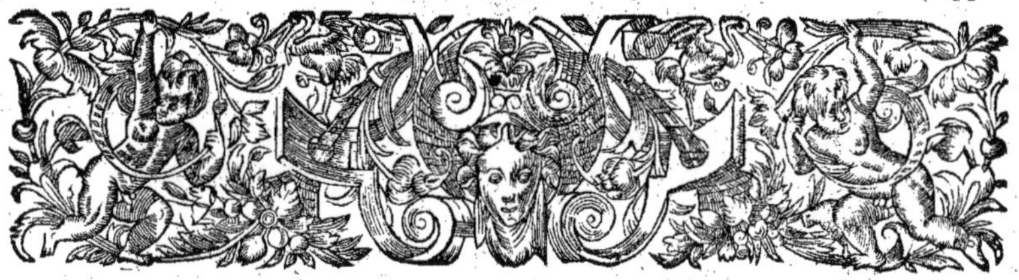

LE
PREMIER LIVRE
DE LA
PERSPECTIVE
CVRIEVSE.

Contenant les principes de la perspectiue, & vne methode generale, pour racourcir, ou mettre en perspectiue toutes sortes de figures plattes et solides ; encore qu'elles ne touchent le plan qu'en vne ligne, où en vn point, verifiee par exemples és cinq corps reguliers et quelques autres.

DEFINITIONS.

L'Optique generalement prise est vne science, qui enseigne à discerner & bien iuger des objets de la veuë : elle comprend souz soy trois differentes especes ; la premiere, qui retient le nom commun d'optique, traite des objets qui se voient simplement & directement, on la nomme aussi perspectiue : la seconde espece se nomme catoptrique ou science des miroirs & des reflexions pour ce qu'elle traite des objets, qui se voyent par reflexion és corps polis, comme quand nous voyons quelque chose en vn miroir : la troisiesme espece s'appelle dioptrique ou mesoptique, qui traite des choses veuës à trauers de deux ou plusieurs milieux de differente espaisseur, comme de ce qui se voit au trauers de l'air, & de l'eauë tout ensemble, de l'air & du crystal, &c. Et toutes ces trois especes peuuent estre, ou speculatiues, ou positiues ; speculatiues, si elles se contentent de donner les raisons de ces apparences : positiues, si elles prescriuent des regles & donnent des preceptes, pour la pratique, pour dessciner ou peindre les objets, en sorte qu'ils apparoissent à la veuë tels qu'on les peut desirer. Et c'est en ceste derniere façon seulement que nous traiterons de ces sciences, pour les raisons alleguees en nostre Pre-

face: Au premier & second liure nous traiterons des apparences ; qui
naissent de la vision directe ; au troisiesme, de celles, qui se font par la
reflexion des miroirs plats, cylindriques & coniques : Au quatriesme &
dernier, de celles qui se font par le moyen des refractions des crystaux
polygones, ou à facettes. Disons doncques pour la premiere partie de
nostre dessein, que

La perspectiue positiue est vn art, qui enseigne à representer sur quelque plan que ce soit, les choses cóme elles apparoissent à la veuë, cóme
si en la troisiesme figure de la seconde planche, le triangle A B C estoit
proposé à representer tel qu'il apparoist à l'œil, estant veu du point F, perpendiculairement esleué, sur le mesme plan où est figuré ledit triangle,
de la hauteur H F ; cet art de perspectiue en donne la methode, tát pour
cette figure plate, que pour toutes sortes d'autres plates & solides, comme nous dirons cy-apres.

Or comme les Astronomes & les Geographes se seruent de certains
points & de lignes, pour expliquer les phænomenes de l'vn & l'autre glo-
be, de mesme les inuenteurs de la perspectiue, ont estably quelques
points & certaines lignes, pour la conduite de cet art, d'où vient que
suiuant la diuersité de leurs methodes, ils se sont seruis de differentes
lignes, lesquelles neantmoins tendent toutes à mesme fin, & produisent
le mesme effet dans la practique, qui est de donner, l'apparance d'vn objet en la Section : Or d'autant que le mot de Section donne quelques
fois de la peine, à ceux, qui commencent d'apprendre les principes de
la perspectiue, nous en dirons quelque chose pour satisfaire aux amateurs de cet art.

Ce que les perspectifs appellent communement section, nous le
pouuons nommer, & la nommerons cy-apres le tableau, ou champ
de l'ouurage, comme si l'on nous donnoit vne toile, vn paroy, ou
quelqu'autre plan, pour y traffer ou reduire dessus quelque objet en
perspectiue, cela s'appelleroit en termes de perspectiue, donner l'apparence de l'objet proposé, en la Section, & à proprement parler, Section
n'est autre chose, qu'vn plan esleué à plomb sur la ligne terre mis entre l'objet & la veuë, par où l'espece de l'objet passant à l'œil du regardant est imaginee, laisser quelque marque & quelque vestige de son
apparence. Cecy se rendra plus intelligible par l'exemple ; comme si
l'on mettoit à l'entree de quelque chambre vne porte de verre trans-
parente, par laquelle celuy qui seroit dehors, vis à vis la chambre, verroit tous les meubles de dedans mis naturellement en perspectiue, sur
le plan diaphane & transparant de ladite porte ; car s'il prenoit, comme enseigne Albert Durer au 4. liu. de la Geometrie, vn pinceau, &
qu'il marqua sur le verre tous les endroits où passent les especes de chaque chose, comme d'vne table, d'vne escabelle, &c. Il auroit tout ce qui
se peut veoir du dedans de la chambre, mis exactement en perspectiue,
pourueu qu'il arrestast son œil en vn point determiné, où il est à remarquer, que ce qui se feroit naturellement, par cette voye nous le faisons
                                                                    artifi-

artificiellement & geometriquement, par le moyen des lignes inuentees
à ce sujet : d'où vient que quelques autheurs, pour imiter plus precisément la nature, ont establi dans leur methode vne ligne de Section,
comme seroit en l'exemple proposé, vne ligne droite à plomb prise au
plan diaphane de cette porte, qui seroit couppee & taillee de toutes
les lignes des especes, qui partiroient du dedans de la chambre, pour se
rendre à l'œil du regardant, qui seroit dehors; laquelle methode, encore que bonne, & plus approchante de la nature, que celle, que nous
voulons proposer, me semble neantmoins embarassante, & ennuyeu-
se, à cause des continuels transports qu'il faut faire d'vne ligne à vne autre, & pour ce ie n'en diray rien dauantage, & renuoiray le lecteur qui la
voudra cognoistre ou practiquer chez Salomon de Caus, & chez Vignole qui la declare bien au long en la premiere partie de sa perspectiue:
Celle au contraire, que nous auons à desduire est tres-exacte, plus facile & plus prompte à l'operation, mesme selon le sentiment de ceux, qui
ont practiqué l'vne & l'autre, comme Sebastien Serlio, qui au 2. liu. de
son Architecture la prefere à cette autre, & le R. P. Egnatio Danti, qui
a commenté la perspectiue de Vignole, en la Preface qu'il a fait sur la
seconde regle, qui est celle, que nous conseillons de practiquer, dit que
iamais Vignole ne se seruit d'autre, depuis qu'il l'eut inuentee, & quitta
la premiere comme plus longue & moins commode : C'est pourquoy
nous en declarerons briefuement & succinctement, ce qui est necessaire,
pour racourcir toutes sortes de plans; afin qu'apres nous puissions de
mesme, suiuant nostre dessein, donner vne methode generale pour faire
l'eleuation des corps sur ces plans; encore qu'ils ne les touchent, qu'en
vne ligne, ou en vn point.

Des lignes & des poincts, qui sont en vsage, en cette
methode de perspectiue.

LEs principales lignes sont, la ligne-terre, la ligne horizontale; les
lignes radiales; les diametrales ou diagonales.

Ce que nous appellons ligne-terre , & les Italiens *linea Piana*, ou
bien *linea dello spazzo*, n'est autre chose , que la face anterieure du bas
du plan, ou nous voulons mettre quelque objet en perspectiue, comme en vn tableau, la ligne-terre, est le bas du mesme tableau , ou du
plan de la section, qui est esleué droit & à plomb , sur ladite ligne:
cette ligne est commune au plan Geometral, & au perspectif: nous
appellons plan Geometral celuy, qu'en nostre practique nous figurons au dessous de la ligne-terre , dans lequel la figure est descrite au
naturel, & sans aucun racours : tel qu'est en la premiere figure de la
deuxiesme planche , le plan G I K H , auquel le triangle equilateral
A B C , est descrit en sa proportion naturelle: nous appellons plan perspectif, celuy que nous figurons au dessus de la ligne-terre & s'estend

iufques à la ligne horizontale, auquel la figure eſt deſcrite en perſpectiue, ou racourcie, tel qu'eſt en la meſme figure, le plan E G H F, au
deſſus de la ligne-terre G H, auquel le triangle paroiſt racourcy, ou mis
en perſpectiue, en *abc*.

La ligne horizontale eſt proprement le terme, de la plus grande
eſtenduë de la veuë : elle eſt touſiours parallele à la ligne-terre, & eſleuee au deſſus d'icelle, de la meſme hauteur, de laquelle on ſuppoſe l'œil
du regardant, eſtre eſleué ſur le plan, auquel eſt l'objet ; comme ſi l'on
ſuppoſoit, que l'œil du regardant fut eſleué cinq pieds de haut ſur le
plan, auquel repoſe l'objet : on doit faire la ligne horizontale parallele à la ligne-terre de l'eſpace & hauteur de cinq pieds, comme depuis
H, iuſque à F.

L'on met d'ordinaire en la ligne horizontale trois poincts qui ſe
peuuent reduire à deux ; vn poinct principal, & deux autres tiers
poincts, qu'on appelle autrement points de diſtance ; leſquels ſont
mis de part & d'autre du poinct principal, egalement eſloignez de
luy ; & tous ces trois poincts ſe peuuent reduire à vn poinct principal & vn ſeul point de diſtance, pource que, comme nous monſtre-
rons, toutes ſortes d'operations ſe peuuent faire, auec ces deux ſeuls
poincts.

Le poinct principal en cette methode, n'eſt pas comme quelques-
vns croyent le poinct, où eſt ſuppoſé l'œil du regardant : mais bien vn
poinct en la ligne horizontale directement oppoſé à l'œil du regardant, & qui eſt le terme du rayon principal de noſtre veuë, tel qu'eſt
en la premiere figure le point E, qui eſt appellé par Salomon de Caus,
poinct declinateur.

Les tiers poincts, ou poincts de diſtance, ſont ceux, comme nous
auons des-jà dit, qui ſont mis de part & d'autre egalement diſtans du
poinct principal, comme en la meſme figure le poinct F, lequel nous
auons mis ſeul, pour ce que nous deſirons, qu'en cette practique on ſe
ſerue d'vn ſeul poinct de diſtance : & ce poinct ſe doit mettre touſiours
ſur la ligne horizontale, auſſi loing du poinct principal, comme l'on
ſuppoſe que l'œil du regardant eſt eſloigné du tableau, ou de la ſection :
ou il eſt à remarquer, que nous diſons l'œil du regardant, & non pas les
yeux, pour ce qu'vn tableau de perſpectiue, pour eſtre veu bien exactement, ne doit eſtre regardé que d'vn œil.

Il y a encore des points contingens, ou accidentaux, deſquels nous ne
dirons rien, pour ce que l'on s'en peut abſolument paſſer, en cette methode, & que d'ailleurs, ie ne deſire icy rien mettre des principes de la perſpectiue commune, que ce qui eſt preciſément neceſſaire, pour l'intelligence de ce traicté, afin de ne point ennuyer le Lecteur en luy preſentant
ce qu'il pourroit auoir veu allieurs.

Pour ce qui eſt des radiales & diametrales ſus mentionnees, nous en
deuons traicter dans le ſuiuant aduis.

ADVIS

AVIS NECESSAIRE,

Pour la construction des suiuantes propositions.

POur proceder auec vn meilleur ordre, & me faire entendre plus facilement des moins versez en cet art, sans estre obligé de repeter
plusieurs fois vne mesme chose, i'ay iugé à propos de faire remarquer en
ce lieu, auant que de mettre la main à l'œuure, que quand nous descrirons quelque figure au plan geometral, & que pour la mettre en perspectiue, de toutes ses extremitez ou de tous ses angles, nous menerons des
perpendiculaires à la ligne-terre, nous appellerons ces lignes perpendiculaires absolument, & s'entendra tousiours perpendiculaires à la ligne-
terre, s'il n'est specifié autrement, telles que sont en la premiere figure
les lignes A C, B M· & les lignes, qui naistront de l'extremité de ces
perpendiculaires, qui touche la ligne-terre, & seront menees au point
principal, s'appelleront radiales, comme en la mesme figure les lignes
c E, m E : & les lignes, qui des points, où vont tomber les arcs de cercles en la ligne-terre, seront menees au point de distance, se nomme-
ront diametrales, comme en la mesme figure les lignes d F, n F, parce
qu'elles naissent de la diagonale ou diametrale d'vn quarré, comme nous
dirons cy-apres. Quand nous parlerons de tirer vne parallele absolument, il se doit entendre parallele à la ligne-terre, s'il n'est specifié
autrement.

Il est encore à remarquer que quand nous dirons qu'il faut mener
vne ligne occulte, cela s'entend d'vne ligne, qui ne doit point demeurer, l'operation estant acheuee, mais qui nous sert seulement pour trouuer quelque point, que nous cherchons, comme sont en partie les
radiales & les diametrales, &c. d'où vient qu'en trauaillant, on ne les
marque d'ordinaire sur le papier qu'auec la pointe du compas; nous,
pour les distinguer des autres, qui doiuent estre veuës au tableau, l'ouurage estant finy, ne les ferons pour la plus part que de points. Pour
ce qui est des marques & caracteres de renuoy, l'on doit prendre garde, que nous auons marqué le plan Geometral de chasque figure des
lettres majuscules A B C D E &c. & le racours ou plan perspectif, de ces
petites Italiques a b c d e, chasque lettre en ce plan rapportant à sa
semblable, qui est au plan geometral ; comme en la premiere figure
l'apparence du point A, qui est au plan geometral, est le point a du
plan perspectif, & ainsi des autres, ce qu'estant remarqué, nous pouuons maintenant mettre la main à l'œuure.

PREMIERE PROPOSITION.

*Vn point eſtant donné au plan Geometral, la hauteur de l'œil, & la
diſtance eſtant pareillement donnees, trouuer l'apparence
du meſme point au plan perſpectif, ou dans
le tableau.*

S Oit en la premiere figure, au plan geometral G I K H, le point A,
au bout de la ligne A B, duquel on veut auoir l'apparence en la
ſection, ou au tableau, comme nous l'appellerons cy-apres, que l'on con-
çoit eſleué à plomb ſur la ligne-terre G H. Pour premiere diſpoſition,
il faut, par la premiere propoſition de nos Preludes geometriques, mener la ligne horizontale L F, parallele à la ligne-terre G H, de la hauteur, que l'on ſuppoſe l'œil du regardant eſtre eſleué ſur le plan (nous
le ſuppoſons icy de la hauteur naturelle & plus ordinaire, eſleué de cinq
pieds) & ſur cette ligne placer le point principal en L, ſi on veut, que
l'œil ſoit tout vis à vis du point, dont on deſire auoir l'apparence au tableau, ou en E, ſi on veut, qu'il ſoit veu vn peu de coſté, comme de
l'eſpace L E: nous le mettons icy en E. Pour le point de diſtance, on le
mettra ſur la meſme ligne, autant eſloigné du point principal, que le
regardant ſeroit eſloigné du tableau; nous le ſuppoſons eſloigné d'enuiron douze pieds: En apres du point A, duquel on veut auoir l'apparence au tableau, ſoit tiree la perpendiculaire A C, puis mettant l'vne
des pointes du compas ſur l'extremité de la perpendiculaire, qui touche
la ligne-terre au point C, de l'autre pointe ſoit occultement deſcrit l'arc
de cercle A D, qui ſera iuſtement la quatrieſme partie d'vne circonference circulaire, ce qu'eſtant ainſi diſpoſé, il ſera facile de faire le requis,
en cette ſorte, du point C, en la ligne-terre, où tombe la perpendiculaire A C, ſoit menee vne radiale au point principal E, qui ſera *c* E, & du
point, où ſe termine l'arc de cercle A D, en la meſme ligne, ſoit menee
vne diametrale au point de diſtance F, qui ſera *d* F, & le point *a*, où
elle s'entrecouperont, ſera l'apparence requiſe du point A, qui eſt au
plan Geometral.

COROLLAIRE. I.

Par cette meſme propoſition, l'on peut aiſément trouuer au tableau
l'apparence d'vne ligne droite donnee, comme par exemple de la ligne A B, en la meſme figure: car ſi à l'extremité B, on opere en la
meſme façon, qu'en A, par le moyen de la perpendiculaire B M, &
de l'arc de cercle B N: de la radiale *m* E, & de la diametrale *n* F, leur
interſection en *b*, donnera l'apparence de ladite extremité, de laquelle eſtant menee vne ligne droicte en *a*, on aura l'apparence entiere de la ligne A B, en *a b*, parce que les lignes droictes ne changeant
point

point de nature, pour estre veuës en vn tableau ou vne Section droi-
ĉte, & demeurant tousiours lignes droiĉtes, quand on a trouué l'apparence au tableau des deux points de leurs extremitez, vne ligne droi-
ĉte menee de l'vn en l'autre, est l'apparence requise desdites lignes droites : pour les courbes ou circulaires nous en parlerons, en traitant du
racourcissement des cercles.

COROLLAIRE. II.

L'on peut encore, par la mesme voye, donner l'apparence de toutes
sortes de polygones, ou figures plates comprises de lignes droites, trouuant l'apparence de tous les points de leurs angles, & les conjoignant
par lignes droiĉtes, selon leur disposition, au plan geometral ; mais,
pour vn plus grand esclaircissement, nous en donnerons quelques exé-
ples, sur les figures mesmes, qui nous doiuent cy-apres seruir de plan
pour les corps reguliers ; apres auoir fait quelques remarques, sur cette
regle de perspectiue, que nous proposons, pour en faciliter l'intelligence
& la practique, à ceux, qui s'en voudront seruir.

Il faut supposer en premier lieu, que cette practique de racourcir, ou
mettre en perspectiue toutes sortes de figures plates, n'est autre que la
maniere de mettre en perspectiue des quarrez, qui ayent deux de leurs
costez perpendiculaires à la ligne terre : ce qu'estant supposé, il faut te-
nir pour regle generale, qu'en la perspectiue, les costez perpendiculaires de cés quarrez doiuent tendre au point principal, comme leurs diagonales, doiuent tirer vers le point de distance : nous auons dit en nos
preludes Geometriques, que c'est que la diagonale d'vn quarré : nous
rendrons cecy plus familier par l'exemple des deux premieres figures.

Soit en la seconde figure le quarré P Q R S proposé à mettre en
perspectiue, ayant deux de ses costez PQ, S R, perpendiculaires à la
ligne-terre, & les deux autres costez P S, Q R, paralleles à la mesme ligne-terre : il est certain, que l'apparence des deux costez perpendiculaires P Q, S R, se doit rencontrer sur les radiales *p* E, *s* E, suiuant ceste
maxime, que toutes les lignes, qui sont au plan geometral perpendiculaires à la ligne-terre, doiuent en la perspectiue tendre au point principal. Pour l'apparence de la diagonale P R, elle doit se rencontrer sur
la diametrale *p* F, suiuant cette autre maxime generale, que toutes les
diagonales, ou diametrales, des quarrez susdits, tirent en la perspectiue,
au point de distance, & par consequent, le triangle *p r s*, au tableau, sera l'apparence du triangle P R S, qui est au plan geometral, la ligne *p r*,
representant la diagonale P R, & la portion d'vne radiale *r s*, representant la perpendiculaire R S, & le costé P S, *p s*, estant commun à l'vn &
à l'autre, sur la ligne-terre. Et pour auoir l'apparence du quarré tout
entier, il faut tirer du point *r*, vne parallele *r q*, qui rencontrera la radiale *p* E, au mesme point que la diametrale *s* F ; & par consequent de-

terminera la longueur de la ligne *p q*, & fera l'apparence du coſté Q R,
qui eſt au plan geometral parallele à la ligne-terre; car les lignes, qui
ſont au plan geometral paralleles à la ligne-terre, luy ſont encore paralleles, en la perſpectiue, ou dans leur apparence.

 Or il eſt à remarquer, ſur ce que nous auons dit, que le racourciſſement de toutes les figures plates, n'eſt autre que le racourciſſement des quarrez, qu'il n'eſt pas neceſſaire d'exprimer ces quarrez, en toutes ſortes d'operations : mais qu'on en ſuppoſe au moins
la moitié, qui eſt vn triangle rectangle iſoſcele, qui à l'vn de ſes
coſtez ſur la ligne-terre, l'autre qui luy eſt perpendiculaire, & le
troiſieſme, qui ſoutend l'angle droit, exprime la diagonale d'vn
quarré : comme pour trouuer l'apparence du point A, en la premiere figure, il n'eſt pas neceſſaire de figurer entierement le quarré D O A C,
mais on en ſuppoſe la moitié, qui eſt le triangle rectangle iſoſcele DCA:
on le ſuppoſe, dis-ie, parce qu'il n'eſt pas neceſſaire non plus de le former
tout a fait, pourueu qu'on ait les trois points de ſes angles, dont le premier eſt en l'objet donné, comme en cet exemple au point A; le ſecód
eſt en C, ſur la ligne-terre, au lieu ou tombe vne perpendiculaire me-
née du premier, A C: le troiſieſme ſe trouue, comme nous auons dit,
mettant l'vne des pointes du compas ſur le bout de la perpendiculaire,
qui touche la ligne-terre en C, & de l'autre pointe formant l'arc de cercle A D, qui va iuſtument tomber au point D, auſſi bien que la diagonale A D, ce qui eſt beaucoup plus facile & plus prompt à l'operation,
que s'il falloit neceſſairement exprimer ladite diagonale A D : & meſme
n'eſt-il pas abſolument neceſſaire de former l'arc de cercle, puiſque ſans
le figurer, la longueur de la perpendiculaire C A, peut eſtre tranſportee
ſur la ligne-terre de C, en D : & produire le meſme effet que l'arc de cercle : ie conſeille neantmoins aux apprétifs de les former, afin qu'ils s'em-
baraſſent moins, & qu'ils diſcernent plus aiſément, d'où chaſque radiale
& diametrale prouient: parce qu'elles doiuent, en leur interſection, dóner l'apparence du point, d'où elles ſont produites toutes deux : comme
le radiale *c* E, & la diametrale *d* F, doiuent en leur interſection, donner
l'apparence du point A , duquel elles ſont produites : la radiale par le
moyen de la perpendiculaire A C , & la diametrale par l'arc du cercle
A D.

 Il faut encore prendre garde, qu'encore qu'en toutes les figures ie
tranſporte la longueur des perpendiculaires à gauche, par le moyen des
arcs de cercle, comme en la premiere & ſeconde figure par les arcs de cercle A D, B N, Q T , R P, il eſt neantmoins libre de les mettre de quel coſté
l'on voudra, à droit, ou à gauche , car ils feront le meſme effet de part &
d'autre, pourueu qu'ils ſoient touſiours mis de coſté contraire, au point
de diſtance, la ſituation duquel ſe conſidere, à l'eſgard du point principal: comme ſi le point de diſtance eſt en F, du coſté droit, comme nous
l'auons mis, il faut faire les arcs de cercle en la ligne-terre vers le coſté G:
& ſi le point de diſtance eſtoit de l'autre coſté du point principal E , au-

tant eſloigné, qu'eſt F, (qui ſeroit iuſtement le point ou la ligne V,
rentreroit la ligne F L, ſi elles eſtoient continuees) il faudroit tranſporter les arcs de cercle du coſté H, au regard de leurs perpendiculaires,
comme au lieu de l'arc Q T, on feroit l'arc Q S, d'où vne diametrale
eſtant tiree au point de diſtance ſuppoſé V, feroit le meſme effet, que
la diametrale t F, nous donnant en ſon interſection auec la radiale
p E, le point q, pour l'apparence requiſe du point Q, qui eſt au plan
geometral.

Il eſt bon toutesfois pour la practique, quand la figure doit eſtre
veuë de coſté, comme le quarré P Q R S, de mettre le point de diſtance
plus vers la figure, que plus eſloigné, parce que les radiales & diametrales allant de ſens contraire donnent leurs interſections plus nettes, &
plus preciſes: cecy ſe recognoiſtra aſſez par la figure, & plus par l'experience.

PROPOSITION II.

Donner quelques exemples, pour la practique de la ſuſdite methode.

LE premier ſera d'vn triangle equilateral A B C D, (ſemblable à
celuy, qui ſeruiroit de plan au tetraëdre repoſant ſur l'vne de ſes
faces, ou mis perpendiculairement ſur l'vn de ſes angles ſolides, comme nous en traiterons en la huictieſme Propoſition de ce premier liu.)
lequel eſtant deſcrit au plan Geometral G H I K, autant eſloigné de la
ligne G H, comme l'on deſire qu'il paroiſſe dans la perſpectiue, par de-
là la ſection, ou auancé dans le tableau; il faut de toutes ſes extremitez
A B C, & du milieu D, amener les perpendiculaires B 1, D C 2, A 3:
puis mettant l'vne des iambes du compas, ſur les points, en la ligne terre, ou tombent leſdites perpendiculaires, ſçauoir és points 1. 2. 3. ſoiét
formez de l'interualle de la longueur de chaſque perpendiculaire, les arcs
de cercle, comme nous auons des-jà dit, de coſté contraire au point de
diſtance; comme icy le point de diſtance eſtant à droite en F, les arcs de
cercle viendront tomber à gauche ſur la ligne-terre vers G, & ſeront
marquez de meſmes chiffres que les perpendiculaires, d'où ils prouiennent: come par exéple mettant l'vne des jambes du cópas ſur le point 1,
en la ligne-terre, qui eſt l'extremité de la perpendiculaire B 1, & eſten-
dant l'autre jambe iuſques en B, l'on formera l'arc de cercle, qui ſera marqué de meſme chiffre 1, vers le bout, duquel il touche la ligne-terre: de
meſme pour le ſuiuant, mettant l'vne des pointes du compas en 2: ſur le
bout de la perpendiculaire D C 2, premierement de l'interualle 2 D,
l'on formera l'arc de cercle, qui ſera marqué au bout dont il touche la
ligne-terre de meſme chiffre 2, puis du meſme centre, & de l'interualle 2 C, l'on formera l'autre arc de cercle, qui ſera encore marqué au
bout, dont il touche la ligne-terre de meſme chiffre 2, parce que tous
ces deux arcs de cercle, naiſſent de la perpendiculaire marquée 2: l'on

operera conformément sur la perpendiculaire A 3 , ce qu'estant fait, l'on n'a plus que de toutes les perpendiculaires mener des radiales au point principal E ; & de l'extremité des arcs de cercle tirer des diametrales au point de distance F , & où elles s'entrecouperont respectiuement , marquer les points principaux de la figure, qui se doiuent rencontrer en leur interfection : comme à l'interfection de la radiale 1 E , & de la diametralè 1 F ; doit estre marqué le point *b*, qui sera l'apparence du point B , qui est au plan geometral le point, d'où naist la perpendiculaire B 1 , & l'arc de cercle B 1 . On doit operer sur toutes les autres lignes en la mesme façon, & apres auoir trouué par leur interfection tous les points des extremitez de la figure, les faut conioindre de lignes droites, selon qu'elles sont au plan Geometral ; comme ayant trouué , par l'interfection des radiales & diametrales , les points *a b c d*, faut mener des lignes droites de *a* en *b*; de *b* en *c* ; de *c* en *a* ; & du point *d*, vers tous les angles *a b c* , & l'on aura l'apparence du triangle A B C D.

Or d'autant que la multiplicité des lignes cause quelquefois de l'embarras, & de la confusion en ces operations, particulierement és figures à plusieurs angles, & qui pource ont besoin d'vn grád nombre de perpédiculaires , & diagonales ou arcs de cercle, pour estre mises en perspectiue, comme nous verrons cy-apres: nous auons desia dit, qu'il faut marquer de mesmes chiffres les perpendiculaires & les diagonales ou arcs de cercles, qui naissent d'vn mesme point au plan geometral, afin que l'interfection de la radiale & de la diametrale, qui en seront tirées donne l'apparence du mesme point. Mais pour esuiter dauantage la confusion, ie conseillerois de mettre , comme nous auons faict icy, les chiffres des perpendiculaires souz la ligne-terre , & ceux des diagonales ou arcs de cercle, au dessus : car par ce moyen l'on verra facilement, que de tous les points en la ligne-terre, qui ont leurs chiffres au dessous, on en doit tirer des radiales au point principal, comme en la troisiesme figure des points 1, 2, 3 : & de tous ceux qui ont leurs chiffres au dessus, tirer des diametrales au point de distance , comme en la mesme figure des poincts, 2, 1, 2, 3.

L'on recognoistra encore facilement par ce moyen, quand il y aura deux arcs de cercle marquez de mesmes chiffres, qu'ils doiuent donner deux points sur la radiale, marquee de mesme : comme en la figure du triangle, les arcs de cercle D 2 , C 2 , doiuent sur la radiale 2 E , marquer deux points par l'interfection de leurs diametrales, l'vn pour vn des coings du triangle C , l'autre pour le milieu D , parce qu'ils sont en vne mesme ligne droite perpendiculaire à la ligne-terre : & si au contraire sur vn mesme point en la ligne-terre , tombent deux diagonales ou deux arcs de cercle, & que pource au dessus de ce mesme point soient marquez deux chiffres differens: comme en la quatriesme figure, qui est d'vn quarré, les diagonales ou quarts de cercle, qui naissent de la 2 & 3 perpendiculaire , tombent au mesme point, marque 2 , 3 , c'est à dire que la diametrale qui sera tiree de ce point , au point de distance,

doit

doit, en coupant les deux radiales de ces perpendiculaires, donner deux
points, fçauoir en coupant la radiale *o* E, donner le point *m*, & en coupant la radiale ʒ E, dóner le point *n*. Et fi en la ligne-terre fur vn mefme point tombe vne perpendiculaire & vn arcle de cercle, & que pour
ce il foit marqué de chiffres deffous & deffus: il faut de ce point tirer
vne radiale au point principal, & vne diametrale au point de diftance,
comme en la mefme figure du quarré, le point marqué ʒ, au deffous
de la ligne-terre, & marqué ᴢ, au deffus, parce que la troifiefme perpendiculaire N ʒ, y tombe, & le quart de cercle P ᴢ, qui font, qu'il en
faut tirer la radiale ʒ E, & la diametrale ᴢ F.

COROLLAIRE I.

Apres ces obferuations, ie croy qu'il fera facile de donner l'apparence non feulement du quarré L M N O, qui eft en la quatriefme figure;
mais encore de toute autre forte de polygones reguliers ou irregu iers,
ou figures plates comprifes de lignes droites, en y procedant comme
dit eft, c'eft pourquoy ie n'en diray rien dauantage; feulement auerti-
ray-ie que tant en ces figures, qu'és autres, dont nous traicterons cy-
apres, l'vfage apportera vne grande facilité à ceux qui s'y exerceront, &
qu'en practiquant, ils defcouuriront les moyens, d'abreger en plufieurs
rencontres la fufdite methode: mais d'autant que i'ay voulu donner vne
regle generale, pour toutes les figures plates, i'ay propofé cette-cy comme la meilleure, fans m'arrefter à donner des methodes particulieres
pour chacune figure, encore que pour quelques-vnes, on en euft peu
dóner de plus expeditiues, veu qu'auec la moindre addreffe, on en trouuera que trop, & encore plus ceux, qui fçauront les maximes generales,
ou Theoremes de la perfpectiue: comme par exemple fçachant que toutes les lignes, qui font au plan geometral paralleles à la ligne-terre, luy
font encore paralleles en la perfpectiue, & que les points A B, de la
troifiefme figure, & le point M, de la quatriefme font en vne même
ligne parallele à la ligne-terre, l'on doit tirer vne confequence,
qu'apres auoir trouué l'apparence du point A, qui eft en *a*, au tableau:
il ne faut que tirer vne parallele *a b m*, & l'on aura l'apparence des
trois points A B M, fur les radiales, qui en prouiennent, fans qu'il foit
neceffaire pour ces points de former les arcs de cercle, ny en tirer les
diametrales, au point de diftance.

COROLLAIRE II.

On recognoiftra encore de ce que nous auons dit, touchant cette
methode, que pour mettre en perfpectiue vn pauement de quarrez, qui
ont l'vn de leurs coftez parallele à la ligne-terre, comme celuy de la cinquiefme figure A B C D, il n'eft pas befoin d'en faire le plan geometral, mais qu'il fuffit, la grandeur des quarrez eftant donnee, la tranf-

porter fur la ligne-terre autant de fois , qu'on veut auoir de quarrez en
la largeur du pauement , comme icy, pour vn pauement large de cinq
quarrez; la largeur donnee, eft mife cinq fois fur la ligne-terre és nombres 1. 2. 3. 4. 5. defquels faut tirer des radiales au point principal E: &
pour la longueur ou profondeur du pauement, apres auoir determiné
la quantité des quarrez, comme icy de 5, autant qu'en largeur, il n'y a
que de l'extremité du cinquiefme quarré, qui eft icy en *a*, tirer vne diametrale , au point de diftance F, qui fera *a c* F, & tirant des paralleles :
par les interfections, qu'elle fera auec chaque radiale, on aura le racours
du pauement auffi parfait, comme fi l'on en auoit fait le plan geometral,
tiré les perpendiculaires, les arcs de cercle, &c. Cela fe recognoift à l'œil,
en examinant la figure ; c'eft pourquoy nous n'en difons rien dauantage , pour paffer aux figures plattes comprifes de lignes courbes, ou
circulaires.

PROPOSITION III.

*Appliquer l'vfage de cefte regle , au racourciffement des cercles
& autres figures comprifes de lignes-courbes.*

POur mettre vn cercle en perfpectiue, la premiere chofe , qu'il faut
faire eft le plan naturel du mefme cercle , qu'il faut faire au deffous de la ligne-terre , comme en la 6e figure le plan A B C D E F G H :
& le diuifer à difcretion, en autant de parties, qu'on voudra : nous l'auós
icy diuifé en huict , és points A B C D E &c. puis de tous les points de
ces diuifions, comme nous auons fait és figures rectilignes de tous leurs
angles, faut amener des perpendiculaires, & des diagonales, ou arcs
de cercle , fur la ligne-terre, & des points, qu'elles y marqueront, tirer
des radiales au point principal fuppofé L, & des diametrales au point
de diftance M, & où elle s'entrecouperont, elles donneront les points
correfpondás à ceux de la diuifió du cercle parfait, qui feront *a b c d e f g h*,
par lefquels conduifant des lignes courbes à la main , de l'vn à l'autre,
comme d'*a* en *b*, de *b* en *c*, &c. on aura le cercle mis en perfpectiue en
a b c d e f, &c. Remarquez qu'en la prefente figure, non plus qu'en la
fuiuante , les parties de circonference du cercle racourcy *a b c d e*, &c. ne
font pas conduites à la main, ains c'eft vn trait de compas : mais c'eft pour
vne raifon particuliere, que nous declarerons incontinent, ne preten-
dant pour l'heure que de donner vne methode generale, qui s'eftende
non feulement à toutes fortes de cercles, mis en toutes fortes de façons,
& veuz de quel point on voudra : mais encore à toutes fortes d'ovales,
ellipfes , & autres figures qui naiffent de la fection du cone, que l'on
peut racourcir ou mettre en perfpectiue, par cefte methode, en trouuát
plufieurs points de leur circonference & les conjoignát apres, par lignes
courbes, comme nous auons dit.

    Combien que pour l'ordinaire la figure, qui reprefente le cercle au

tableau,

tableau, soit vne ovale ou ellipse, comme l'on recognoiſtra en operant : neantmoins par la cinquiesme du premier des Coniques d'Apol-
lonius, il ſe peut faire autrement, ſçauoir quand vn cone ſcalene eſt coupé d'vne ſection ſoucontraire : car en ce cas l'apparence meſme du cercle, eſt auſſi vn cercle parfait : ce qui a donné occaſion, aux deux ſuiuantes propoſitions, qui ſont aſſez curieuſes, pour le racourciſſement des
plans. La premiere, vn cercle eſtant donné en vn plan, le point de diſtance eſtant pareillement donné, & la ſection, ou le tableau repoſant
perpendiculairement ſur le plan, trouuer la hauteur de l'œil, ſelon laquelle, le cercle eſtant mis en perſpectiue, ſon apparence ſoit auſſi vn
cercle parfait. La ſeconde vn cercle eſtant donné en vn plan, la hauteur
de l'œil eſtant pareillement donnee, & la ſection où le tableau repoſant
perpendiculairement ſur le plan, trouuer la diſtance ſelon laquelle le
cercle eſtant mis en perſpectiue, ſon apparence ſoit auſſi vn cercle parfait. Nous donnerons la ſolution de ces deux problemes, apres auoir
propoſé deux Lemmes, qui doiuent ſeruir à leur conſtruction, pour
ceux qui ayans quelque cognoiſſance de la Geometrie, veulent ſçauoir
par principes ce qu'ils ont à pratiquer : quant à ceux qui ſont purement
praticiens, à qui les termes de Geometrie donnent de la peine, ils pourront paſſer par deſſus, pour ce que nous en donnerons cy-apres vne
pratique plus familiere, és ſuſdites quatrieſme & cinquieſme propoſitions.

LEMME I.

A deux lignes droictes donnees, trouuer vne moyenne proportionnelle.

SOient en la ſixieſme figure des deux lignes droictes donnes O N,
NP, auſquelles il faut trouuer vne moyenne proportionnelle :
qu'elles ſoient premierement iointes enſemble au point N, & diſpoſees en vne ligne droite O P, laquelle ligne O P, ſoit diuiſee en deux
parties egales, au point *a*, duquel come centre, & de l'interualle *a* O,
ou *a* P, ſoit deſcrit le demy cercle O Q P, ce qu'eſtant fait, ſoit eſleuee
du poit N, où les deux lignes donnees ſont conjointes, vne perpendiculaire, qui rencontrera la circonference du demy-cercle en Q, & ſera
la moyenne proportionnelle requiſe N Q.

LEMME II.

Trouuer vne ligne droicte, laquelle jointe à vne autre ligne droite donnee, ait la
meſme proportion à quelqu'autre ſemblablement donnee,
que cette-cy, à celle qui ſera trouuee.

SOient en la ſeptieſme figure les deux lignes droites donnees N Q,
N R : qu'il faille trouuer vne ligne, laquelle jointe auec N R, ait

la mesme proportion, à la ligne N Q, que N Q, à celle qui sera trouuee. Que les lignes N Q, & N R, soient iointes ensemble au point N, à angles droits, puis N R, diuisee en deux egalement au point *a*, duquel point *a*, comme centre, & de l'interualle *a* Q, soit descrit le demy-cercle O Q P, lequel coupera la ligne N R, prolongee de part & d'autre en O, & en P, & donnera N O, ou R P, pour la ligne demandee, laquelle iointe à N R, aura la mesme proportion à N Q, que N Q, à N O, ou R P, ce qu'il falloit faire.

PROPOSITION IIII.

Vn cercle estant donné en vn plan, la distance estant pareillement donnee, & la section, ou le tableau reposant perpendiculairement sur le plan, trouuer la hauteur de l'œil, selon laquelle, le cercle estant mis en perspectiue, son apparence soit aussi vn cercle parfait.

SOit en la sixiesme figure, le cercle donné A B C D E F G H, dont le diametre soit N R, & la distance, de laquelle il doit estre veu O N, ou R P : il faut, par le premier Lemme, trouuer vne moyenne proportionnelle entre O N, & N P, & elle sera la hauteur de l'œil requise, selon laquelle le cercle A B C D E, &c. estant racourcy, son apparence sera vn cercle parfait; ou plus familierement & pour vne plus ample declaration de ce probleme.

Soit le diametre du cercle donné N R, soit mise de part & d'autre, en ligne droicte, la distance pareillement donnee, comme icy N O, R P, puis le tout estant diuisé en deux parties egales en *a*, du point *a*, comme centre, de l'interualle *a* O, ou *a* P, soit descrit le demy cercle O Q P, & du point N, ou R, soit esleuee vne perpendiculaire iusques à la circonference du demy-cercle, qui sera N Q, & elle sera la hauteur de l'œil demandee, suiuant laquelle faisant vne ligne horizontale parallele à la ligne-terre, plaçant en icelle le point principal tout vis à vis le centre de l'objet en L, & le point de distance en M, de l'esloignement donné R P, & sur ce racourcissant, ou mettant en perspectiue le cercle A B C D E, &c. comme dit est en la troisiesme proposition precedente, son apparence au tableau sera aussi vn cercle parfait, comme il se peut cognoistre en la figure *a b c d e f g h*, dont la circonference parfaictement circulaire passe par tous les points des intersections des radiales, & diametrales, qui representent les points des diuisions du plan geometral.

PROPOSITION

PROPOSITION V.

Vn cercle eftant donné en vn plan, la hauteur de l'œil eftant pareillement don-
nee, & la fection, où le tableau repofant perpendiculairement fur le plan,
trouuer la diftance, felon laquelle le cercle eftant mis en
perfpectiue, fon apparence foit auffi
vn cercle parfait.

SOit en la feptiefme figure le diametre du cercle donné N R; la hauteur de l'œil pareillement donnee N Q : il faut, par le 2 Lemme,
trouuer vne ligne, laquelle iointe à N R, ait la mefme proportion à
N Q, que N Q, à celle qui fera trouuee, fçauoir R P, laquelle féra la
diftance, felon laquelle le cercle AB CD E &c. eftât mis en perfpectiue,
fon apparence fera auffi vn cercle parfait, ou bien plus intelligiblement,
pour les moins verfez en la Geometrie.

Soit en la feptiefme figure le cercle donné A B C D E &c. la hauteur
de l'œil femblablement donnee N Q : il faut trouuer la diftance, felon
laquelle, le cercle eftant mis en perfpectiue, fon apparence foit auffi vn
cercle parfait. Soient premierement le diametre du cercle N R, & la hauteur de l'œil N Q, iointes enfemble à anglés droits, où à l'equiere en N,
puis le diametre N R, party en deux egalement en *a*, & dudit poinct *a*,
comme centre, & de l'interualle *a* Q, foit defcrit le demy-cercle O Q P,
lequel coupant la ligne N R, prolongee de part & d'autre en O, & en
P, donnera N O, ou R P, pour la diftance requife, laquelle eftant portee
de L, en M, & operant comme nous auons dit en la precedente propofition, l'apparence du cercle A B C D &c. fera auffi vn cercle parfait, comme il eft requis.

COROLLAIRE.

De ce que deffus il eft euident, que tant en cette operation, qu'en la
precedente; apres auoir trouué la hauteur de l'œil, ou le point de diftance conuenable, pour auoir l'apparence entiere du cercle, il ne faut
que trouuer l'apparence du diametre perpendiculaire à la ligne-terre,
comme icy du diametre A E, laquelle fe trouuera par le moyen de la
radiale *a* L, & de la diametrale S M, qui s'entrecoupent au point *e*, laquelle apparence trouuee foit diuifee en deux egalement au point *k*,
duquel comme centre, & de l'interualle *k a*, ou *k e*, foit defcrit le cercle
a b c d e f g h, & il fera l'apparence requife, fans qu'il foit befoin d'operer, fur les autres points de la circonference, comme il faut faire d'ordinaire en d'autres rencontres; où il eft à remarquer, que le point *k*, centre naturel du cercle *a b c d e f g h*, n'eft pas l'apparence du centre du cercle, A B C D E &c. mais bien le point *i*, comme il eft affez exprimé
en la figure.

C

Il y a dans la perspectiue des plans , quantité d'autres semblables
propositions , comme de faire en sorte, que l'apparence d'vne ellipse, ou
ovalle soit vn cercle parfait &c. mais nous les passons souz silence, veu
que nous n'auons proposé celles-ey que pour donner quelque eschantillon des gentillesses de la perspectiue en ce sujet, n'ayans autre dessein
pour le present , que de donner ce qui est precisément necessaire en la
perspectiue des plans, pour l'intelligence & la practique des suiuantes
propositions, qui traictent des cinq corps reguliers , & de quelques reguliers, composez, & d'autres irreguliers : c'est pourquoy nous y passons
sans delay, renuoyant le lecteur curieux, qui desirera se satisfaire plainement en cette matiere, chez Guide Vbalde en sa Perspectiue, & Aqui-
lonius au sixiesme liure de ses optiques, où il traite des proiections, tous
deux excellens personnages en toutes les parties des Mathematiques, &
dignes d'vne loüange particuliere pour le trauail & la peine qu'ils ont
pris l'vn & l'autre, à esclaircir ce qui concerne l'optique, & les proiections de la lumiere & des ombres.

PROPOSITION VI.

Estant donnee la hauteur naturelle d'vne ligne perpendiculaire sur vn plan,
trouuer sa diminution , ou sa perspectiue , selon le lieu de son
assiete audit plan , ou son auancement
dans le tableau.

DE cette proposition depend toute la perspectiue des corps ou
fiugures solides , c'est pourquoy il importe de la deduire clairement & amplement.

Soit doncques , en la huictiesme figure , la hauteur naturelle de
certe ligne donnee, egale à l'vn des costez, du quarré D E F G, supposez la ligne D E ; il faut pour disposition mettre cette hauteur perpendiculairement sur la ligne-terre,à droite, ou à gauche, comme A B, & de
ses extremitez tirer des lignes droictes occultes , en quelque point de la
ligne horizontale à discretion : car il aura par tout le mesme effet;
neantmoins il faut prendre garde de les tirer en vn poinct , qui soit
vn peu esloigné de ladite ligne A B; autrement on auroit de la peine à s'en seruir pour l'effet, que nous pretendons; comme icy des extremitez A , B , nous auons tiré au poinct C, qui est le poinct principal de la perspectiue, les lignes occultes A C , B C : ce qu'estant ainsi
disposé , on trouuera facilement la hauteur perspectiue de cette ligne,
autant auancee sur le plan , & en quel endroit du tableau l'on voudra
qu'elle soit : comme par exemple , qu'il faille trouuer en la perspectiue
la hauteur de cette ligne , lors qu'elle sera supposee tomber perpendiculairement sur le point *e* , ou *g* (qui sont les apparences de E & G,
trouuees par la premiere proposition de ce liure) car c'est la mesme chose , l'vn & l'autre estant en vne mesme ligne parallele à la
ligne

ligne-terre, & par consequent, l'vn & l'autre egalement auancé sur le
plan. Il faut pour ce faire du point Q, vers A B, tirer vne parallele à la
ligne-terre, qui rencontrera la ligne A C, au poinct *m*, duquel poinct
m, esleuant vne perpendiculaire à la ligne-terre, & parallele à A B, où
elle rencontrera l'autre ligne occulte B C, sçauoir en *n*, elle determinera, pour la hauteur requise *m n*, laquelle estant portee, & mise perpendiculairement sur le point *e*, sera *e i*, la hauteur perspectiue de la
ligne A B, supposee en *e*, ou en *g*, comme nous auons dit: pour trouuer la hauteur perspectiue de la mesme ligne, sur le point *f*, il faut operer en la mesme façon, tirant du point *f*, vers la ligne occulte A C,
vne parallele, qui la rencontre au point *o*, duquel esleuant semblablement vne perpendiculaire iusques à l'autre ligne occulte B C, elle
determinera pour la hauteur requise *o p*, laquelle estant portee sur *f*,
sera *f k*, la hauteur perspectiue demandee, mise perpendiculairement
sur le poinct *f*.

COROLLAIRE I.

Il est facile par ce moyen d'auoir l'apparence d'vn cube reposant sur
l'vne de ses bases, comme du cube *de f g h i k l*, en cette figure; car son
plan estant racourcy, par la premiere de ce liure, sçauoir par l'intersection des radiales & diametrales, comme nous auons dit; ayant pour
l'apparence dudit plan, *d e f g*: par la presente proposition on aura
l'apparence des hauteurs perpendiculaires sur chasque point *d e f g*, lesquelles estant trouuees & determinées en *h i k l*, il ne faut que joindre
de lignes droictes, *h i, i k, k l, l h,* & l'on aura l'apparence requise du cube, tant ce qui est exposé à la veuë, que ce qui se verroit du derriere, s'il
estoit diafane & transparant.

COROLLAIRE II.

Il s'ensuit encore de cette proposition, qu'vne, ou plusieurs differentes grandeurs, estant mises en vne mesme ligne droite perpendiculaire
sur la ligne-terre comme A B, par le moyen des lignes occultes tirees de
leurs extremitez, à vn point de la ligne horizontale, donneront les diminutions perspectiues des mesmes hauteurs en quel endroit du tableau
on voudra, comme nous deduirons plus particulierement, és suiuantes
propositions, où nous donnerons des exemples, sur les cinq corps reguliers, qui faciliteront l'intelligence de cecy : or il est à supposer, tant en
cette proposition qu'en toutes les autres semblables, qu'encore, qu'en
les enonçant, nous ne specifions pas ces termes, *la hauteur de l'œil & le
point de distance estant donnez*, cela s'entend neantmoins tousiours, comme chose necessaire en la perspectiue.
   Il est encore à propos de remarquer icy, auant que passer outre en la
description des corps, que pour faciliter l'intelligence des figures sui-

uantes, en ce qui concerne la perſpectiue des corps ou figures ſolides,&
ne les point embaraſſer d'vne trop grande confuſion de lignes, i'ay obmis toutes les radiales & diametrales, qui ſeruent au racourciſſement des
plans deſdits corps ou figures ſolides , ſuppoſant neantmoins ces plans
eſtre mis en perſpectiue par la premiere propoſition de ce liure, auant
que de trauailler à la perſpectiue des corps ; veu qu'il en a eſté traité
aſſez amplement, pour s'inſtruire en ce ſujet, és precedentes propoſi-
ſions, ſans qu'il ſoit neceſſaire d'en parler dauantage: C'eſt pourquoy
i'ay ſeulement mis le plan geometral au deſſous de la ligne-terre, où
i'ay encore exprimé quelques perpendiculaires, & arcs de cercles , &
auſſi mis le meſme plan en perſpectiue au deſſus de la ligne-terre,
comme l'on peut veoir en la huictieſme figure le plan D E F G, racourcy & mis en perſpectiue en *d e f g* : & en la dixieſme figure le
plan A B C D E F, mis en perſectiue en *a b c d e f* : Et ce dernier plan perſpectif, auſſi bien que tous ceux des autres corps , qui
ſuiuent, eſt figuré de petits traits entrecoupez, pour les diſtinguer
plus facilement des autres lignes , qui font le derriere des corps ,
que i'ay marqué de lignes ponctuees ſeulement, aſſez fortes neantmoins.

Il faut remarquer en dernier lieu , que les lignes, ſur leſquelles ſe
porteront les hauteurs naturelles perpendiculaires ſur le plan, comme
en la huictieſme figure la ligne A B, & en la dixieſme, la ligne HLK,
qui naiſt du triangle iſoſcele H I K, il faut remarquer, dis-ie, que ces lignes ſeront appellees en ce preſent traicté, lignes de l'ortographie, &
les lignes occultes, qui en ſeront tirees à vn point de la ligne horizontale, comme és meſmes figures huict & dixieſme, les lignes AC, BC,
H G, L G, K G, ſeront appellees, l'eſchelle des hauteurs, ce que i'ay
creu à propos d'auertir en ce lieu , afin d'euiter vn plus long diſcours,
& qu'en vſurpant ces termes pour la briefueté , ie ſois entendu d'vn
chacun : le reſte ſe dira ſelon la rencontre, és ſuiuantes propoſitions.

PROPOSITION VII.

Mettre en perſpectiue vn cube repoſant au plan ſur l'vn de ſes coſtez,
en ſorte qu'il ne le touche, qu'en vne ligne.

I L faut ſçauoir en premier lieu, qu'encore qu'il ſemble, que les figures ſolides, qui ne touchent le plan qu'en vn point, où en vne ligne,
n'ayent point de plan geometral; il eſt neantmoins neceſſaire, pour les
mettre en perſpectiue geometriquement, & par les principes de la ſcié-
ce, s'en imaginer vn, que ces corps deſcriuent; ſi de toutes leurs extremitez on abbaiſſe des lignes perpendiculaires ſur le plan; comme ſi vn
cube ayant l'vn de ſes coſtez (& par conſequent tous les autres) égal à
la ligne B E, en la dixieſme figure, eſtoit mis en ſorte ſur le plan, qu'il
ne

ne le toucha qu'en ceste seule ligne B E : si des extremitez, qui ne touchent point le plan, on abbaisse des perpendiculaires sur ledit plan en
A, F, C, D, on aura pour le plan dudit cube, vn parallelogramme compris des deux lignes A F, C D, egales aux costez du cube, & de deux autres A C, F D, egales à la diagonale de l'vne des bases du mesme cube :
supposé toutesfois qu'il soit mis perpendiculairement sur le plan, comme nous le mettons icy, aussi bien que les autres corps cy-apres, pour
vne plus grande facilité, & ne nous pas arrester à des difficultez, qui sont
plus ennuyeuses que profitables : ainsi en va-il à proportion des figures
suiuantes, qui descriuent en cette façon leur plan Geometral, par le
moyen de perpendiculaires abbaissees. Nous donnerons en la descriptió
de chacune de ces figures, la methode de construire geometriquement
leur plan, & la ligne de l'ortographie, pour trouuer la diminution des
hauteurs perpendiculaires sur tous les points dudit plan.

Soit doncques pour la solution du probleme cy-dessus proposé, le
plan de ce cube, le parallelogramme ou quarré-long A B C D E F, mis
en perspectiue par la premiere du present liure en *a b c d e f*, la ligne de
l'ortographie sera dressee, si l'on met la ligne A B C, du plan geometral
perpendiculairement sur la ligne-terre en H L K, & si de ces trois
poincts, on mene des lignes occultes en G ; H G, L G, K G, l'on aura
l'eschelle des hauteurs, bien preparee : le triangle isoscele H I K, moitié
d'vn quarré egal à l'vne des faces du cube, en est la demonstration. Ceste
eschelle ainsi disposee, il n'y à plus que de tous les points du plan racourcy *a b c d e f*, tirer des paralleles, & trouuer les hauteurs comme a esté
dit en la precedente proposition, sur les poincts *a f*, par ce qu'ils ne sont
pas auancez sur le plan, ou esloignez de la section, il ne faut qu'esleuer
des perpendiculaires occultes *a g*, *f n*, de la hauteur naturelle H L ; qui
est sur la ligne de l'ortographie, comme le monstre la ligne-terre *f a* H,
qui sert d'vne parallele, & la ligne L *g n*, entre lesquelles cette hauteur
est comprise : pour les hauteurs sur *b e*, menant vne parallele *e b o*, & du
point *o*, esleuant vne perpendiculaire, elle sera arrestee en *p*, par la ligne
K G, & on aura *o p*, pour la hauteur requise, laquelle sera transportee
en *b h*, *e m* : pour les hauteurs sur *c d*, menant la parallele *d c q*, & esleuant la perpendiculaire *q r*, elle sera la requise, laquelle faut transporter
en *c ı*, *d l* : maintenant pour auoir l'apparéce du cube mis sur son costé,
il faut conjoindre de lignes droites *b e*, *g n*, *h m*, *h ı*, *ı b*, *b g*, *g h*. Et si
l'on veut encore auoir l'apparence du derriere, qui se verroit, le cube estát
diafane ou transparent, on n'a qu'a tirer les lignes *i l*, *e l*, *m l*, que ie n'ay
marqué que de points, comme en tous les autres corps, afin qu'on les
discerne plus facilement, de ce qui doit estre exposé à la veuë, supposé
que les corps soient opaques, comme on les suppose d'ordinaire ; d'où
vient que pour vne plus grande satisfaction de ceux qui s'y voudront
exercer, & pour monstrer l'effet de la perspectiue auec plus de grace, i'ay
figuré chasque corps au net, auec ses ombres, comme on voit les cubes
en la neufiesme & vnziesme figure.

Quand on aura trouué l'apparence de quelqu'vn de ces corps, auec l'obferuation de toutes les lignes neceffaires; fi on veut la mettre au net, & fans aucunes lignes, que celles qui font de l'apparence de la figure: il n'y à qu'à mettre fouz celle qui a efté defcrite par les regles, vn papier blanc: puis auec vne aiguille bien deliee, ou mefme auec quelque ftyle, encore qu'il ne perce pas, marquer tous les angles de la figure qui doiuent eftre expofez à la veuë, & de l'vn en l'autre mener des lignes droictes, felon qu'elles font en la premiere, & on aura ladite apparence mife au net, laquelle on pourra coulorer & ombrer, felon qu'il eft requis.

PROPOSITION VIII.

Mettre en perfpectiue vn Tetraëdre ou pyramide perpendiculairement fur l'vn de fes angles folides, en forte qu'elle ne touche le plan, qu'en vn poinct.

LE Tetraëdre ou la pyramide, que nous mettons entre les corps reguliers, eft comprife de quatre faces triangulaires equilaterales & equiangles, c'eft à dire, qui ont les trois coftez & les trois angles egaux, elle a fix coftez ou arreftes auffi egales, douze angles plans, qui en font quatre folides (nous auons dit en nos preludes Geometriques, qu'vn angle folide eft quand plufieurs angles plans, plus petits tous enfemble que quatre angles droits, n'eftant pas en mefme fuperficie, fe rencôtrent neátmoins en vn mefme point.) Que fi on met la pyramide en quelque plan, perpendiculairement fur l'vn de fes angles folides, & que des trois autres, qui feront egalement efleuez fur le plan, on abbaiffe des perpendiculaires fur le mefme plan, on aura pour fa figure ou plan geometral, vn triangle equilateral egal à l'vne des faces de la pyramide, comme fi en la douziefme figure l'vn des angles folides de la pyramide eftoit mis perpendiculairement fur D, & que des trois autres on abbaiffaft des perpendiculaires fur le plan, elles tomberoient és poincts A, B, C, lefquels eftant ioints de lignes droites donneront le triangle A B C D, pour plan geometral de la pyramide, lequel fera mis en perfpectiue, par la premiere propofition de ce liure en *a b c d*: puis la ligne de l'ortographie fera dreffee en cette forte: foit prife auec le compas la longueur de la ligne A D, B D, ou C D, & tranfportee fur la ligne-terre en I H, & fur l'extremité H, foit, par la deuxiefme propofition de nos preludes geometriques, efleuee vne perpendiculaire infinie H K: en apres foit prife auec le compas, la grandeur de l'vn des coftez du triangle A B C, comme du cofté A B, & l'vne des pointes du compas ouuert de cefte grandeur, eftant mife fur le point I, & l'autre conduite fur la perpendiculaire infinie, elle tombera au point K, & determinera H K pour la hauteur de la ligne de l'ortographie, la demonftration en eft palpable, encore que la conftruction en foit affez fimple, beaucoup plus facile que celle de Guide Vvalde, & hors de la confufion des cercles

cles & des lignes, dont se sert Daniel Babaro, au 2. chap. de la troisiesme
partie de sa Perspectiue: cette ligne orthographique estant trouuee, il
faut de ses extremitez H K, mener des lignes occultes, en quelque point
da la ligne horizontale à discretion, comme nous auons dit, bien qu'en
la plus part de ces figures, nous les menions au point principal de la perspectiue, quand faire se peut commodément, comme icy nous auons
tiré en L, les lignes K L, H L : l'eschelle des hauteurs ainsi preparee, il
n'y a plus que du point *a*, du plan racourcy tirer vne parallele iusques
à la ligne occulte H L, qui sera *am*, & du poinct *m*, esleuer iusques à
l'autre ligne occulte K L, la perpendiculaire *mn*, laquelle estant transportee sur le point *a*, sera la ligne occulte *ae*, la hauteur perspectiue de
l'angle solide *e*, sur le plan ; aussi en faut-il faire pour trouuer les mesmes
hauteurs sur *b*, *c*, en tirant la parallele *bco*, esleuant la perpendiculaire
o p, & transportant sa hauteur sur *cb*, és lignes occultes *bf*, *cg*, puis faut
joindre les poincts *e*, *f*, *g*, de lignes droictes apparantes, & de chacun
de ces trois poincts *e*, *f*, *g*, tirer vne ligne droicte en *d*, & on aura l'apparence requise du Tetraëdre ou de la pyramide, mise perpendiculairement au plan sur l'vn de ses angles solides, qui est figuree au net auec
ses ombres en la treiziesme figure.

COROLLAIRE.

De cette construction il est euident, que la pluspart des autheurs de
perspectiue, qui ont escrit de ces corps, se sont trompez lourdement en
cestuy-cy, encore que le plus simple, cóme Albert Durer, Iean Cousin,
Marolois, & l'autheur d'vn liure imprimé à Amsterdá ; qui a tout plein
de belles figures de toutes sortes de corps reguliers & irreguliers, & est
intitulé *Syntagma in quo varia eximiaque et.c.* pour tous lesquels corps,
il n'a fait aucun discours d'instruction, sinon en general, qu'il applique au Tetraëdre, par forme d'exemple, & ce auec erreur en l'ortographie, aussi bien que ceux que nous auons des-jà nommés, qui tous d'vn
commun accord, donnent pour la hauteur du Tetraëdre mis perpendiculairement sur l'vn de ses angles solides, vne ligne egale à C M, c'est
à dire la grandeur d'vne perpendiculaire tiree de l'vn des angles du
plan A B C, sur le costé, qui luy est opposé : l'erreur est assez manifeste
en ce qu'ils n'ont consideré, que l'inclination des costez du Tetraëdre
sans prendre garde, qu'en cette constitution trois de ses faces sont aussi
inclinees sur le plan.

C iiij

PROPOSITION IX.

Mettre en perspectiue vn Octoëdre perpendiculairement sur l'vn de ses angles solides, en sorte qu'il ne touche le plan, qu'en vn poinct.

L'Octoëdre, que nous auons à descrire, est vn corps regulier compris de huict faces triangulaires equilaterales & equiangles: il a douze costez ou arrestes, vingt-quatre angles plans qui font six angles solides. Que si ce corps est planté en sorte qu'vne ligne droicte: passant par deux angles solides opposez, soit perpendiculaire au plan, & que de ses quatre autres angles solides soiét abbaissees des perpédiculaires sur le mesme plan, on aura pour sa figure ou plan geometral, vn quarré parfait, comme en la quatriesme figure, si l'Octoëdre estoit mis perpendiculairement sur l'vn de ses angles solides au point E, en abbaissant des perpendiculaires, comme dit est, on auroit pour son plan geometral, le quarré A B C D E, lequel sera mis en perspectiue, par la premiere proposition de ce liure en *a b c d e*; pour la ligne de l'ortographie on n'a qu'à transporter la ligne A E C, du plan geometral, sur la ligne-terre perpendiculairement en H I F, le triangle isoscele F G H, moitié d'vn quarré egal au plan, en donne la raison, monstrant assez que comme H F, est la hauteur naturelle de tout le corps, H I, est la hauteur des quatre angles du mesme corps egalement esleuez sur le plan, la ligne G H, estant la iuste grandeur de l'vn de ses costez, auec son inclination sur le plan. Cette ligne de l'ortographie F I H, estant dressee, il faut, pour trouuer les differentes hauteurs des angles de ce corps, mener des lignes occultes des poincts F, I, H, en vn point de la ligne horizontale, comme au point K, & operer sur cette eschelle conformement à ce que nous auons dit. Premierement faut mener par les points *b d*, vne parallele iusques à la ligne H K, qu'elle rencontrera au point *l*, duquel esleuant vne perpendiculaire iusques à la ligne F K, on aura *l n*, pour la hauteur perspectiue de tout le corps, laquelle estant transportee sur *e*, sera la ligne occulte *e k* : on aura aussi sur la mesme perpendiculaire, *l m*, pour la hauteur perspectiue des deux angles solides esleuez sur les poincts *b*, *d*, sur lesquels elles seront mises par les lignes occultes *b g*, *d i*, de mesme on trouuera la hauteur de l'angle esleué sur *c*, par le moyen de la parallele *c o*, & de la perpendiculaire *o p*, laquelle estant transportee sur *c*, sera la ligne occulte *c h* : pour la hauteur de l'angle esleué sur le point *a*, il ne faut que dresser vne ligne occulte de la hauteur naturelle H I, par ce qu'il n'est pas auancé dans le tableau, comme le monstrent les paralleles *a* H, I *f*, ce qu'estant fait, il faut ioindre les points trouuez pour les hauteurs, de lignes droites, *e g*, *g k*, *k ı*, *ı e*, puis des mesmes points *e g k ı*, mener des lignes droites en *f*, & on aura l'apparence de l'Octoëdre, en ce qui est exposé à la veuë, & tel qu'il est figuré & ombré en la quinziesme figure: que si on veut auoir encore le derriere, il n'y a que des mesmes

mes

mes points *e g k i*, mener des lignes droites au poinct *h*, comme nous auons icy fait, seulement ponctuees pour les distinguer des apparentes.

PROPOSITION X.

Mettre vn cube en perspectiue sur l'vn de ses angles solides, en sorte qu'il ne touche le plan, qu'en vn point, & que la surdiagonale du cube soit perpendiculaire au mesme plan.

IL n'est pas necessaire de faire icy la description du cube, chacun sçait, que c'est vn corps compris de six faces quarrees egales, douze costez, & vingt-quatre angle plans aussi egaux, qui font huict angles solides; seulement faut-il remarquer que la surdiagonale du cube est vne ligne, laquelle passant par le milieu du cube, va de l'vn de ses angles solides, à l'autre, qui luy est opposé, comme és cubes, que nous auons icy mis en perspectiue en la dix-septiesme figure, les deux lignes poctuees *o u*, *o u*. Or le cube estant mis sur quelque plan de sorte, qu'il ne le touche qu'en vn point, & que sa surdiagonale soit perpendiculaire audit plan: si de tous les autres angles solides on abbaisse des perpendiculaires, & que les points ou tomberont ces perpendiculaires soient joints de lignes droites, comme nous auons dit, sur les figures precedentes, on aura pour son plan geometral vn hexagone, ou vne figure à six angles composee de deux triangles equilateraux entrelassez comme la figure H I K L M N, & le poinct O, sera celuy, sur lequel tombera perpendiculairement la surdiagonale dudit cube: Mais parce que tant en ce corps mis de la sorte, comme aux suiuans, il est difficile de s'imaginer où tombent ces perpendiculaires, qui descriuent le plan geometral, & leur hauteurs naturelles sur le mesme plan, qui font la ligne de l'ortographie, & que d'ailleurs les moins versez en la Geometrie pourroient estre en peine, en quelle proportion faut dresser ces plans & lignes de l'ortographie; l'vn des costez de ces corps estant donné: comme l'on n'a pas toujours deuant les yeux ces corps en nature, pour s'en instruire, ie donneray le moyen de le faire geometriquement.

Soit doncques pour la presente proposition en la seiziesme figure, donnee pour vn costé du cube à mettre en perspectiue, la ligne A B, il faut sur A, esleuer A C, à angles droits egal à A B, puis de B, en C, tirer vne ligne droicte B C, laquelle sera mise perpendiculairement sur A, & sera A D; puis tirant vne ligne droicte de B, en D, on aura B D, pour la surdiagonale du cube, dont le costé est A B: laquelle surdiagonale B D, estant mise en l'operation de la perspectiue perpendiculairement sur la ligne-terre, & diuisee en trois parties egales, comme en la dix-septiesme figure P Q R S, semblables à 1, 2, 3, 4, de la seiziesme, on aura la ligne de l'ortographie toute dressee, laquelle nous mettrons en vsage, apres auoir dressé & racourcy le plan geometral du cube en cette sorte.

Soit en la seiziesme figure, prise auec le compas la grandeur de la ligne B C, & transportee au plan geometral en M K; sur icelle, par la septiesme proposition de nos preludes Geometriques, soit construit vn triangle equilateral H K M, lequel soit entrelassé d'vn autre semblable I L N, en sorte que les points H I K L M N, soient egalement distans l'vn de l'autre, comme il se voit : & cette figure sera le plan geometral du cube mis perpendiculairement sur l'vn de ses angles solides ; lequel plan se peut dresser encore plus facilement ce me semble, par le compas de proportion : car portant sur la ligne des cordes à l'ouuerture de 120 degrez, la ligne B C de la seiziesme figure, le compas de proportion demeurant en cet estat, l'ouuerture de 60 degrez donnera la ligne O H, pour le demy-diametre du cercle HIKLMN, auquel doit estre inscrit vn hexagone, comme nous auons dit cy-deuant, & sera ledit hexagone, le plan geometral demandé, lequel sera mis en perspectiue, par la premiere proposition de ce liure en *h i k l m n*, & sera faicte l'eschelle des hauteurs, en tirant de tous les points de la ligne de l'ortographie, des lignes droites, en la ligne horizontale, au point Z : en apres du point O, milieu du plan perspectif, soit menee vne parallele à la ligne-terre *o, cc*, & esleuee la perpendiculaire *cc, dd*, laquelle estant mise en sa place sur *o*, sera la ligne occulte *o u*, la hauteur perspectiue de la surdiagonale du cube, laquelle est perpendiculaire au plan : puis pour les hauteurs des angles solides, qui sont esleuez sur *i, n*, soit menee la parallele *i, n, a a*, & esleuee la perpendiculaire *a a, b b*, laquelle estant mise sur *i*, & sur *n*, sera *i, q*, & *n r* : pour la hauteur de l'angle esleué sur *h*, elle ne reçoit point de diminution perspectiue, parce qu'elle est tout proche la section, c'est à dire à l'entree du tableau, C'est pourquoy il n'y a qu' à y transporter la hauteur ortographique P R, qui sera en son lieu *hp*; pour la hauteur des angles esleuez sur *km*, elle se trouuera par le moyen de la parallele *k, m, e e*, & de la perpendiculaire *e e, ff*, qui estant transportee sur *k, m*, sera *kt, ms* : reste la hauteur de l'angle solide de derriere qui est esleué sur le point *l*, que l'on aura en tirant la parallele, *l, g g*, & esleuant la perpendiculaire *g g, h h*, laquelle estant mise en son lieu sera *l x* : les hauteurs de chasque angle solide estant ainsi trouuees, pour auoir l'apparence du cube sur la pointe, il n'y à qu'a conioindre les points *o, p, q, r, s, t, u, x*, de lignes droites, selon qu'il se veoit en l'exemple, où les trois faces *o q p r, p r s u, p u t q*, qui sont exposees à la veuë, sont marquees de lignes apparentes, & les trois autres de lignes ponctuees seulement.

I'ay encore mis en la mesme figure vn autre cube au dessus de cestuy-cy, veu de mesme point, mis comme si l'on se l'imaginoit pendu perpendiculairement, par l'vn de ses angles solides, esleué de terre de la hauteur P T, & au dessus du premier cube de la hauteur S T, comme il est exprimé, par les lignes de l'ortographie, pour donner à entendre que quand on veut faire paroistre ces corps en l'air, il n'y à qu'à placer la ligne de l'ortographie ou eschelle des hauteurs autant au dessus

de la

de la ligne-terre, comme l'on veut que ces corps paroiſſent eſleuez, & operer du reſte conformement à ce que nous auons dit : mais il faut prédre garde, qu'encore que la ligne de l'ortographie ſoit eſleue au deſſus de la ligne-terre, comme au preſent exemple du ſecond cube, la ligne T Y : il eſt neantmoins neceſſaire, pour ſe ſeruir de l'eſchelle, de tirer vne ligne du point, d'où elle eſt eſleuee, au point de la ligne horizontale, comme icy du point P, en Z, qui ſera la ligne P Z, laquelle ſeruira à la direction des paralleles & perpendiculaires, par leſquelles on trouue les hauteurs, comme icy, pour trouuer la perſpectiue de la ſurdiagonale du cube d'en haut, en menant du point *o*, du plan perſpectif, vne parallele, elle rencontrera la ligne P Z, au point *cc*, duquel eleuant vne perpendiculaire iuſques à la ligne Y Z, on trouuera ſur la ſeconde eſchelle, qui eſt pour le cube d'enhaut, *kk*, *ll*, pour la hauteur perſpectiue de ſa ſurdiagonale, qui eſtant tranſportée en ſon lieu ſera *o u*, comme le démóſtrent les paralleles *kko*, *llu* : de meſme, ſuppoſé qu'il faille trouuer l'apparence de l'angle ſolide *r*, au ſecond cube : comme il eſt eſleué ſur *n*, il faut du point *n*, tirer la parallele *n aa*, & la perpendiculaire *a a bb*, eſtant continuee iuſques à la rencontre de la ligne V Z, determinera au poinct *ii*, la hauteur dudit angle ſur le plan, qui ſera tranſportee en ſon lieu ſur la perpendiculaire *nr* : les hauteurs des autres angles ſe trouueronr de la façon, & ſe conioindront de lignes droites, comme nous auons dit au premier, & qu'il ſe voit aſſez en l'exemple, l'vn & l'autre eſtant marqué de meſmes caracteres : ils ſont auſſi éxprimez tous deux auec leurs ombres, en la dix-huict & dix-neufieſme figure.

COROLLAIRE I.

I'en ay veu quelques-vns, leſquels, ſoit qu'il eſtiment que ce ſoit le plus court, ſoit qu'ils n'en puiſſent venir à bout autrement, ſe ſeruent de la methode exprimee en la vingtieſme figure, qui eſt au haut de la ſeptieſme planche, laquelle i'ay bien voulu propoſer en ce lieu, & en monſtrer la fauſſeté, parce qu'elle a quelque choſe de vray ſemblable, & peut d'autant plus facilement abuſer les moins verſez en la Geometrie. Ils mettent en perſpectiue vn cube ſur ſon plat, dont le quarré eſt double de celuy, qu'ils y veulent inſcrire, & qui doit paroiſtre mis perpendiculairemét ſur l'vn de ſes angles ſolides. Soit le grád cube ABCDEFGH, & le plus petit I K L M N O P Q : Ils diuiſent deux des faces de ce plus grand cube en 9, c'eſt à dire en trois parties egales quarrément, tant en hauteur qu'en largeur comme les deux faces G B C F, H A D E : deux autres faces qui ſont celle de deuant A B C D, & celle de derriere H G F E, en trois ſeulement, ſelon leur hauteur, & les deux autres, celle d'enhaut A B G H, & celle d'embas D C F E, en deux ſeulement, mais ils croiſent ces deux dernieres faces des diagonales H B, E C, pour trouuer le point du milieu de l'vne & de l'autre I, & Q : ce qu'eſtant ainſi diſpoſé, le tout ſelon la perſpectiue, ils y inſcriuent, ou mettent dedans

vn autre cube, qui repofe l'vn de fes angles folides , fur le poinct Q,
milieu de la face inferieure du plus grand cube, & de l'autre angle folide oppofé à ceftuy-cy, touche au point I, milieu de la face fuperieure du
mefme cube: Et de fes deux coftez K L, N O , touche contre deux autres
faces du cube, auquel il eft infcrit, le tout fe peut veoir en la figure, ou
l'erreur eft affez recognoiffable , en ce qu'il font la diagonale de l'vne
des faces du cube infcrit, comme N L, & la furdiagonale du mefme
cube egales entre elles, ce qui eft manifeftement contraire à la verité,
& contre ce que nous auons dit en la conftruction de la feiziefme figure, en la planche precedente , ou la furdiagonale B D, du cube mis
en perfpectiue ; excede la diagonale de fon quarré B C , ou A D. Or
que par la prefente conftruction la diagonale du quarré & furdiagouale
du cube foient fuppofees egales, il eft euident, parce qu'elles font l'vne
& l'autre perpendiculaires à deux plans paralleles d'vne egale diftance ;
car la furdiagonale I Q, eft perpendiculaire aux deux plans des coftez
G B C F, A D E H, il y a encore beaucoup d'autres erreurs en cette conftruction, qu'il feroit long & inutile de demonftrer, il fuffit d'auoir propofé la principale, pour en reprouuer la methode.

COROLLAIRE II.

l'aduertirois icy volontiers ceux, qui font purement praticiens , &
font eftat de fçauoir la perfpectiue, qu'ils ne s'ingerent point de mettre en perfpectiue ce dont ils ignorent les mefures, & proportions naturelles & geometriques: car comme il eft neceffaire , pour donner en
vn tableau l'apparence d'vne colomne à la Corinthienne, de fçauoir
quelle doit eftre la largeur de fa bafe, les faillies de fes ceintures, tores,
liftes & chapiteau , pour conftruire fon plan geometral : & cognoiftre les hauteurs de chacune de ces parties, pour dreffer la ligne de l'ortographie : de mefme, pour mettre en perfpectiue toutes fortes de corps
reguliers & irreguliers, apres auoir determiné, en quelle fituation on les
doit mettre, il faut cognoiftre, quelles font leurs grandeurs naturelles,
quelle hauteur & quelle inclination elles ont fur le plan, & fur ce conftruire leur plan geometral, & dreffer la ligne de l'Ortographie & efchelle des hauteurs, pour operer fans erreur, autrement fi on en eft igno-
rant, penfant mettre vn cube en perfpectiue, ou y mettre vn parallele-
pipede, vn corps barlong, ou tout a fait irregulier, tel que celuy de la
vingtiefme figure ; qui ne feroit pas vn moindre monftre en Geometrie, que fe feroit en matiere d'architecture , vne colonne dreffee, fans
auoir egard à l'ordre ny aux proportions de fes mefures.

Es exemples, que nous auons mis en auant, fur les cinq corps reguliers,
nous nous fommes feruis d'vne methode, qui peut eftre imitee en beaucoup d'autres rencontres , & particulierement pour toutes fortes de
corps reguliers compofez, pour ceux qui ne peuuent ou ne veulent pas y
proceder par voye de Geometrie, fi les corps, qu'ils veulent mettre en
perfpectiue

perſpectiue, ont pluſieurs angles & pans , ie leur conſeillerois, de les figurer premierement en nature auec du carton , ou papier double collé,
en la façon , qu'enſeignent Albert Durer, au 4. liu. de ſa Geometrie,
& Daniel Barbaro en la troiſieſme partie de ſa Perſpectiue, & ſe ſeruir du
naturel pour prendre leur plan & leurs hauteurs , ce qui ne ſçauroit
manquer de leur reüſſir, pourueu qu'ils ayent vn peu d'addreſſe : pour
les Geometres ils pourront mettre en perſpectiue ces corps reguliers
compoſez, par le moyen des reguliers ſimples, inſcriuant les plus difficiles dans les plus faciles; & pour le cube ſur la pointe, il peut, par la
dix-huictieſme propoſition du 15. des Elemens de Candalle, eſtre inſcrit
en vne pyramide reguliere, ou Tetraëdre repoſant au plan ſur l'vne de
ſes baſes : nous dirons quelque choſes de ces inſcriptions & corps in-
ſcriptibles ſur la vingt-cinquieſme figure, en la treizieſme propoſition
de ce liure.

PROPOSITION XI.

Mettre en perſpectiue vn Dodecaëdre repoſant au plan ſur l'vn de ſes
coſtez ou arreſtes , en ſorte qu'il ne touche ledit plan ,
qu'en vne ligne.

LE Dodecaëdre , qu'on met ordinairement le quatrieſme entre les
corps reguliers , eſt ainſi nommé, parce qu'il eſt compris de douze
faces pentagonales equiangles & equilaterales; il a trente coſtez ou arreſtes, ſoixante angles plans, qui en compoſent vingt ſolides. Que s'il eſt
mis ſur quelque plan en ſorte, que l'vn de ſes coſtez ou arreſtes ſeulement
touche ce plan , & que de tous les angles ſolides eſleuez, on abbaiſſe des
perpendiculaires, comme nous auons dit és precedentes propoſitions, on
aura pour ſon plan geometral vn hexagone irregulier, tel que nous l'allons deſcrire : come ſi en la vingt-vnieſme figure on s'imaginoit vn Dodecaëdre, qui eut l'vn de ſes coſtez ſur la ligne A B, & que de tous ſes angles ſolides eſleuez, on abbaiſſaſt des perpendiculaires, elle tomberoient
és poincts D E F G H I K L M N, leſquels eſtans joints de lignes droites
formeront vne figure telle que nous l'auons deſcrite, pour ſon plan geometral, que l'on peut conſtruire geometriquement de la façon, vn des coſtez du corps eſtant donné. Soit la grandeur du coſté donné la ligne 4 E:
au poinct 4, il luy faut ioindre vne autre ligne d'egale grandeur, 4 M,
en ſorte que ces deux lignes faſſent le meſme angle que feroient les deux
coſtez d'vn pentagone, ce qui ſe peut faire par le compas de proportion,
en portant ſur la ligne des cordes à l'ouuerture de 72 , la ligne 4 E, & puis
prenant l'ouuerture de 60, pour le demy-diametre d'vn cercle occulte
4 E X Y M, qui a ſon centre enuiron vers le poinct A ; ſoit de rechef
priſe l'ouuerture de 72, & mettant l'vne des pointes du compas au point
4, ſeront marquez de part & d'autre les poincts E & M, pour y tirer
les lignes 4 E, 4 M, qui ſeront les deux lignes de meſme grandeur ,

D

que les coſtez du Dodecaëdre & iointes enſemble comme il eſt requis : cela fait ſoit tiree vne ſoutendante à cet angle M E , ſur laquelle
ſoit fait le quarré M E G K , & chacun de ſes coſtez diuiſé en deux également és poincts P Q X Y , & des poincts de ces diuiſions ſoient tirées deux lignes, qui s'entrecoupent à angles droicts au poinct C ; de
plus ſoit diuiſee la ligne C P, en la moyenne & extreme raiſon ; ou plus
facilement ſoit diuiſee la ligne 4 E , en deux egalement au poinct O , &
ſoit priſe auec le compas commun la grandeur de la ligne O E , & tranſportee de C, en A, & en B : de P en R , & en S : de Q en V , & en T :
& ſur les poincts R S T V X Y , ſoient eſleuees des perpendiculaires
en dehors , de la meſme grandeur, qui ſeront R D, S N, T H, V I, X F,
Y L, & les poincts exterieurs D E F G H I K L M N , eſtant ioints de lignes
droites, on aura le plan deſcrit geometriquement , comme on le demande, lequel ſera mis en perſpectiue par la premiere propoſition de ce liure
en *def g hiklmn* , & la ligne *a d*, ſera celle , ſur laquelle doit eſtre mis le
coſté du corps, qui repoſe ſur le plan.

Il ne reſte plus maintenant, qu'a dreſſer la ligne de l'Ortographie, pour
auoir les differentes hauteurs des angles ſolides eſleuez ſur le plan : ce qui
eſt tres-facile : car ſi des poincts F E D N M L, du plan geometral, on tire
des perpédiculaires ſur la ligne-terre, comme on feroit pour le racourcir,
elles tomberont és poincts 1, 2, 3, 4, 5, 6, 7 , qui eſt iuſtement la hauteur
de la ligne ortographique auec toutes ſes diuiſions , comme elle ſe veoit
transferee & miſe perpendiculairement ſur la ligne-terre en 1 A, 2 B, 3 C,
4 D, 5 E, 6 F, 7 G : dont nous reſte vne grande facilité , pour trouuer les
hauteurs perſpectiues, par le moyé de l'eſchelle A Z, B Z, C Z,&c. car A D
en la ligne de l'Ortographie eſtant la hauteur naturelle des angles ſolides eſleuez ſur *n,d,i,h,* par le moyen des paralleles *dn aa, hi cc,* & des perpédiculaires *aa bb, cc dd,* on aura pour leurs hauteurs perſpectiues *d o, np,*
hee, i ff : de meſme la hauteur naturelle de tout le corps eſtant la ligne entiere de l'Ortographie A G, qu'il faut mettre auec ſa diminution perſpectiue ſur *ab,* en tirant les paralleles *agg, b hh,* & eſleuant les perpendiculaires *bb ii, hh ll,* on aura *amm, b nn,* pour ladite hauteur perſpectiue de
tout le corps : il ſera procedé au reſte en la meſme façon , & ſuffit de ſçauoir les hauteurs naturelles des angles ſolides qui ſont eſleuez ſur chaſque poinct du plan , on trouuera facilement la diminution de ces hauteurs ſur l'eſchelle. Sur chacun des poincts *m, e, g, k,* ſont eſleuez des angles ſolides de deux differentes hauteurs ; la premiere hauteur eſt A B,
en ſa diminution perſpectiue ſur *m, e, kk oo,* & ſur *g, k, ppqq :* la ſeconde hauteur ſur les meſmes poincts eſt A F, & en ſa perſpectiue *kkrr,*
pp ſſ : de meſme ſur les poincts *f, l,* il y a deux differentes hauteurs , dont
la premiere A C, eſt en ſa perſpectiue *tt uu :* la ſeconde A E, en ſa perſpectiue *tt xx :* il ne reſte qu'a tranſporter toutes ces hauteurs chacune en ſa place comme *kk oo rr,* ſur *m q x,* & ſur *ery* , & ainſi des
autres, & conioindre les poincts des hauteurs trouuees de lignes droictes

ctes pour former les angles, & les faces de ce corps, tant du deuant
que du derriere, comme il est exprimé en la vingt-vniesme figure,
ou le deuant seulement auec ses ombres, comme il est en la vingt-
deuxiesme.

COROLLAIRE.

Ceux qui ont mis ces corps en perspectiue, ont la plus part figuré cestuy-cy reposant au plan, sur l'vne de ses faces : C'est pourquoy
ie l'ay voulu mettre en cette autre façon, qui me semble la plus difficile : si quelqu'vn le desire mettre reposant au plan sur l'vne de ses faces, & qu'il n'en puisse trouuer la raison, qu'il consulte Daniel Barbaro au Chapitre cinquiesme de la troisiesme partie de sa Perspectiue, où il en traicte bien au long : Marolois en a aussi mis vn exemple, mais outre qu'il n'est pas sans faute, encore n'en donne-il nulle
instruction.

PROPOSITION XII.

Mettre en perspectiue vn Icosædre reposant perpendiculairement sur l'vn
de ses ses angles solides, en sorte qu'il ne touche le plan,
qu'en vn seul poinct.

L'Icosædre qui est le cinquiesme & dernier des corps reguliers, est
compris de vingt faces triangulaires equiangles est equilaterales,
trente costez ou arestes, soixante angles plans, qui en composent douze
solides, sur l'vn desquels s'il est mis perpendiculairement en quelque
plan, de sorte, qu'il ne le touche qu'en vn seul poinct, comme en la
vingt-troisiesme figure, au poinct A, & que de tous les autres angles solides esleuez, on abbaisse des perpendiculaires, & que les poincts où elles tomberont, soient conjoints de lignes droctes alternatiuement, c'est
à dire le premier auec le troisiesme, le deuxiesme auec le quatriesme, &c.
on aura pour son plan geometral deux pétagones entrelassez BCDEF,
GHIKL, lequel plan geometral se peut descrire en cette façon, l'vn
des costez de l'Icosædre estant donné. Soit le costé donné BC, porté
sur le compas de proportion à l'ouuerture de 72, en la ligne des cordes, & soit prise l'ouuerture de 60, sur la mesme ligne, laquelle ouuerture sera AB, pour le demy-diametre du cercle, auquel doiuent
estre inscrits les deux pentagones susdits : Que si l'on n'est pas obligé
à aucune grandeur, & qu'on vueille faire ce corps à discretion ; pour
ceux qui n'ont pas l'vsage du compas de proportion, ils n'ont qu'à inscrire en vn cercle comme BHCIDKELFG, deux pentagones, par
la septiesme proposition de nos præludes Geometriques, dont l'vn sera le plan des angles solides de la partie inferieure de l'Icosædre, qui
est BCDEF, marqué de lignes pleines : l'autre sera le plan des angles

folides de la partie fuperieure du mefme Icofædre qui eft G H I K L, marqué, pour le diftinguer du premier, de petits traits entrecoupez. Maintenant il eft facile de conftruire fur ce plan geometral, la ligne de l'Ortographie & efchelle des hauteurs : car ayant dreffé fur la ligne-terre
au poinct M, vne perpendiculaire infinie, l'on pottera deffus la grandeur de la ligne droicte ponctuee F L, ou de quelque autre femblable,
qui fera M N ; en apres foit prife la grandeur A B, & portee fur la mefme ligne, depuis le point N, qui fera N O, & foit de rechef prife la
grandeur M N, & mife fur O, comme O P, puis des points MNOP,
foient tirees des lignes droictes, en vn poinct de la ligne horizontale à
l'ordinaire, comme en Q, cela fait, on aura facilement l'apparence de
l'Icofædre, le point principal eftant fuppofé en Q ; car M P, eftant la
hauteur naturelle de tout le corps, par la parallele $a\,x$, & la perpendiculaire $x\,y$, on aura $a\,z$, pour fa perfpectiue : ainfi la hauteur naturelle
des cinq angles folides du premier rang, ou partie inferieure du mefme corps, eftant M N, pour le premier, qui eft efleué fur b, & pour ce ne
reçoit point de diminution en fa hauteur, il n'y à qu'à tranfporter la
grandeur M N, comme il fe veoit en $b\,m$; pour les deux efleuez fur c, f,
on aura cp, fq, laquelle hauteur eft determinee, par la perpendiculaire
no, de mefme que la hauteur $dt, e\,u$, eft determinee par la perpendiculaire rf : On operera de la mefme façon pour les cinq autres angles folides
du fecond rang, ou partie fuperieure du corps : car leur hauteur naturelle eftant M O, leurs hauteurs perfpectiues feront comprifes, entre
les deux lignes M Q, O Q, comme $aa\,bb$, qui eft mife en fon lieu, la
hauteur hcc, gdd : ainfi la perpendiculaire $e\,eff$, mife en fon lieu,
eft la hauteur ihh, lii : bref $ll\,mm$, eftant au lieu de fa perfpectiue,
fçauoir fur le poinct k, eft la hauteur knn : & toutes ces hauteurs
eftant marquees : il n'y a qu'à rirer de tous les poincts ii, dd, cc, hh, nn,
des lignes droictes au poinct z : & des autres poincts trouuez pour
les hauteurs des angles folides de la partie inferieure, fçauoir $q, m,$
p, r, u, tirer d'autres lignes droictes au poinct a, & joindre les vns
& les autres par triangles, conformement à l'exemple propofé, tirant des lignes droictes ; de ii en q, de q en dd, de dd en m, de m
en cc, &c. & l'on aura l'apparence requife de l'Icofædre, qui paroiftra repofant au plan fur l'vn de fes angles folides, tant de ce qui eft
expofé à la veuë, que ce qui s'en verroit, fuppofé qu'il fut diafane & tranfparant : l'on peut pourtant obmettre les lignes, du derriere, qui ne font icy que ponctuees, fi l'on veut le veoir auec plus
de grace, & l'ombrer comme nous auons faict en la vingt-quatriefme figure.

COROLLAIRE.

De cette conftruction il s'enfuit, que Iean Coufin & Marolois, fur le
fujet de cette propofition, fe font trompez l'vn & l'autre en la ligne de
l'Ortho-

l'ortopraphie : l'vn luy donnant deux coſtez d'vn hexagone, ou le diametre entier du cercle meſme, où ſeroient inſcrits les deux pentagones
du plan : l'autre, ſçauoir Marolois, la fait de trois coſtez d'vn octogone inſcrit au meſme cercle, ce qu'à la verité il ne dit pas, mais bien ſe
trouue-il aſſez exprimé en la figure, qu'il en a miſe : ils ſe ſont, dis-je,
trompez l'vn & l'autre, parce que, par la ſeizieſme propoſition du 13.
liure des Elem. la ligne paſſante par deux angles ſolides oppoſez de
l'Icoſædre (qui eſt en la preſente ſituation de ce corps, la ligne de ſon
ortographie) eſt compoſee d'vn coſté d'hexagone, & de deux coſtez
de decagone inſcrits au meſme cercle, où eſt inſcrit ſon plan geometral
de deux pentagones entrelaſſez, ce que nous auons obſerué.

PROPOSITION XIII.

Donner vne methode facile, pour mettre en perſpectiue quelques corps reguliers
compoſez, ou irreguliers, qui naiſſent des reguliers ſimples.

LA methode n'eſt autre que celle, dont nous auons touché quelque
choſe, ſur le ſujet de la dixieſme propoſition de ce liure, en parlant du cube mis en perſpectiue repoſant ſur l'vn de ſes angles ſolides,
ſçauoir eſt, par inſcription des plus difficiles és plus faciles, ou ſi vous
voulez, par transformation ou metamorphoſe de ſimples en compoſez.

Nous auons fait és cinq dernieres propoſitions la deſcription des cinq
corps reguliers ſimples, & donné la methode de les mettre en perſpectiue geometriquement : En cette-cy ie pretends donner vn moyen, par lequel on pourra mettre en perſpectiue les corps reguliers compoſez & irreguliers, qui naiſſent de ces cinq reguliers ſimples, que nous auons
deſcrit és ſuſdites propoſitions, ſans qu'il ſoit neceſſaire de faire autre
plan Geometral, n'y autre ligne d'Ortographie, que ce que nous en
auons fait, pour les ſimples, Mais auant que paſſer outre, il eſt à propos de
faire quelques remarques ſur les termes qui ſont propres à ce ſujet, leſquels, encore que faciles & communs aux doctes, ie repete en ce lieu
pour ſeruir, ſuiuant mon deſſein, aux moins verſez en ces matieres.

Nous appellons corps reguliers ſimples, les cinq, dont nous auons
des-jà traicté : le Tetraëdre ou pyramide : l'Hexaëdre ou Cube, l'O-
ctoëdre, le Dodecaëdre, & l'Icoſædre, qui ſont nommez reguliers,
pource qu'ils ont tous leurs coſtez ou areſtes égales entre-elles, toutes
leurs baſes ſemblables & egales entre-elles, & tous leurs angles ſolides
egaux entre-eux, & qu'eſtans enfermez dans la concauité d'vne ſphere,
ou boule proportionnee à leur grandeur, ils toucheroient ſa ſurface interieure de tous leurs angles ſolides.

Nous appellons corps reguliers compoſez, ceux qui ſont compoſez
de deux de ces ſimples mis enſemble, de ſorte que celuy qui en ſera compoſé, ait autant de coſtez, autant de baſes ou plans de meſme façon, &

D iij

en mesme inclination, que les deux, dont il est composé, & qu'estant
enfermé dans vne sphere proportionnee à sa grandeur, il touche sa surface interieure de tous ses angles solides, aussi bien que ces premiers,
comme celuy que nous auons descrit en la vingt-cinquiesme figure,
qui est vn Hexoctoëdre composé d'vn Hexaëdre ou Cube, & d'vn
Octoëdre, d'où vient qu'il a, & les six bases quatrees du Cube, & les
huict faces triangulaires de l'Octoëdre, pour le nombre des angles solides de ces corps reguliers composez, il se trouue en ajoustant les angles
solides de l'vn & de l'autre des corps, qui le composent, apres en auoir
osté vn de chacun; cómeau present exemple, si des huict angles solides
du Cube vous en ostez vn & des six angles solides de l'Octoëdre en ostez
aussi vn, il en reste sept du premier, & cinq de l'autre, lesquels estans ajoustez enséble font douze angles solides qu'à l'Hexoctoëdre, ainsi en va-il
pour l'Icosidodecaëdre, qui a les douze bases pentagones du Dodecaëdre, & les vingt triangulaires de l'Icosædre, & des vingt angles solides
du premier, & des douze de l'autre, n'en retient que trente pour soy.

Il y a encore d'vne autre sorte de corps reguliers composez, lesquels
pour n'auoir pas precisément les costez & les bases de deux corps reguliers simples, comme les precedens, ne laissent pas d'auoir tous leurs
costez, & tous leurs angles solides égaux entre-eux, de sorte mesme, que
de tous leurs angles solides, ils toucheroient la surface interieure d'v-
ne boule proportionnée à leur grandeur, en laquelle ils seroient enfermez, aussi bien que les autres. Et tous ces corps reguliers composez,
tant les vns que les autres, sont aussi appellez corps tronquez ou trans-
formez; parce qu'en effet ils naissent tous des cinq corps reguliers simples, en retranchant leurs angles solides, & en produisant d'autres, en
les retranchant, comme il se peut veoir en l'exemple de la vingt-cinquiesme figure, ou l'Hexoctoëdre fait de lignes apparentes naist du cube
de lignes ponctuees A B C D E F G H, quand apres auoir diuisé tous
ses costez en deux egalement, & tiré des lignes droites d'vne diuision à
l'autre, comme *m n, n i, i m*, on retranchera l'angle solide A, & par le
concours des lignes qui retrancheront encore les angles solides F, G, B,
s'en produiront d'autres és points *m, n, i*, &c. Outre les deux reguliers
composez du premier ordre, dont nous auons parlé, sçauoir l'Hexoctoëdre & l'Icosidodecaëdre, nous tirerons encore de chaque regulier
simple vn composé du second ordre, du Tetraëdre ou pyramide vn, du
Cube ou Hexaëdre vn, de l'Octoëdre vn, &c. & ferons d'vn chacun
vne legere description, qui seruira à les mettre en perspectiue : mais
comme la grande multitude des angles & diuersité des faces, qu'ont ces
corps, causeroit beaucoup de confusion, s'il falloit pour chaqun angle
esleuer des perpendiculaires, & trouuer leurs hauteurs sur l'eschelle,
comme nous auons fait és precedentes propositions, nous y procede-
rons pour vne plus grande facilité, par voye d'inscription, c'est à dire en
les inscriuans és reguliers simples desquels ils naissent; c'est pourquoy il
est necessaire de sçauoir que c'est qu'inscription.

Par la trente-vniesme du vnziesme des Elem. vn corps ou figure solide est ditte estre inscrite en vne autre figure solide, quand tous les angles de la figure inscrite sont constituées, ou aux angles, où aux costez, ou
finalement aux plans de la figure, en laquelle elle est inscrite, comme il
se veoit en la vingt-cinquiesme figure, que tous les angles solides de
l'Hexoctoëdre *i, k, l, m, n, o, p, q, r, s, t, u*, sont constituez au milieu de
chasque costé du cube de lignes ponctuees, A B C D E F G H, auquel
pour ce il est dit, estre inscrit.

Aussi reciproquement, par la trente-deuxiesme definition du mesme,
vne figure solide est ditte estre circonscrite à vne autre figure solide,
quand les angles, ou les costez, ou finalement les plans de la figure circonscrite touchent tous les angles de la figure, à l'entour de laquelle elle
est circonscrite, comme en la mesme vingt-cinquiesme figure il se
veoit, que tous les costez du cube de lignes occultes A B C D E F G H,
touchent tous les angles solides de l'Hexoctoëdre és poincts, *i, k, l, m, n,
o, p, q, r, s, t, u* : d'où vient qu'il est dit luy estre circonscrit.

Maintenant, sur le sujet de la proposition, il est certain que quiconque sçaura, par les precedentes, mettre en perspectiue les cinq corps reguliers simples, & pourra inscrire en iceux d'autre reguliers composez,
ou irreguliers, n'aura nulle difficulté à mettre en perspectiue ces reguliers coposez ou irreguliers, comme il se veoit en l'exemple de la vingt-
cinquiesme figure, ou, apres auoir mis en perspectiue le cube de lignes
occultes A B C D E F G H, & trouué le milieu de chacun de ses costez
en la perspectiue, és poincts *i, k, l, m, n, o, p, q, r, s, t, u*, il ne reste qu'à les
joindre des lignes droictes *i k, k l, l m, m i, i n, n o, o p, p m, &c.* pour auoir
l'apparence d'vn Hexoctoëdre en perspectiue, tel que nous l'auons figuré au net, & auec ses ombres, en la vingt-sixiesme figure.

Ainsi pour auoir l'apparance d'vn Icosidodecaëdre, qui est l'autre
regulier composé du premier ordre, contenant les bases ou plans du
Dodecaëdre, & de l'Icosædre, apres auoir mis l'vn de ces deux simples
en perspectiue, par la vnze & douziesme proposítió du present, & trouué le milieu de chacun de ses costez, il n'y a qu'à tirer de l'vn en l'autre
des lignes droictes, qui retranchant ses angles solides en produiront
d'autres, & donneront l'apparence requise de l'Icosidodecaëdre.

De mesme en va-il des reguliers composez du second ordre, le premier desquels est compris de quatre hexagones reguliers, & d'autant
de triangles equilateraux, dix-huict costez, trente-six angles plans, qui
en font douze solides: ce corps naist du Tetraëdre, ou Pyramide, laquelle est transformee en diuisant chacun de ses costez en trois egalement,
& par ces diuisions retranchant ses quatre angles solides, qui en don-
nen douze autres.

Semblablement du Cube en naist vn autre regulier composé du
mesme ordre, en retranchant les huict angles solides du Cube, en
sorte que chacune de ses bases, ou faces quarrees, soit changee en
octogone regulier, ou figure plate à huict pans; lequel corps sera com-

pris de huict triangles, & six octogones reguliers, & equilateraux, trente-six costez ou arestes, & septante-deux angles plans, qui en font vingt-quatre solides.

Dans l'Octoëdre s'en peut inscrire vn autre encore du mesme ordre, qui a quelque conformité auec le precedent, dans le nombre de ses faces, costez, angles plans & solides : il est compris de huict hexagones, & six quarrez, trente-six costez, septante-deux angles plans, qui en font vingt-quatre solides : il se produit de l'Octoëdre, en diuisant chacun de ses costez, en trois parties egales, & par ces diuisions, retranchant ses six angles solides, qui en font naistre vingt-quatre autres.

Au Dodecaëdre se peut semblablement inscrire vn de ces corps, lequel est compris de douze decagones reguliers, & vingt triangles equilateraux, nonante costez, cent quatre-vingts angles plans, qui en font soixante solides : il est produit du Dodecaëdre, diuisant chacun de ses costez en trois, & conjoignant de lignes droictes ces diuisions, le tout de sorte qu'en retranchant ses vingt angles solides, il en naisse soixante autres, & chasque pentagone soit changé, en vn decagone regulier.

Finallement de l'Icosædre s'en forme encore vn, lequel est compris de vingt Hexagones, & douze Pentagones, nonante costez, cent quatre-vingts angles plans, qui en font soixante solides : il se fait en diuisant chacun des costez de l'Icosædre en trois parties egales, & par les points de ces diuisions tirant des lignes droictes, qui retrancheront ses douze angles solides, & en produiront soixante autres.

De tous ces corps cy-dessus, on en peut former vne infinité d'autres irreguliers, en les tronquant & retranchant diuersement, lesquels s'y inscriront & se mettront en perspectiue, par la mesme voye ; mais nous nous sommes contentez, apres auoir mis les cinq reguliers simples, de dire quelque chose de ces reguliers composez, pour faciliter le chemin aux studieux, lesquels pour se satisfaire dauantage pourront pour ces cinq derniers, reguliers composez du second ordre, consulter vn petit liuret imprimé à Londres, il y a enuiron quatre ans, qui en fait vne assez ample description, auec les demonstrations, encore qu'il n'en traicte pas auec ordre à la perspectiue : mais c'est assez, qu'il donne la vraye methode de les inscrire és simples, pour les mettre en perspectiue, par la voye que i'ay enseigné. Daniel Barbaro en traite aussi en la troisiesme partie de sa Perspectiue, mais outre qu'il en rend quelques-vns irreguliers, que nous faisons reguliers : encore ses methodes me semblent elles vn peu confuses, & embroüillees.

PROPO-

PROPOSITION XIV.

Mettre en perspectiue plusieurs corps irreguliers disposez en rond, sçauoir huict
pierres solides semblables & egales, chacune comprise de deux
octogones, de parallelogrammes, & trapezes.

I'Ay voulu encore adjouster la presente proposition aux precedentes,
parce que l'exemple en sera fort vtile & applicable, par imitation,
en plusieurs rencontres. La construction en est assez difficile, tant à cause
de l'irregularité des corps, que pour leur differente disposition : Elle sera neantmoins renduë facile dans nostre methode de perspectiue &
beaucoup plus intelligible, que ce qu'en escrit Salomon de Caus, lequel
outre l'embaras ordinaire de sa methode, qui est assez empeschant en la
practique, n'a pas esclaircy à demy ce qui concerne cette figure, qu'il a
mise en son liure.

Doncques pour vne plus claire intelligence de la forme & disposition
de ces corps solides ou pierres, apres auoir determiné, qu'elle seront
taillees à pans en octogone, c'est à dire qu'elles auront huict costez
d'egale hauteur, comme E F, en la vingt-septiesme figure, il faut faire
l'octogone E F G H I K L M : puis pour la disposition, supposé qu'elles doiuent estre mises en rond, chacune sur l'vn de ses costez, esloi-
gnees également du centre de ce rond, comme de la longueur B F,
C G en la mesme figure, il faut tirer ces lignes F B, G C, & encore E A,
H D, lesquelles partant des angles de l'octogone tomberont toutes à
angles droits sur la ligne A B C D : cette premiere disposition ainsi faite,
il faut s'imaginer que si la ligne A D, de la vingt-septiesme figure, estoit
mise perpendiculairement sur le point A, en la 28. & que l'octogone
E F G H I K L M, de la distance B F, C G, faisoit vn tour ; en la mesme
situation, qu'il est, à l'esgard de cette ligne A D, il descriroit en l'air le
cercle B C D E F G H I K L &c. par le costé L K, & par le costé F G,
vn autre plus petit cercle, par les poincts Z X V S T Y, &c. C'est
pourquoy voulant mettre en perspectiue ces corps taillez, en la sorte que
nous auons dit, pour en faire le plan geometral, il faut sur la vingt-
septiesme figure prendre auec le compas la distance B L, ou C K, & de
cette ouuerture descrire en la vingt-huictiesme, du centre A, le cercle
B C D E F G H &c. puis de l'ouuerture B F, ou C G, descrire vn autre
cercle du mesme centre Z X V S T Y, &c. & de l'ouuerture A E, & A M,
encore deux autres cercles, entre ces deux premiers, ausquels quatre cercles, dont nous n'auons icy exprimé que le premier de lignes pöctuees,
faut inscrire des figures à 8, 16, ou 24 pans, selon la grosseur, que vous
desirez en ces pierres ; nous y auons inscrit des figures à 16 pans, supposant ces pierres grosses d'vn costé en dehors, de la 16 partie du plus grád
cercle, & en dedans de la seiziesme partie du plus petit, & apres auoir tiré
des lignes droites passantes par les angles de toutes ces quatre figures à

16 pans, comme Q X, R V, B S, C T, &c. nous auons laiſſé quelques eſpaces blancs, & les autres gris alternatiuement, d'autant que, pour vn plus bel effet, nous ſuppoſons, qu'il n'y a rien ſur les eſpaces blács, & qu'il y a ſeulement huict pierres, ſur les eſpaces gris, qui ſont veritablement le plan geometral de ces pierres, lequel ſera mis en perſpectiue à la maniere ordinaire des plans, par la premiere propoſition de ce liure. Pour la ligne de l'Ortographie, elle eſt toute dreſſee & diuiſee, car il n'y à qu'à prendre en la vingt-ſeptieſme figure, la ligne A B C D, & la mettre perpendiculairement ſur la ligne-terre en *a b c d*, & de ces poincts *a b c d*, tirer des lignes droites, en vn poinct de la ligne horizontale, ſuppoſé A A, (que nous auons mis hors la planche ſix poulces au deſſus de la ligne-terre, pour, vn plus bel effet, auſſi bien que le poinct de diſtance, qui doit eſtre, en la preſente conſtruction eſloigné de dix poulces du poinct principal) & l'eſchelle des hauteurs ſera preparee, ſur laquelle operant comme és precedentes propoſitions, on aura l'apparence requiſe des corps irreguliers diſpoſez en rond 1, 2, 3, 4, 5, 6, 7, 8, deſquels ie n'ay point exprimé le plan perſpectif, ſinon des quatre de deuant, ſçauoir du 1 & 2, 7 & 8, n'y les lignes des hauteurs perſpectiues, qui ſe prennent ſur l'eſchelle, car c'eſt eſté vne trop grande confuſion, parce qu'il y en a tres-grand nombre, pour les differentes hauteurs de tous leurs angles, & la diuerſité de la ſituation de ces corps : il ſuffira de ſçauoir que ces corps repoſent au plan, ſur vn trapeze ſemblable à celuy qui compris en O P Z, ſçauoir *aa bb cc dd*, & que la hauteur naturelle des premiers angles eſleuez ſur *o p*, eſt *a b*, en la ligne de l'Ortographie, la ſeconde hauteur ſur les meſmes poincts eſt *a c*, & ainſi ſur Z : & *a d*, eſt la hauteur naturelle de tout le corps ſur *aa bb cc dd*, il ſe veoit aſſez clairement exprimé au ſeptieſme de ces corps, que ie n'ay pas voulu ombrer comme les autres, pour y diſcerner plus facilement les lignes des hauteurs perſpectiues, & leur origine en l'eſchelle *a b c d* A A, qui ſe veoit aſſez en quelques-vnes par les paralleles, qui y ſont tracees.

PROPOSITION XV.

Mettre en perſpectiue vn cube percé à iour, ou compoſé de chevrons quarrez.

ENcore que cette propoſition ſe puiſſe expedier, par la meſme voye, que les precedentes, c'eſt à dire, qu'en la vingt-neufieſme figure, on puiſſe mettre en perſpectiue le cube percé, par le moyen de l'Ortographie, & eſchelle des hauteurs A B C D, auſſi bien que les corps qui ſont tout ſolides comme il ſe peut remarquer en quelques-vnes de ſes hauteurs perſpectiues, que nous auons pris ſur l'eſchelle, & tranſporté ſur le plan du Cube, par le moyen des paralleles, lequel plan, nous ſuppoſons eſtre mis en perſpectiue, par la premiere propoſition du preſent liure, comme nous auons dit des autres ; neantmoins, parce qu'il

qu'il y a vne practique particuliere, pour trouuer les apparences de toutes les espaisseurs auec moins de trauail : ie l'ay voulu proposer en cet endroit, tant pour ce que la methode est assez generale & instructiue pour
beaucoup de rencontres, que particulierement pour ce que l'on appren-
dra par mesme moyen à mettre en perspectiue vne chaire telle qu'elle est
depeinte en la trentiesme figure, qui seruira de preparation pour la
premiere proposition du second liure, auquel nous allons entrer, &
où nous commencerons à traicter de ces figures, qui paroissent dissor-
mes & sans raison, hors de leur poinct, & estant veuës de leur poinct, se
monstrent bien proportionnees & selon les regles de l'art. La premiere
planche de ce liure contient deux chaires, qui n'en ont nulle apparence, si
elles ne sont regardees precisément comme nous dirons, quand nous en
donnerons l'intelligence.

Maintenant pour la presente proposition, soit fait sur la ligne-terre
vu quarré E F G H, qui sera l'vne des faces du cube pretendu : puis au dedans de ce premier quarré en soit fait vn plus petit, qui laisse entre les
deux l'epaisseur, qu'on aura determinee pour les chevrons, dont l'on
suppose que le cube est composé, & soit par exemple le quarré I K L M,
les costez duquel soient prolongez iusques sur les costez du grand quarré, comme le monstrent les lignes occultes, qui se terminent és poincts
a b c d e f g h; puis des poincts H, *h*, *a*, E, *b*, *c*, F, soient tirees de lignes
droictes occultes, au poinct principal Q: en apres soit transportee sur
la ligne-terre la grandeur de l'vn des costez du cube auec ses espaisseurs,
de costé contraire au poinct de distance, comme icy H N O P, & des
poincts N O P, soient tirees des lignes droictes occultes au poinct de
distance R, & du poinct *i*, ou la ligne P R, coupe H Q, soit esleuee vne
perpendiculaire iusques à la ligne E Q, & du point de la rencontre *k*, soit
menee vne parallele iusque à la ligne F Q, qu'elle rencontrera au point
l, & lors ayant marqué apparamment de lignes pleines H *i*, *i k*, *k l*, *l* F, on
aura l'apparence du cube, supposé qu'il fut tout solide: maintenát pour
auoir l'apparéce des espaisseurs des deux faces E H *i k*, E *k l* F, apres auoir
esleué des poincts *m o*, les perpendiculaires *m n*, *o p*, & des points de leurs
rencontres auec la ligne E Q, tiré les paralleles *n r*, *p q*, on aura egard, ou
elles s'entrecoupent auec les lignes, qui vont au poinct principal, & doiuent donner la diminution de ces espaisseurs, qui sont les lignes *h* Q,
a Q, *b* Q, *c* Q, & conjoignant les poincts de ces intersections, de lignes
apparentes, on aura la diminution des espaisseurs du dehors de ces deux
costez, sçauoir deux moindres quarrez en perspectiue compris & enfermez és deux plus grands *k l* F E, *k* E H *i*, comme I K L M est enfermé
en E F G H: pour ce qui se veoit du dedans, on en aura l'apparence de la
sorte; faut premierement du point L, tirer vne ligne au point principal
Q, qui sera L 1, & du point *f*, vne parallele *f* 2, & abbaisser du point *r*
vne perpendiculaire *r* 3, lesquelles s'entrecouperont au point 4 : cela
fait, du point M, soit tiree vne autre ligne au point principal, & où elle
rencontrera la ligne *f* 2, soit esleuee vne perpendiculaire, & du point *r*

soit menee vne parallele à M L, qui sera *tu*, & du point *u*, où elle rencontre L 1, soit encore esleuce vne perpendiculaire : Or en toutes ces lignes il faut prendre garde à ne les pas marquer apparamment dés leur
origine, en quoy l'on doit agir par iugement, & suiuant le modelle proposé, laisser ce qui n'est tracé que de points en ces lignes, comme estant
caché, & marquer apparamment, ce que nous auons fait de lignes
pleines, comme estant exposé à la veuë : ce que ie dis tant pour la presente operation du cube, que pour d'autres semblables, comme de la chaire
mise cy-dessous : pour acheuer il ne reste plus que des points *ef*, tirer des
lignes vers le point principal, iusques à ce qu'elles rencontrent les lignes
f2, *r3*, & du poinct 2, esleuer vne perpendiculaire, & du poinct 3, mener vne parallele, ainsi qu'il est exprimé en l'exemple : puis du point où
la ligne *cQ*, couppe *kl*, abbaisser vne perpendiculaire, iusques à ce qu'elle rencontre L *u*, au point 1, duquel menant vne parallele à *l2*, vers le
costé *ki*, on aura l'apparence entiere du cube percé, auec ses espaisseurs
tant du dehors, que de ce qui se peut veoir du dedans.

COROLLAIRE.

Par cette proposition il est facile de mettre en perspectiue vne chaire
semblable à celle, qui est en la trentiesme figure, veu que c'est presque
la mesme chose, qu'vn cube percé, excepté que les quatre chevrons d'embas ne touchent point le plan, mais sont esleuez sur iceluy de la hauteur
que l'on veut donner aux pieds de la chaire, qui sont icy G , H, *m*, 3, &
de plus il y faut ajouster vn dossier, qui est icy *kprsql*, pour le reste il en
va de mesme que du cube de la vingt-neufiesme figure, & se peut faire
aussi bien qu'iceluy, par le moyen de l'Ortographie, & de l'eschelle mise
cy a costé Y X A B C D Z, apres auoir racourcy son plan *abcd*, mis
souz la ligne-terre, comme nous auons dit des autres, és propositions
precedentes : Or en l'eschelle, Y Z, est la hauteur naturelle de toute la
chaire : A Y celle du dossier : Z D celle des pieds, & ainsi des autres,
lesquelles sont transferees en leur perspectiue, chacune selon sa situation, comme le monstrent quelques paralleles tirees de l'eschelle vers la
chaire ; laquelle se peut encore faire d'vne autre façon independamment
du plan & de l'eschelle, ainsi que nous auons dit du Cube, en faisant, au
lieu du quarré E F G H, qui est l'Ortographie parfaicte du cube, la figure E F L G H M, pour la chaire : d'autant que le chevron M L, doit
estre vn peu esleué au dessus du plan, pour laisser espace aux pieds de la
chaire : le reste se fera comme au cube precedent, comme pour trouuer
toutes les espaisseurs des costez des chevrons selon leur situation, & ob-
seruer leurs emboitures : C'est pourquoy nous les auons marqué de mesmes characteres : l'vn & l'autre, autant qu'en la chaire nous l'a peu permettre le peu d'espace qu'il y a en ces espaisseurs, qui a esté cause d'en
obmettre quelques-vns, qui se suppleeront facilement par l'entente de
celuy qui trauaillera, lequel se pourra nonobstant cela, seruir du discours

fait

fait pour le Cube, en la construction de la chaire : pour le dossier, en
cette methode on le trouuera mettant sa hauteur naturelle sur la ligne
H M E, comme est icy X Y, & des poincts X Y, tirant des lignes au
point principal Q, qui couperont de la ligne $mhpr$, esleuee, autât qu'il
en faut pour le racours du mesme dossier, comme est icy la portion pr,
d'où vient que menant des paralleles pq, rf, iusques à l'autre ligne esleuee lf, on aura le dossier tout formé. Or il faut prendre garde, pour ne
point oster la grace à ces chaires, de ne pas marquer tout du long les lignes qui les forment, mais laisser quelques espaces suiuant leurs emboitures, & pour mieux distinguer & exprimer ce qui est exposé à la veuë, &
ce qui n'y est pas exposé, estant caché par quelqu'autre partie.

On doit aussi s'estudier à placer tellement le point principal, & celuy
de distance ou d'esloignement, qu'elles en reüssissent bien proportionnees, & agreables à l'œil : autrement sans y prendre garde, on pourroit le
placer de sorte qu'en operant mesme conformement aux regles de l'art,
elles viendroient tout a fait difformes, & si mescognoissables, qu'on ne
les croiroit iamais auoir esté faictes pour des chaires : comme l'on pourra
recognoistre en celles que nous exposerons sur la premiere proposition
du second liure qui suit : Or cette hauteur de l'œil, & cet esloignement
qui fassent paroistre les objets bien proportionnez, s'apprendront plustost par l'habitude, & en trauaillant, que par aucun precepte qu'on en
puisse donner.

Fin du premier Liure.

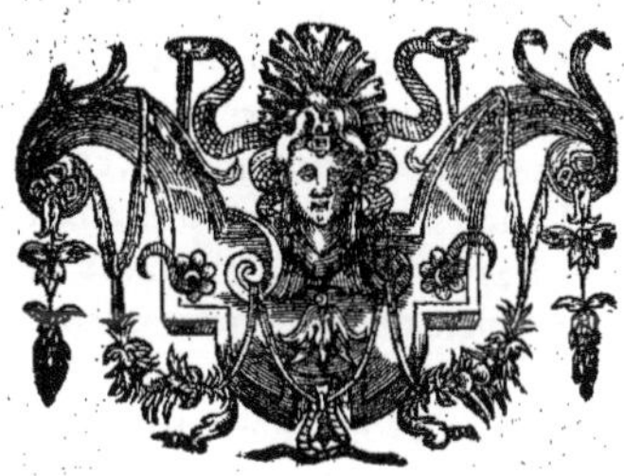

LE
SECOND LIVRE
DE LA
PERSPECTIVE
CVRIEVSE.

Auquel sont declarez les moyens de construire plusieurs sortes de figures apparte-
tenantes à la vision droicte, lesquelles hors de leur poinct semblerent
difformes & sans rison, & veuës de leur poinct,
paroistront bien proportionnees.

AVANT-PROPOS,
SVR LE SVIET DE CE LIVRE.

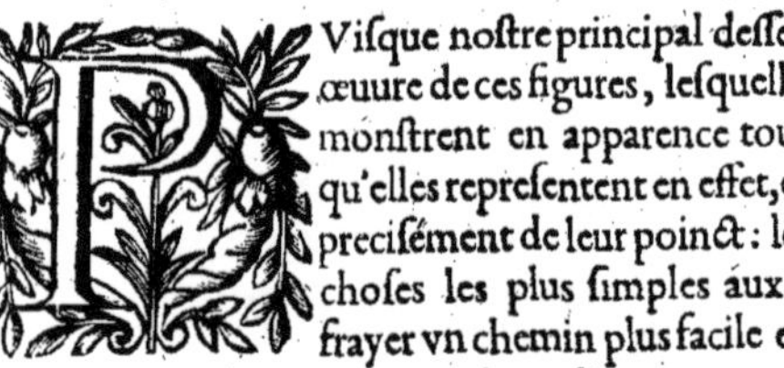

Visque nostre principal dessein est de traicter en cet
œuure de ces figures, lesquelles hors de leur poinct
monstrent en apparence tout autre chose, que ce
qu'elles representent en effet, quand elles sont veuës
precisément de leur poinct : le bon ordre qui va des
choses les plus simples aux composees, pour se
frayer vn chemin plus facile en la cognoissance des
vnes & des autres, requiert qu'en ce liure nous commencions par les apparences, qui appartiennent à la vision droicte, pour traicter és deux
autres suiuans de celles, qui sont causees par la reflexion des miroirs, &
par la refraction des verres & crystaux. Ie ne pretends pas d'en dire tout
ce qui s'en peut dire, ny moins encore d'en proposer toutes les practiques : il me suffira de mettre au iour les principales, & plus gentilles,
d'autant que ceux qui auront quelque addresse en ces gentillesses,
n'inuenteront que trop de nouueautez par l'application de ces regles a beaucoup de sujets differents , selon que leur fournira leur
genie.

    On fait certaines images, lesquelles, suiuant la diuersité de leur .as-
pect, representent deux ou trois choses toutes differentes, de sorte qu'e-

stant

ſtant veuës de front, elles repreſenteront vne face humaine ; du coſté
droiĉt vne teſte de mort, & du gauche quelqu'autre choſe encore differente ; & à la verité ces images dans la nouueauté ont eu aſſez de cours,
encore qu'il n'y ait pas grand artifice à les dreſſer : mais maintenant elles
ſe ſont renduës ſi communes & triuiales , qu'on en veoit par tout,
d'autant qu'il n'y a pas d'autre ſubtilité pour en faire , que de coup-
per deux images d'vne meſme grandeur , par petites bandes , ſelon
leur longueur , & les diſpoſer ſur vn meſme fonds (lequel peut eſtre
vne troiſieſme image) d'egale grandeur auec elles , en ſorte que
toutes les bandes , qui appartiennent à vne image tombent ſoubs vn
aſpeĉt , & toutes les bandes qui appartiennent à l'autre image , de
meſme : C'eſt pourquoy ie ne m'arreſteray pas à en dire rien d'a-
uantage , veu que c'eſt choſe de peu de conſequence , & pour laquelle il n'eſt pas neceſſaire d'auoir aucune cognoiſſance de la perſpeĉtiue , & de ſes effeĉts , comme és autres , que nous allons propoſer.

PREMIERE PROPOSITION.

*Faire vne chaire en perſpeĉtiue ſi difforme , qu'eſtant veuë hors de ſon
poinĉt, elle n'en ait nulle apparence.*

E Ncore que l'effet de cette propoſition , en la planche vnzieſme és
figures 31 & 32 , ſemble eſtre tout autre , que celuy de la derniè-
re propoſition du liure precedent : neantmoins la conſtruction en eſt
preſque toute ſemblable , c'eſt pourquoy i'ay marqué ces chaires de
meſmes charaĉteres, que celle de la trentieſme figure en la dixieſme
planche, afin que l'on ſe puiſſe en quelque façon conduire , en l'operation de celles-cy, par le diſcours que nous auons fait en cette derniere propoſition. Il faut ſeulement prendre garde, que ce qui engendre
cette difformité en ces chaires veuës de coſté, eſt que pour la grandeur
des chaires & la hauteur de la ligne horizontale, le poinĉt principal Q,
eſt fort reculé à coſté de ces chaires , & le poinĉt de diſtance R , fort
pres d'iceluy, qui fait que des poinĉts N O P, eſtant menees des diametrales occultes , au poinĉt de diſtance R , elles coupent fort loing
la radiale H Q, cóme en *o, m, i,* & donnent pour la largeur d'vn chevron, tout l'eſpace H *o,* & pour la largeur d'vn coſté de la chaire, qui doit
paroiſtre egal, à l'Ortographie E F G H, tout l'eſpace H *o m i,* ainſi
du reſte à proportion: de ſorte que ces figures trente-vnieſme & tren-
te-deuxieſme, quoy que difformes en apparence veuës de front, paroi-
ſtront bien proportionnees veuës de coſté, du poinĉt R, eſleué perpendiculairement ſur Q, de la hauteur Q R : la premiere des deux , ſçauoir la
trente-vnieſme figure paroiſtra toute ſemblable à celle de la trentieſme
figure, en la dixieſme planche, pour l'autre elle a le doſſier mis autrement.

I'ay mis en l'vne & en l'autre la ligne de l'Ortographie, & l'eschelle des hauteurs, encore qu'on s'en puisse bien passer, seulement pour faire veoir qu'on le peut encore faire par cette voye.

Que si l'on en desire faire vne semblablement difforme, & veuë de front, il faut, apres auoir dressé l'Ortographie de la chaire, comme en celles-cy E F G H, esleuer la ligne horizontale fort haut par dessus la ligne-terre, & mettre le poinct principal en icelle tout vis à vis du milieu de cette Ortographie, & vn peu à costé enuiron de l'espace Q R, le point de distance, & operant conformément à ce qu'auons dit icy, elle reüssira si difforme, que si elle n'est veuë de son point, elle sera mecognoissable.

PROPOSITION II.

Donner la methode de descrire toutes sortes de figures, images, et tableaux en la mesme façon, que les chaires de la precedente proposition, c'est à dire, qui semblent confuses en apparence, & d'vn certain poinct representent parfaictement vn objet proposé.

CEtte proposition à son fondement en la seconde du premier liure, sur ce que nous auons dit du racours des pauemens, & ce qu'elle a de particulier depend de placer le point principal, & celuy de distance à propos, pour en faire reüssir l'effet pretendu, selon que nous auons dit en la precedente proposition.

Soit donc proposé de faire vne figure, laquelle veuë de son point, represente vn quarré parfait diuisé en 36 autres petits quarrez, semblable à la trente-troisiesme figure A B C D, quoy qu'hors de son point elle n'en ait nulle apparence; il faut comme en la trente-quatriesme figure, apres auoir fait *a d*, egal à l'vn des costez de la trente-troisiesme, & mis sur iceluy és poincts *e f g h i*, autant de grandeur de petits quarrez, qu'il y en a en la trente-troisiesme és points E F G H I, & desdits points *a e f g h i d*, tirer des lignes au point principal P, (qui en doit estre autant esloigné, que l'on veut faire la figure difforme) puis esleuer le point de distance vn peu au dessus, en la façon qu'il se voit en R; cela fait, du point *h*, soit tiree vne ligne droicte occulte au point R, laquelle coupera la ligne *g* P; au point *k*, par lequel tirant *p q*, parallele à *a d*, on aura l'espace *a p q d*, qui representera les six quarrez compris en A P Q D, de la trente-troisiesme figure : ainsi en continuant, du poinct *i*, qui est esloigné du poinct *g*, de la grandeur d'vn quarré, plus que n'est *h*, soit tiree encore vne ligne droicte occulte au poinct R; elle coupera la ligne *g* P, en *l*, & tirant par ce poinct *l*, encore vne parallele *r s*, on aura l'espace *p r s q*, qui representera les six quarrez compris en P R S Q, de la trente-troisiesme figure : ainsi en va-il des autres, de sorte qu'apres auoir tiré la ligne *d* R, qui coupe *g* P, en *m*, par où doit passer vne troisiesme parallele ; pour auoir les trois autres espaces, qui representent ceux de la trête-troisies. figure T V, X Y, Z AA, CB, il n'y a qu'à tráferer au dessous

de *d*,

de *d*, autant de largeurs de quarrez comme icy 4, 5, 6, & de ces poincts tirer des lignes droictes occultes en R, qui determineront la grandeur de ces espaces, par leur intersection auec la ligne *g* P. Et mesme l'on en peut ajouster autant que l'on voudra, procedant tousiours par la mesme methode, comme si on veut augmenter cette figure de la largeur d'vn petit quarré, en sorte qu'elle soit plus large que haute, transferant cette largeur au dessous de 6, en la trente-quatriesme figure, & operant comme dessus, la figure estant veuë de son point R, esleué perpendiculairement sur P, de la distance P R, representera vn parallelogramme diuisé en 42 petits quarrez.

Quand on desirera representer vn quarré parfait, la methode exprimée en la trente-cinquiesme figure, quoy que dans la mesme raison, est neantmoins beaucoup plus prompte & expeditiue : car apres auoir fait la ligne *a d*, égale au costé du quarré proposé, mis sur icelle toutes les diuisions qui forment les petits quarrez, és poincts *e f g h i*, & d'iceux tiré des lignes droites au point principal comme dessus, pour auoir les diminutions perspectiues des largeurs des petits quarrez, il n'y a qu'à tirer vne ligne droicte occulte du poinct *d*, en R, laquelle coupant la ligne *a* P, en *b*, representera la diagonale D B, de la trente-troisiesme figure, & par consequent du point *b*, estant tirée *b c*, parallele à *a d*, on aura le trapeze *a b c d*, pour l'apparence du quarré parfait, & la premiere largeur perspectiue des petits quarrez sera determinée au point *k*, ou la diametrale ponctuée *d b*, coupe la radiale *i 6* ; la seconde au poinct *l*, ou elle coupe la ligne *h 5* : la troisiesme en *m*, ou elle coupe la ligne *g 4* : ainsi des autres, par lesquels poincts d'intersection on tirera les paralleles *p q*, *r s*, *t u*, &c. qui representent P Q, R S, T V, &c. de la trente-troisiesme figure.

COROLLAIRE I.

De cette proposition il est euident, que si dans le quarré ABCD, de la trente-troisiesme figure estoit descrite quelque image dans vne deuë proportion, & que les parties de l'image comprises és petits quarrez, fussent transferees, comme si on vouloit la reduire au petit pied, aux trapezes ou quadrangles de la trente-quatriesme ou trente-cinquiesme figure, qui representent lesdits quarrez, estant veuë du point R, esleué à angles droits sur P, de la hauteur P R, elle paroistroit aussi parfaicte, & aussi bien proportionnee, comme dans le quarré A B C D ; encore que veuë de front & hors de son point, elle ne parut estre autre chose qu'vne confusion de traits sans dessein, & faits à l'auanture.

Pour rendre cette reduction plus facile à ceux, qui n'en ont pas la practique, i'en ay mis deux exemples en la planche suiuante, qui est la vnziesme en laquelle l'image descrite au quarré A B C D, de la trente-treziesme figure, se veoit reduite en *a b c d*, de la trente-septiesme, en sorte que la partie de l'image qui est comprise dans le quarré A K N E, de la

trente-fixiefme, foit transferé au trapeze *akne*, de la trente-feptiefme:
ainfi ce qui eft en KLON, foit tranfporté en *klon*, & ainfi du refte,
chafque partie felon fon lieu & fa fituation, ce qu'eftant fait exactement,
la figure trente-feptiefme veuë du poinct R, à la façon que nous auons
dit, paroiftra toute femblable à la trente-fixiefme.

Le fecond exemple eft de difpofition differente, où l'image defcrite
au quarré de la trente-huictiefme figure eft faicte, comme pour eftre
veuë d'embas, aufli eft-elle reduite en la trente-neufiefme de la mefme
façon, pour donner à entendre, qu'on peut dreffer de ces figures, non
feulement pour eftre veuës de cofté, en quelque gallerie, le long d'vn
mur ; mais encore en quelque grand pan de mur efleué perpendiculairement par deffus l'horizon, à la façon qu'eft deffeignee cettecy, laquelle eftant veuë d'embas du poinct Y, efleué à angles droicts fur X,
de la hauteur X Y, paroiftra toute femblable à la trente-huictiefme.

On en peut faire femblablement pour eftre veuës d'enhaut eftablif-
fant le point de veuë en quelque feneftre, qui fera dans le plan mefme
de la peinture : & mefme fe peut-on feruir de cette methode, pour deffeiner vn plat-fonds tout le long du plancher de quelque gallerie, mettant le point de veuë à la porte de la gallerie mefme, efleué de terre enuiron cinq pieds, ou la hauteur d'vn homme ; afin qu'en entrant on voye
le bel effet d'vne peinture bien proportionnee, & par tout ailleurs on n'y
cognoiffe que de la confufion.

Il feroit long de rechercher icy les diuers rencontres, ou l'on fe peut
feruir de ces regles, c'eft pourquoy nous dirons en vn mot, qu'on peut
faire de ces figures és trois efpeces d'optique, que diftingue Cœlius
Rhodiginus au 15 liu. chap. 4, où il appelle fimplement optique, par laquelle nous regardons vers l'horizon, à laquelle efpece doit eftre rappor-
tee la trente-feptiefme figure : anoptique par laquelle nous regardons en
haut, au deffus de nous, pour laquelle eft faicte la trente-neufiefme figure : Catoptique par laquelle nous regardons embas au deffous de nous,
pour laquelle on en peut deffeiner à l'imitation des autres, & qui
feroient fans doute entierement difformes, car fuppofé qu'on eut
à y deffeiner plufieurs figures d'vn tableau ; eftant faictes pour eftre
veuës d'en haut, de quelque feneftre, où on auroit eftably le point :
quand au contraire on les regarderoit d'embas ou de front, elles paroiftront auoir les jambes prefque aufli groffes, & deux fois plus longues que tout le refte du corps.

COROLLAIRE II.

D'autant que ce feroit chofe longue à ceux qui defireront s'addonner
à la practique de ces regles, & deffeiner plufieurs fortes de ces figures, en
des plans portatifs, comme fur ais, ou cartons, de faire le trait de ces lignes à chafque fois : ie leur confeillerois, apres l'auoir fait vne fois, de les
picquer & en faire vn poncif, ce qui les foulagera beaucoup : car toutes

& quantesfois qu'ils voudront reduire quelque image en cette forte de
perfpectiue, ils n'auront qu'à poncer ces lignes fur leur ais ou carton, &
y reduire l'image de quel fens ils voudront : la figure eftant acheuee
ils pourront aifément effacer le trait de ces lignes, qui ne fera formé,
que de pouffiere de charbon, ou autre matiere femblable, dont on fait
les poncifs, felon la couleur du fonds, fur lequel on s'en veut feruir.

Il faut icy remarquer, qu'vne figure ou image eftant propofee à reduire en cette forte de perfpectiue, il n'eft pas neceffaire de la deffeiner
premierement, en vn quarré égal à celuy qui doit paroiftre, la figure
eftant veuë de fon point; mais il fuffit de diuifer l'image donnee en plufieurs quarrez, comme fi on la vouloit reduire au petit pied, & en faire autant à proportion des lignes de la figure perfpectiue; car que les
quarrez, qui diuifent l'image, foient plus grands ou plus petits que
ceux qui doiuent paroiftre en la perfpectiue, toufiours eftans quarrez
& les trapezes de la figure perfpectiue reprefentans des quarrez, ce fera
de mefme que fi on reduifoit ladite figure de grand en petit, ou de petit en grand.

COROLLAIRE III.

I'en ay veu quelques-vns, qui tracent ces figures entre des paralleles, faifans pour reprefenter les quarrez, où la figure eft defcrite en fa
proportion, des parallelogrammes egaux en hauteur, & doubles, tri-
ples, ou quadruples en longueur, felon qu'ils veulent que leurs figures
femblent difformes: en effet elles feront difformes, & mal proportionnees de tout fens; auffi bien veuës de cofté, comme de front; & n'y a
point de lieu d'où eftant regardees, elles puiffent fe ramaffer, ou reduire en leur perfection: car outre qu'en cette methode, il n'y a pas de
point de veuë, determiné, quand on l'aura eftably à difcretion, il eft cer
tain par la cinquiefme propofition des Optiques d'Euclide, que ce qui
fera plus près de ce poinct, paroiftra plus grand, que ce qui en eft plus
efloigné: les grandeurs qui reprefentent les coftez du quarré eftant égales en effet, au lieu qu'elles deuroient eftre inegales pour paroiftre egales
à la veuë: C'eft neantmoins la methode, que donne le R. P. Egnatio
Danti en fes Commentaires, fur la premiere regle de la Perfpectiue de
Vignole, laquelle ie ne fçaurois approuuer, pour les raifons fus alleguees, non plus que celle de Daniel Barbaro en la cinquiefme partie de
la Perfpectiue, dont le mefme Danti fait mention, & dit qu'elle n'a pas
vn tel fondement que la fienne: pour moy ie n'y trouue pas beaucoup
de difference, & crois que l'vne reuient à l'autre, & les paralleles du P.
Egnatio Danti, & la Methode de Daniel Barbaro, qui enfeigne de
picquer l'image, que l'on veut reduire en cette façon, & l'accommo-
der, à l'extremité du plan preparé, pour la perfpectiue, à angles droits, de
forte qu'eftant oppofee aux rayons du foleil, la lumiere qui paffera par
ces trous, marque le lieu où doit eftre deffeinee chaque partie de l'image,

ce qui fe fera fans doute tout de mefme, que fi on la defcriuoit entre les
paralleles ; puifque les rayons du foleil tomberont fur ces trous & en
fortiront comme paralleles: outre qu'il n'y aura pas de point de veuë determiné, non plus qu'en la methode precedente.

Encore feroit-on quelque chofe de mieux, par la lumiere d'vne châ-
delle, en la mettant au lieu du point de l'œil, autant efleuee fur le plan
de la peinture, que feroit le poinct de diftance: comme auffi on en peut
faire tout mechaniquement ; mettant l'œil au point de veuë determiné,
& deffeinant tout ce qu'on voudra auec vn crayon, qu'on peut attacher
au bout de quelque baguete, s'il eft neceffaire d'atteindre loing : car
apres auoir fait le deffein, en forte que du point où on auoit l'œil, il paroiffe bien proportionné, quand on le regardera d'ailleurs, on n'y cognoiftra que de la confufion: nous fuppofons toufiours que le point
principal & celuy de diftance foient mis à propos, pour produire cet
effet.

PROPOSITION III.

Defcrire geometriquement en la furface exterieure, ou conuexe d'vn cone,
vne figure, laquelle quoy que difforme & confufe en apparence,
eftant neantmoins veuë d'vn certain point reprefente
parfaictement vn objet propofé.

LE Cone droit, dont nous voulons icy traicter, eft vne figure folide contenuë fouz la fuperficie defcrite par vn triangle rectangle,
lequel feroit mené à l'entour de l'vn de fes coftez, qui contiennent l'angle droit, ce mefme cofté demeurant fixe & immobile, ou plus familierement, le Cone eft vne figure folide prefque femblable en fa forme à
vn pain de fucre, ou pluftoft à vn cornet de papier ou carton, à caufe que
nous deuons icy parler tant de fa furface interieure ou concaue, que de
la conuexe & exterieure: Or la furface interieure ou concaue d'vn Cone eft comme le dedans du cornet, & la conuexe ou exterieure, eft
comme le deffus.

Eftant doncques propofé de defcrire en cette furface conuexe ou
exterieure, vne figure ou image, laquelle, quoy que difforme & confufe en apparence, eftant neantmoins veuë d'vn certain poinct reprefente
parfaictement vn objet donné: foit premierement defcrit à l'entour de
la figure, ou image vn cercle comme *b d e f g h i k*, de la quaráte-vniefme
figure, & fa circóference diuifee en autát de parties, qu'on iugera à propos, foient tirez des diametres, de chaque point de la diuifion à fon oppofé, comme *b g, d h, e i, f k*, qui diuifent l'efpace compris du cercle, &
par confequent la figure qui feroit dedans, en huict parties : on peut encore diuifer en autant de parties egales, l'vn des demy-diametres comme
a b, & par tous les poincts de la diuifion faire paffer des cercles comme
1, 2, 3, 4, &c. qui diuiferont ces efpaces en plufieurs quadrangles, comme il

me il se veoit en cette quarante-vniesme figure. Il est maintenant que-
stion de tracer en la surface exterieure du Cone, des lignes, qui estant
regardees d'vn certain poinct, monstrent vne figure toute semblable à
cette-cy: encore que reellement & de fait, elle en soit fort differente:
afin qu'à proportion l'image, qui seroit descrite en la quarante-vniesme
figure, estant trans-feree en cette-cy, quoy que renduë extremement
difforme & confuse, par cette reduction, la represente neantmoins
parfaictement estant veuë d'vn certain poinct determiné.

Or pour le faire plus facilement, il faut tracer ces lignes en plat premierement, c'est à dire, qu'il faut trauailler sur quelque matiere bien vnie,
qui se puisse, apres y auoir tracé ce qu'on voudra selon les regles, plier en
Cone, comme vne feuille de papier ou carton, dont l'on feroit vn cornet: nous donnerons neantmoins cy-apres le moyen de les tracer sur vn
Cone de bois ou de pierre, ou de quelqu'autre matiere semblable, mais
elle s'entendera mieux, apres auoir compris cette-cy, qui enseigne à tracer cette figure sur vn plan, de la sorte. Si on veut qu'elle paroisse nó seulement semblable à l'objet donné, mais encore egale en grandeur, soit
fait, comme en la quarantiesme figure vne ligne droicte A C, double
de la ligne *kf*, qui est l'vn des diametres de la quarante-vniesme figure,
puis du point A, soit esleuee à angles droits A B, egale à A C, & du point
A, comme centre, interualle A B, ou A C, soit descrit le quart de cercle
B D E F G H I K C, lequel sera diuisé en huict parties egales, par la
cinquiesme proposition de nos preludes geometriques, és poincts
D E F G H I K, & de ces poincts seront tirez des rayons au centre A:
D A, E A, F A, &c. ce fait, & le quart de cercle plié en sorte que la ligne
A B, soit iustement jointe & conuienne à A C, il se formera vn Cone,
sur lequel ces rayós paroistront cóme les diametres du cercle *b d e f g h i k*,
& le point A, qui sera à la pointe du Cone, exprimera le centre dudit
cercle, ou aboutissent tous ces rayons: il faut pourtát supposer que l'œil
soit mis directement vis à vis la pointe de ce Cone, d'vne distance proportionnee, c'est à dire qu'il en soit esloigné autant que la pointe du Cone formé du quart de cercle A B C, seroit esloignee d'vn plan, sur lequel
reposeroit sa base.

Maintenant il reste à diuiser la hauteur de ce Cone en sorte que, du
mesme poinct de veuë, les lignes qui le diuiseront, paroissent egales &
semblables aux cercles concentriques & equidistans de la quaráte-vnies-
me figure, & que les espaces compris entre ces lignes paroissent aussi
egaux à ceux qui sont contenus & enfermez des mesmes cercles, ce qui se
pourra faire de la sorte: il faut premierement estendre la ligne C A, de la
quarantiesme figure, iusques en L, en sorte que A L, soit egale à A C, &
sur le point L, esleuer la perpendiculaire L M, d'egale grandeur à L A,
pour faire la quart de cercle L M A, semblable au premier A B C, puis
du poinct L, soit tiree vne ligne droicte en B, qui diuisera l'arc M A,
en deux iustement au point N: cela fait, supposé que la quarante-vniesme figure soit de huict cercles concentriques & equidistans, & partant

qu'elle comprenne huict espaces egalement larges, comme·1,2,3, 4,5,
6,7,8, il faut diuiser l'arc A N, de la quarantiesme figure, en autant de
parties egales ,és poincts, 1, 2,3, 4, 5, 6, 7, 8, N,& du centre L, par tous
les points de cette diuision, tirer des lignes droictes occultes, iusques à
la ligne B A, qu'elles couperont és points O P Q R &c. & donneront
par ce moyen la diminution proportionnelle & perspectiue des inter-
ualles, qui doiuent exprimer les espaces compris entre les cercles de la
figure quarante-vniesme, & le quart de cercle estant plié en Cone, &
exposé à la veuë de la distance determinee, ils paroistront egaux entr'eux,
& tout semblables à ceux des cercles proposez.

COROLLAIRE.

De tout ce que nous auons dit, il est euident que si dans le cercle
b d e f g h i k, estoit desseinee quelque figure, ou image en sa deuë proportion, & que les parties de cette image comprises dans les quadrangles formez des cercles de la quarante-vniesme figure, & des diametres
qui les coupent, estoient transferees és quadrangles du quart de cercle
A B C, en la quarantiesme figure, comme quand l'on veut reduire au petit pied : cette figure ou image descrite au quart de cercle, quoy que có-
fuse & sans raison en apparence, se recognoistra bien proportionnee,
egale & semblable à la naturelle, qui seroit desseinee en la quarante-
vniesme figure, ledit quart de cercle estant plié en Cone, & opposé
à l'œil de la façon & de la distance que nous auons determiné. Pour vne
plus grande intelligence de cette practique nous donnerons és suiuantes propositions, quelques exemples de cette reduction.

PROPOSITION IIII.

Descrire Geometriquement en la surface interieure ou concaue d'vn Cone, vne
figure, laquelle, quoy que difforme & confuse en apparence :
estant neantmoins veuë d'vn certain poinct, represente
parfaictement vn objet donné.

CEtte proposition differe fort peu de la precedente en sa construction, comme l'on peut veoir en la quarante-deuxiesme figure
dressee à cet effet, ou le quart de cercle A B C, est diuisé en huict parties
egales par les rayons A B, D B, E B &c. lesquels ont mesme proportion
auec le diametre *k f*, de la quarante-vniesme figure, que ceux de la quarantiesme : il faut seulement prendre garde que la surface interieure ou
concaue de ce Cone deuant estre opposee à la veuë, en sorte que l'œil soit
en vne ligne droicte, qu'on s'imagineroit partir de la pointe, & passer
par le centre de sa base, autant esloigné de la mesme base, que son centre est esloigné de la pointe : faut, dis-ie, prendre garde, qu'en cette
constitution, la base est plus proche de l'œil que la pointe, qui est le
contraire

contraire de la precedente proposition : C'est pourquoy au lieu qu'en
celle-là les grandeurs perspectiues des espaces compris entre les arcs de
cercles vont en augmentant de la pointe du Cone vers sa base, comme
en la quarantiesme figure A 1, 12, 2 S, S R &c : en cette-cy au contraire
elles vont en augmentant de la base vers la poincte, comme le monstre
la 42 figure, en A 1, 12, 2 S, S R, d'où viét que le quart de cercle LMA,
qui donne ces grandeurs par les lignés L 1, L 2, L 3, &c. est disposé de
sens contraire.

Pour Corollaire de cette proposition nous pourrions tirer la mesme
consequence, que nous auons fait en la precedente, mais deuant traicter
particulierement de la reduction de ces images, és suiuantes propositiós,
où nous en donnerons les exemples; nous n'en dirons icy rien dauantage, sinon qu'en l'vne & l'autre surface, c'est à dire tant interieure qu'exterieure, concaue & conuexe du Cone opposé à l'œil en la façon que
nous auons dit, l'apparence de la quarante-vniesme figure sera veuë aussi
parfaicte auec tous ses diametres & cercles equidistans & concentriques, que si elle estoit descrite sur vn plan compris du cercle de leur
base.

PROPOSITION V.

*Descrire par le moyen des nombres , en la surface exterieure ou conuexe d'vn
Cone , vne figure, laquelle, quoy que difforme & confuse en
apparence ; estant neantmoins veuë d'vn certain poinct,
represente parfaictement vn objet proposé.*

CEtte proposition est presque la mesme que la troisiesme de ce liure; elle n'est differente d'icelle qu'en la maniere de sa constructió;
celle-là se fait par les lignes, celle-cy par les nombres de la Trigonometrie, sçauoir par les tangentes : & à vray dire, elle me semble plus seure
que la premiere, non pas que l'vne & l'autre ne soit dans la demonstration, veu mesme que celle-là est en quelque façon le fondement de ce-
ste-cy, mais d'autát que cette premiere est plus sujette à erreur, soit pour
ce que la regle peut n'estre pas bien iustement appliquee sur le centre du
second quart de cercle, comme en la quarantiesme figure sur le point L:
soit qu'elle s'esloigne tant soit peu du poinct de la diuision, par où doit
passer la secante, ce qui pourroit causer vn grand erreur dans le progrez
&c. joint que de sçauoir faire vne mesme chose en plusieurs façons n'est
pas à mespriser, chasque methode, n'estant pas despourueuë de ses auá-
tages particuliers, comme l'on recognoistra; pour ce i'ay voulu proposer la presente maniere, qui vous est representee en la quinziesme planche és figures 43, 44 & 45.

Or pour l'intelligence de cette methode : encore qu'elle semble supposer la cognoissance des principes de la Trigonometrie : neantmoins
pour la practique, il n'est pas necessaire d'en sçauoir d'auantage, que ce

que nous en dirons icy en peu de mots.

La Trigonometrie est vne science, qui enseigne à mesurer toutes sortes de triangles, en sorte que desix parties, dont chacun est composé, sçauoir trois costez & trois angles, en cognoissant seulement trois, sçauoir deux costez & vn angle, deux angles & vn costé &c. on peut venir à la cognoissance des trois autres parties, qui sont incogneuës : mais d'autant que la quantité, de leurs angles, pour estre mesuree par le cercle ne se peut cognoistre facilement, les plus subtils d'entre les Mathematiciens ont trouué le moyen d'en faire la reduction aux lignes droictes, en examinant quelle est la quantité d'vne ligne droicte appliquee à vn tel arc de cercle, d'vne telle façon, à l'esgard du rayon ou demy-diametre du mesme cercle, ce qui se peut faire par le moyen de la regle & du compas commun, & encore plus facilement sur le compas de proportion en la façon qu'il est dit au traicté de son vsage : mais la methode la plus vniuerselle & la plus seure, particulierement pour les triangles rectangles, est de les resoudre par le moyen des tables dressees, à ce sujet. Apres auoir declaré quelques termes qui y sont vsitez, dont nous auons besoin, nous feron le contenu en nostre proposition, & donnerons puis apres le moyen de se seruir de ces tables en semblables propositions, sans estre obligé de les sçauoir supputer : mais il faut premierement supposer ce que nous auons dit sur la fin de nos preludes geometriques, de la commune diuision du cercle en 360 degrez, & de chasque degré en 60 minutes &c. & que par cette diuision se mesure la quantité des angles : de plus il faut sçauoir que ce qu'on appelle tangente, est vne ligne droicte esleuee à angles droits, sur l'extremité du rayon ou demy-diametre d'vn cercle ; Et la secante vne autre ligne droicte tiree du centre du mesme cercle, & coupante vn arc de sa circonference de tant de degrez, comme en la quarantiesme figure la ligne A B, est tangente à l'esgard du quart de cercle L M A, d'autant qu'elle est perpendiculaire sur l'extremité de son rayon ou demy-diametre de son cercle L A, & les lignes ponctuees L N B, L 7 O, &c. sont toutes secantes, d'autant que partant du centre L, elles coupent la circonference M N A.

Nous appellons la tangente de tant de degrez, pour exemple de 45 degrez qui est terminee d'vn costé de l'extremité du rayon sur lequel elle est perpendiculaire, & de l'autre costé par la secante, qui passe par le nóbre de degrez proposé, cóme A B, est d'vn costé terminee du rayon L A, & de l'autre en B, par la secante L N B, laquelle passant par le poinct N, tranche A N, qui est vn arc de 45 degrez, iuste moitié du quart de cercle L M A, & pour ce est appellee la secante de 45 degrez : de mesme la secante L 7 O est la secante de 39 degrez 22 minutes $\frac{1}{2}$ & par consequent la ligne A O, qu'elle coupe d'vn costé en O, sera la tangente du mesme nombre de degrez, & d'autant de minutes, sçauoir de 39 degrez 22 minutes $\frac{1}{2}$ ainsi en va-il des autres : Et cecy suffira pour le present nous dirons le reste, apres auoir fait le contenu en nostre proposition.

Estant

Estant doncques proposé de faire veoir la quarante-troisiesme figure, qui est en la quinziesme planche, sur la surface exterieure ou conuexe d'vne Cone' aussi parfaictement, que si elle estoit descrite en vn cercle egal à sa base, comme elle se veoit en cette mesme quarante-troisiesme figure. Soit premierement comme au precedent, faicte la ligne AB en la quarante-cinquiesme figure double de *o k*, diametre de la quarante-troisiesme & sur cette ligne soit fait le quart de cercle AB C, duquel la circonference B C, sera diuisee en autant de parties egales, que la circonference entiere du cercle proposé en la quarante-troisiesme: il sera assez facile & commode de les diuiser en huict, comme nous auons faict és poincts BHIKLMNO C, qui expriment *b h i k l m n o c*, de la quarante-troisiesme figure: Or cette diuision se peut faire par la cinquiesme proposition de nos preludes Geometriques, & par le compas de proportion en la maniere, que nous auons dit en l'appendice de la commune diuision du cercle à la fin de ces preludes: il faut en apres des poincts de cette diuision HIKLMNO, tirer des lignes droites au centre A: Pour les grandeurs proportionnelles des espaces compris entre les arcs de cercles, on les marquera facilement & precisément de cette façon: soit diuisee la ligne A B de la quarante-cinquiesme figure ou vne autre de mesme grandeur, comme D E, de la quarante-quatriesme, en 100 parties egales (on l'aura toute diuisee, si l'on a vn compas de proportion, en la portant auec le compas commun, à l'ouuerture de 100, sur la ligne des parties egales comme nous auons dit, sur la quatriesme proposition de nos preludes geometriques) ce qu'estant fait, il en faut prendre auecque le compas commun 9 parties $\frac{1}{4}$, & les transporter, en la quarante-cinquiesme figure sur la ligne A B, de A vers B, sçauoir mettant vne jambe du compas au centre A, on formera le premier arc de cercle qui sera de l'espace A $9\frac{1}{4}$: pour le second espace sur la ligne D'E, ou si l'on veut sur le copas & proportion, on ouurira le copas comun de $19\frac{1}{4}$ que l'on transportera semblablement sur AB, & formera on le second arc de cercle, comme il y est marqué $19\frac{1}{4}$: pour le troisiesme on prendra 30 parties $\frac{1}{2}$: pour le quatriesme, $41\frac{1}{2}$: pour le cinquiesme, $53\frac{1}{2}$: pour le sixiesme $66\frac{1}{2}$: pour le septiesme 82, & le dernier, qui est celuy de la base du Cone, sera de 100 parties entieres.

Or desseinez maintenant tout ce que vous voudrez sur les cercles de la quarante-troisiesme figure, & le transportez és quadrangles de la quarante-cinquiesme en la façon, que l'on reduit des images de petit en grad, & de grand en petit : & le quart de cercle estant plié en Cone, & veu de la façon & de la distance qu'auons dit en la troisiesme proposition de ce liure, l'apparence de ce que vous y aurez desseiné, sera toute semblable & aussi parfaicte que l'image descrite en la quarante-troisiesme. Et mesme cette image vous paroistra, comme descrite en vn cercle, puis qu'vn Cone veu de la sorte ne paroist qu'vn cercle, par la cent neufiesme proposition du quatriesme des optiques d'Aguilonius.

Pour la reduction i'estime presque inutile d'en rien dire, veu que la figure qui sert d'exemple, en est la demonstration ; car l'on veoit que ce qui est compris en *b a h*, de la quarante-troisiesme figure, doit estre reduit proportionnellement en B A H, de la quarante-cinquiesme, & que ce qui est en *b h p t*, doit estre mis en B H P 82 : de mesme ce qui est contenu dans *h p q i*, doit estre transporté ❦ H P Q I, & ce qui est en *p r s q*, aussi mis en P R S Q : ainsi du reste, en sorte que chaque partie de l'image descrite en la quarante-troisiesme figure, soit transportee en la quarante-cinquiesme au quadrangle qui respond & exprime celuy de la quarante-troisiesme où elle est figuree.

COROLLAIRE.

Par la methode de cette proposition on operera non seulement plus seurement & precisément, que par la troisiesme precedente : mais encore seruira-elle en beaucoup de rencontres, ou celle-là demeureroit presque inutile, ou tres difficile à practiquer, comme quand il seroit proposé de descrire vne figure, telle qu'il est dit en la proposition, au quart de cercle A B C, & qu'on fut tellement borné de tous costez, qu'on n'eust de l'espace que ce qu'il en faut precisémét pour descrire la figure : il seroit mal aisé de practiquer la maniere donnee en la troisiesme proposition, sans broüiller le plan & faire dessus beaucoup de traits, qu'il faudroit apres effacer ; il seroit neantmoins tres-facile de le faire par la presente methode des nombres des tangentes. Encore estant proposé de descrire vne de ces images au premier coup, en la surface exterieure d'vn Cone de bois, pierre, ou de quelqu'autre matiere dure & solide : il seroit necessaire de diuiser l'espace ou la distance qu'il y a depuis sa pointe iusques à la circonference de sa base, en 100 parties egales, comme nous auons dit : & apres auoir diuisé cet espace proportionnellement, comme dessus nous auons fait la ligne D E, de la quarante-quatriesme figure, & A B, de la quarante-cinquiesme, faire passer des cercles par ces diuisions, pour puis apres y faire la reduction de l'objet ou imagee donnee, ce qui ne se pourroit pas faire, par les seules lignes, sans l'aide des nombres.

Or il est à remarquer, qu'en la construction de ces figures, il n'est pas absolument necessaire, que l'image, qui doit estre reduite sur le Cone, en la maniere que nous auons dit, soit premierement descrite en vn cercle, dont le diametre ne soit que de la moitié d'vn des rayons du quart de cercle, qui forme le Cone : Car quelque figure, qu'on ait à reduire, de quelque grandeur qu'elle soit, il n'y a qu'à l'enfermer dans vn cercle, & la diuiser à discretion, par plusieurs autres petits cercles equidistans, & quelques diametres ; ce qu'estant fait, on la pourra transferer en la surface d'vn Cone plus grand ou plus petit indifferemment, pourueu qu'il soit diuisé proportionnellement, en autant de quadrangles, que le cercle, qui contient l'image, comme nous auons dit.

Or pour diuiser proportionnellement en tant de parties qu'on iugera commode & à propos, selon la diuersité des rencontres, la hautenr du

Cone,

Cone, ou le rayon du quart de cercle, qui le doit former, il ne faut que
sçauoir la methode & pratique, par laquelle nous auons trouué en cette
proposition la quantité des tangentes, qui donnent les grandeurs proportionnelles des espaces compris entre les arcs de cercles, qui se tirera de cet

APPENDICE.

De l'vsage des tables des tangentes en la precedente proposition,
& és suiuantes.

IE ne m'arresteray point icy à desduire les differentes methodes,
dont plusieurs autheurs se sont seruis, en la disposition de ces tables;
ie diray seulement que la plus ordinaire en l'vsage, & la plus commode
est celle que nous auons en de petits liurets portatifs, tels qu'est celuy
d'Albert Girard, qui est à mon auis assez correct, & d'autant meilleur
pour ceux qui n'en auront que la practique, & pour ce ne pourroient pas
suppleer l'erreur, qui se recontreroit en d'autres : or il suppute la quantité
des tangentes (aussi des sinus & secantes à proportion, que nous laissons
pour le present n'en ayant que faire, outre que quiconque aura la practique des vnes, n'aura pas de difficulté és autres :) il suppute doncques la
quantité des tangentes, supposant le raid, ou demy-diametre du cercle
de 100000 parties égales : pour l'ordre il est tel qu'en chaque page, il y a
quatre colonnes : la premiere & plus petite est celle des degrez, & de leurs
minutes : la seconde est celle des sinus : en la troisiesme sont les tangentes, & en la quatriesme les secantes : toutes quatre tellement disposées,
que vis à vis du nombre de chacun arc de cercle, est le sinus, la tangente
& la secante de ce mesme arc : és pages, qui sont à gauche, sont les degrez
& minutes pour l'angle aigu mineur, depuis 0 iusques à 45 degrez en
descendant : és pages qui sont à droite, sont les degrez & minutes pour
l'angle aigu majeur, depuis 45 iusques à 90 degrez en montant : de sorte que voulant trouuer la tangente, par exemple pour la precedente proposition, de 5 degrez 37 minutes (nous laissons la ½ minute pour ce que
c'est pende chose & qu'on la peut suppleer par discretion) il faut trouuer
5, au haut de la premiere colonne de quelque page à main gauche & descendant en cette colonne, on rencontrera 37, pour les minutes, & vis à
vis ces 37, en la mesme ligne, souz le tiltre de *tangentes* se rencontrera
9834 pour la tangente de l'arc de tant de degrez : c'est à dire que la tangente d'vn arc de 5 degrez 37 minutes, contiendra 9834 de ces parties
egales, dont le rayon sera supposé auoir 100000.

Or pour s'en seruir dans la supposition que le raid ou demy-diametre du cercle ne soit diuisé qu'en 100 parties egales, comme nous
auons diuisé les lignes DE , AB, és quarante-quatriesme & quarante-cinquiesme figures ; il faut supposer que chacune de ces parties se
peut diuiser en 1000 autres petites parties ; & suiuant cette supposition

on operera fort precifément de la forte. Comme du rayon qui eft dans
la fuppofition de 100000 parties, on retranche trois figures à droicte,
pour faire qu'il ne foit plus que de 100 parties : ainfi quand vous aurez
trouué pour la tangente d'vn arc de tant de degrez , par exemple celle que nous venons de dire, pour l'arc de 5 degrez 37 minutes, laquelle a de ces parties egales , dont le raid contient 100000 , 9834, retranchez en aufsi trois figures à droicte, fçauoir 834 , & il ne vous reftera
plus que 9 , qui eft la tangente du mefme arc de 5 degrez 37 minutes,
fuppofant le raid eftre feulement diuifé en 100 parties : où il faut remarquer que les chiffres 834 qui en font retranchez , ne font pas tout
a fait à rejetter ; mais en fuite de ce que nous auons dit , que chacune des cent parties, dont le rayon eft compofé, peût-eftre diuifee en
1000 autres petites parties: ces chiffres reftans fignifieront autant de
milliefmes d'vne de ces cent parties: C'eft pourquoy s'il refte peu de chofe , par exemple fi les trois chiffres retranchez , eftoient 007, ou 009,
il n'en faudroit pas faire eftat; mais s'il vont iufques à 500, il faut mettre ½ partie, & s'ils paffent, approchant de mille, comme 834 , il faut
faire eftat de ¾ comme nous auons fait icy : nous dirons doncques que
la tangente d'vn arc de 5 degrez 37 minutes, contient 9 parties ¼ de celles , dont le rayon contiendra 100.

Quand doncques il fera propofé de faire en la furface d'vn Cone veu
de la façon qu'auons dit , vne figure qui reprefente parfaictement
vne figure, ou image donnee : apres auoir circonfcrit la figure donnee
d'vn cercle, comme en la quarante-troifiefme *b h i k l m n o*, tracé quelques diametres, comme *b l, h m, i n, k o*, & diuifé l'vn des rayons ou demy-diametres du plus grand cercle comme *a b*, en tant de parties egales
qu'on iugera à propos pour faire par les poincts de cette diuifion plufieurs autres petits cercles concentriques & equidiftans , qui diuiferont l'image, auec les diametres , en plufieurs quadrangles : il faut ,
comme nous auons des-jà dit , diuifer l'arc du quart de cercle , comme
B C, en la quarante-cinquiefme figure, en autant de parties, qu'eft diuifee
la circonference du cercle *b h i k l* &c. ce qui eft fait pour exprimer les
rayons en tirant des lignes droictes des poincts de la diuifion
H I K L &c. au centre A : mais pour les arcs qui doiuent reprefenter les cercles de la quarante-troifiefme figure , on diuifera 45, qui
eft le nombre des degrez que contient l'arc , qui doit donner les
grandeurs proportionnelles des efpaces compris entre ces cercles, on
diuifera , dis-je, ce nombre 45 en autant de parties egales , qu'aura
efté diuifé le demy-diametre ou rayon du cercle , qui circonfcrit la
figure , comme en la quarante-troifiefme le rayon *a b*, eft diuifé
en huict parties egales , fuiuant quoy il faut diuifer l'arc de 45
degrez par huict, & on trouue pour quotient 5 degrez 37 minutes ½ :
C'eft à dire que le premier efpace depuis le centre A , iufques au premier arc de cercle fera la tangente de 5 degrez 37 minutes ½ : la feconde grandeur , depuis le centre iufques au fecond arc de cercle , fera la
tangente

tangente d'vn arc double de cestuy-cy, c'est à dire de 11 degrez 15 minutes, & ainsi des autres, que nous mettons cy-dessouz, dans la supposition que le rayon soit de 100000 parties, & à quoy à peu pres on les doit reduire, supposant le rayon n'estre diuisé qu'en 100 parties, comme nous auons fait.

Pour le rayon supposé de 100000 parties les tangentes de

Degrez	Minutes	Tangentes
5	37	9834
11	15	19891
16	52	30319
22	30	41421
28	7	53432
33	45	66818
39	22	82044
45	0	100000

qui font, pour le rayon qui n'est supposé que de cent parties, à peu pres le contenu cy-dessous.

Degrez	Minutes	Tangentes
5	37	$9\frac{3}{4}$
11	15	$19\frac{3}{4}$
16	52	$30\frac{1}{4}$
22	30	$41\frac{1}{2}$
28	7	$53\frac{1}{2}$
33	54	$66\frac{3}{4}$
39	22	82
45	0	100

Nous auons obmis les demies minutes, où il y en a, comme à la premiere tangente, qui doit estre de 5 degrez 37 minutes $\frac{1}{2}$, mais outre que la chose est de fort petite consequence, on peut encore y supleer par discretion, comme nous auons dit.

Si on trouue plus commode de diuiser cet arc de 45 degrez en 9, pour esuiter les fractions des minutes, d'autant que 9 fois 5 font 45, supposé que le demy diametre ou rayon du cercle, qui entoure la figure, soit diuisé en 9, on se seruira de cette table.

Degrez	Tangentes	
5	8	749
10	17	633
15	26	795
20	36	397
25	46	631
30	57	735
35	70	021
40	83	910
45	100	000

Il est aisé de veoir, que cette table suppose le rayon de 100000 parties, comme le monstre la tangente de 5 degrez, qui est de 8749, & les
autres à proportion : aussi auons nous à dessein retranché trois figures
à droicte, de chacune de ces tangentes, pour donner à entendre comme on les peut reduire, & s'en seruir, en la supposition que le rayon ne
soit diuisé qu'en 100 parties, selon qu'il a esté dit cy-dessus : Ce que i'ay
voulu icy mettre pour soulager ceux qui n'auront pas ces tables en main,
qui pourront suiure ces diuisions, & pour seruir d'exemple à ceux, qui
en desireront faire d'autres à volonté.

PROPOSITION VI.

Descrire par le moyen des nombres en la surface interieure ou concaue d'vn Cone,
vne figure, laquelle quoy que difforme & confuse en apparence :
estant neantmoins veuë d'vn certain point, represente
parfaictement vn objet, ou image donnee.

L'Effet de cette proposition est le mesme que celuy de la quatriesme
precedente, & sa construction differe de la cinquiesme en la mesme
façon, que la troisiesme & la quatriesme different entr'elles : Car pour
cette-cy, apres auoir descrit la figure naturelle en vn cercle diuisé, comme il se veoit en la quarante-sixiesme figure, & fait vn quart de cercle
tel que celuy de la quarante-huictiesme figure A B C : il faut, comme en
la precedente proposition, diuiser l'arc A C, conformement à la diuision
de la circonference du cercle *a b i k l m n o*, qui entoure la figure ; plus diuiser la ligne A B, de la quarante-huictiesme figure, ou vne autre de mesme grandeur, comme D E, de la quarante-septiesme, en 100 parties egales, & sur cette ligne prendre les grandeurs proportionnelles des espaces
compris entre les arcs de cercles, qui sont les mesmes, qu'en la precedente proposition : Mais comme il se veoit en la quatorziesme planche, que
le quart de cercle M L A, qui determine ces grandeurs proportionnelles,
par le moyen des secantes L 1, L 2, L 3, &c. est disposé tout autrement
en la quarante-deuxiesme figure, qui est pour la quatriesme proposition,
qu'en la quarantiesme, qui est pour la troisiesme proposition, en sorte,
comme nous auons dit ailleurs, que ces grandeurs proportionnelles, lesquelles en la quarantiesme vont en augmentant du centre A, vers le
dernier & plus grand arc de cercle B C ; en la quarante-deuxiesme, au cô-
traire vont en augmentant, depuis le dernier & plus grand arc de cercle
A C, iusques à la pointe B : ainsi en va-il en cette proposition, à l'esgard de la precedente, puis qu'en icelle ces espaces vont augmentant par
les nombres des tangentes, depuis la pointe du Cone A, iusques à l'arc
B C, qui doit former sa base, comme le monstrent les chiffres mis à
costé, qui vont en montant : En cette-cy au contraire ces mesmes espaces
sont disposez en augmentant, depuis l'arc A C, qui doit former la base du
Cone, iusques au centre B, comme le monstrent les nombres mis a
costé,

cofté, qui vont en defcendant : C'eft auffi pourquoy nous auons com-
mencé les nombres de la diuifion de la ligne D E, par le haut, 5,10,15,
20, &c.

Pour la reduction, il n'eft pas neceffaire d'en rien dire, veu que
c'eft la mefme chofe, qu'en la precedente propofition ; outre que les
quadrangles de la quarante-huictiefme figure, font marquez de mefmes
caracteres, que ceux de la quarante-fixiefme qu'ils reprefentent, ce qui
fuffit pour en donner l'intelligence aux clair-voyans.

PROPOSITION VII.

Defcrire en la furface exterieure d'vne pyramide quarree, vne figure, laquelle
quoy que difforme et confufe en apparence : eftant neantmoins veuë
d'vn certain poinct, reprefente parfaictement
vn objet propofé.

ON peut executer la prefente propofition en deux differentes façons, fçauoir par les lignes, comme la troifiefme & quatriefme,
ou par le moyen des nombres, comme la cinquiefme & fixiefme de ce
liure : mais laiffant à part la premiere, nous nous arrefterons à celle des
nombres, laquelle eftant bien entenduë ne donnera que trop de facilité à ceux, qui voudront pratiquer l'autre, veu que nous auons affez declaré és precedentes propofitions le rapport que ces deux manieres ont
entr'elles.

Eftant doncques propofé de faire vne figure telle, qu'il eft dit cy-def-
fus : il faut pour premiere difpofition enfermer la figure donnee ou objet propofé, en vn quarré, comme en la quarante-neufiefme figure
b h i k l m n o, qui fera diuifé par les diagonales *b l*, *i n*, & les deux lignes
h m, *o k*, en huict efpaces efgaux & femblables : puis foient diuifees les lignes, *a h*, *a k*, *a m*, *a o*, en autant de parties égales qu'on voudra (fuppofons huict ; d'autant que c'eft la diuifion, dont nous nous fommes feruis
iufques à prefent en l'application des nombres des tangentes à ces propofitions) & par tous les poincts de ces diuifions, foient tirees des lignes droites paralleles aux coftez du plus grand quarré, *b i*, *i l*, *l n*, *nb*, qui
formeront fept autres plus petits quarrez, lefquels auec les diagonales,
& lignes fufdites, diuiferont l'image en plufieurs quadrangles & la dif-
poferont à eftre facilement reduite, fuiuant la propofition, en la furface exterieure d'vne pyramide quarree de cette façon.

Soit fait en la cinquante-vniefme figure vn quart de cercle A B C, &
l'arc B C, diuifé en quatre iuftement és poincts I L N C, defquels points
foient tirez des rayons au centre A : foient en apres tirees les lignes droites B I, I L, L N, N C, qui doiuent former la bafe de la pyramide, cha-
cúne defquelles fera diuifée en deux és poincts H K M O, defquels feront encore tirez des rayons au centre A, ce qu'eftant fait, par la mefme
voye que nous auons en la cinquiefme propofition trouué les grandeurs

proportionnelles des eſpaces compris entre les arcs de cercles ; ainſi les
trouuerons nous en la preſente propoſition, pour les lignes droictes, qui
doiuent repreſenter les quar rez de la quarante-neufieſme figure : il n'y
a qu'à diuiſer A B, de la cinquante-vnieſme figure, ou D E, de la cin-
quantieſme, qui eſt d'egale grandeur, en 100 parties egales, & ſur icelle prendre pour chacun eſpace tant de ces parties, ſuiuant ce que nous
en auons dit ſur la cinquieſme propoſition, & les rranſporter auecques le
compas commun ſur la ligne A B, comme il ſe veoit és nombres 9 ½,
19 ¾, 30 ⅓ &c. qui ſont tous les meſmes nombres, & tirez de meſmes
principes, que pour le Cone conuexe, auec cette difference en l'application, que ces nombres de parties, ne doiuent pas ſimplement eſtre
tranſportez ſur la ligne A B, pour y faire paſſer les arcs de cercles, comme en la cinquieſme propoſition ; mais il faut en cette-cy, pour tranſporter ces grandeurs, par exemple celle du premier eſpace aupres la baſe, mettant l'vne des pointes du compas commun ouuert de la grandeur
neceſſaire, au centre A, marquer auec l'autre, vn point ſur la ligne A B,
qui eſt chiffré 82, & paſſant par deſſus la ligne A H, marquer encore vn
point de la meſme diſtance ſur la ligne A I, qui ſera Q : ainſi paſſant par
deſſus la ligne A K, en marquer encore vn ſur la ligne A L, & ainſi des
autres, puis par ces poincts tirer des lignes droictes, comme 82, Q, &c.
qui exprimeront les quarrez de la quarante-neufieſme figure, ſi le plan
A B C, eſt plié par les lignes A I, A L, A N en ſorte que A B, & A C,
conuiennent parfaictement, d'autant qu'il ſe formera vne pyramide
quarree, laquelle eſtant veuë de ſon point, qui doit eſtre en vne ligne
droicte, qu'on s'imaginera partir du centre de la baſe de la pyramide, &
paſſer par ſa pointe, autant eſloigné de la pointe de la pyramide, que ceſte pointe eſt eſleuée par deſſus le centre de ſa baſe : eſtant, dis-ie, veuë
de ce point, elle repreſentera parfaictement le quarré *bhiklmno*, de la
quarante-neufieſme figure party & diuiſé en la meſme façon qu'il eſt, &
par conſequent tout ce qu'on aura deſſeiné en ce quarré, comme quelque image ou portrait, & ſera tranſporté ou reduit au plan qui doit former la pyramide, en la meſme façon que nous auons dit és precedentes
propoſitions, ſe verra auſſi parfaictement, & autant dans ſa proportion
naturelle, que s'il eſtoit deſcrit en vn quarré egal à la baſe de la pyramide. La cinquante-vnieſme figure en eſt la demonſtration ſenſible, ſi
elle eſtoit pliée & veuë ſelon qu'il a eſté dit : elle eſt encore vn exemple
de la reduction, qui ſe fait à proportion, comme és precedentes propoſitions, en ſorte que ce qui eſt en la quarante-neufieſme figure compris au triangle rectangle *bah*, ſoit reduit en la cinquante-vnieſme au
triangle B A H : ainſi ce qui eſt en *hai*, ſera reduit en H A I &c. ce qui
eſtant aſſez clair de ſoy & apparent en la figure, nous paſſerons le reſte
ſouz ſilence.

C O R O L-

COROLLAIRE I.

Il est aisé de conclure, qu'en cette proposition aussi bien qu'és precedentes, renuerfant l'ordre des efpaces donnez par les nombres des tangentes, c'est à dire en faisant que ces efpaces aillent en augmentant, depuis le premier quarré qui est la base de la pyramide, & doit estre formé
des lignes B I, I L, L N, N C, iufques à la pointe de la pyramide, qui est
en A, gardant le reste, qui est prescrit en la proposition, on fera vne figure femblablement difforme, pour la furface interieure de la pyramide
quarree, qui estant veuë de mefme distance à proportion, de la façon
que nous auons dit en la quatriefme proposition de ce liure, paroistra
bien proportionnée & reprefentera parfaictemét quelque objet donné:
i'en aurois bien mis vn exemple, mais i'ay creu que l'intelligence en
estoit renduë affez claire, par les ftampes qui feruent aux precedentes
propofitions.

COROLLAIRE II.

Par la mefme methode on peut faire de ces figures en l'vne & l'autre furface exterieure & interieure des pyramides triangulaires, penta-
tagones, & hexagones &c. enfermant pour difpofition la figure naturelle en vn triangle, fi elle doit estre reduite fur vne pyramide triangulaire; en vn pentagone, fi la pyramide a cinq costez, &c. & la diuifant par des rayons aboutiffans en vn centre, qui exprimera la pointe de la pyramide, & par plufieurs autres petits triangles ou pentagones,
qne l'on reprefentera fur la pyramide en diuifant l'arc du quart de cercle, qui la doit former, en autant de parties egales, que la figure, qui
circonfcrit l'image à de coftez; fçauoir en trois, fi l'image est enfermee dans vn triangle; en cinq, pour vn pentagone &c. & traçant des
fouftenduës, de poinct eu poinct de cette diuifion, le tout à l'imitation de ce qui est figuré en la dix-feptiefme planche pour la pyramide quarree, fur quoy on pourra prendre exemple, & en tirer vne regle generale, pour toutes fortes de pyramides veuës de la façon.

Ceux qui voudront s'exercer en la construction de ces figures, ou
qui en defireroient auoir plufieurs d'vne mefme grandeur foit cones
conuexes, ou concaues, ou autres fortes de pyramides, fe pourront feruir de ce que nous auons dit au fecond corollaire de la feconde propofition de ce liure, fçauoir apres auoir fait vne fois en quelque
plan, comme fur vne feuille de papier, le trait des quadrangles où fe
doit reduire la figure ou image, comme le quart de cercle B A C, de la
cinquante-vniefme figure, diuifé par les rayons & arcs de cercles, qui
doiuent reprefenter ceux de la quarante-neufiefme figure : ils pourrót
picquer ces traits, en forte qu'auec vn poncif ils les marquent tout d'vn
coup fur le plan, où ils defireront trauailler, fans estre obligez de les

faire de noũueau par chaque fois, ce qui les soulagera beaucoup & leur sera grandemẽt commode, par ce qu'en trauaillant, ils verront fort distinctement ces lignes: & la figure ou image estant reduite, ils les effaceront aysément, en secoüant auec quelque linge, n'estant que de poußiere de charbon ou autre chose semblable, suiuant la couleur du fonds, sur lequel on tracera ces figures.

COROLLAIRE III.

Il me semble qu'on peut encore auec beaucoup de gentillesse appliquer l'vsage de toutes les propositions de ce liure, à l'embellissement des grottes artificielles, és ouurages de rocailles, qu'ils appellent: car ceux, qui y trauaillent, font d'ordinaire des masques, termes, satyres ou autres figures grotesques de coquillages se seruant de leur couleur & configuration naturelle, selon qu'elles sont plus propres à representer quelques parties: aussi pourront-ils faire par l'vsage de ces regles, de marqueterie, ou coquillage, des figures difformes & confuses, qui ne representeront rien de bien ordonné que de leur poinct, semblables à celles de la seconde proposition de ce liure, ce qui sera d'autant plus agreable, qu'en ces ouurages, qui semblent ne demander rien que de rustique, on fera veoir des images parfaictes & tableaux bien ordonnez, qui reüßiront d'vne confusion de coquilles, pierres, mastic &c. mises en confusion, & sans dessein en apparence, ce qui se peut faire si dextrement & auec tant d'artifice, qu'en regardant la figure par le trou d'vne pinnule, on ne s'apperceura pas de quelle matiere l'ouurage sera composé, mais on pensera veoir vne plate peinture bien acheuee. De mesme on peut appliquer l'vsage des propositions des cones & pyramides: pour la surface concaue ou interieure, faisant des trous semblables à la surface interieure & concaue d'vn cone, ou des pyramides que l'on veut imiter, & pour les conuexes ou surfaces exterieures, esleuant des cones ou pyramides, sur quelque plan que ce soit, comme sur les murs perpendiculaires à l'horizon, & mesme en abbaissant de ces cones ou pyramides de la voûte ou plancher de quelque grotte, comme les clefs des voûtes, de nos Eglises, la pointe embas, en sorte que le point de veuë soit esleué de terre enuiron la hauteur d'vn homme: ce qui seroit sans doute fort agreable, d'autant que se trouuant iustement souz la pointe du Cone ou de la pyramide, & esleuant les yeux en haut, on verroit vne figure ou image parfaicte qui seroit mescognoissable de partout ailleurs; mais d'autant qu'il sera assez difficile de faire bien reüßir ces figures pour y proceder plus seurement, ie conseillerois d'en faire premierement le modelle de pareille grandeur sur du carton, lequel suiuant exactement on ne pourra manquer de reüßir.

APPEN-

APPENDICE.

A ce genre de figures se rapportent celles, qu'on peint és surfaces con-
faces conuexes ou concaues d'vn demy cylindre, comme sur la moitié
d'vne colomne ronde, ou en quelque niche cylindrique : encore és surfaces conuexes & concaue d'vn hemisphere, comme sur la moitié d'vne
boule, ou en la voûte de quelque dôme parfaictement spherique, lesquelles figures doiuent sans doute estre en quelque façon difformes en
leur construction, pour auoir vne belle apparence; mais la maniere de
les faire est trop facile à trouuer pour nous y arrester : comme aussi les
figures, qui se font és plats fonds & és voûtes bien regulieres, n'ont pas
grande difficulté : neantmoins qui voudra s'en instruire particulierement, pourra veoir ce qu'en a escrit le R. P. Egnatio Danti sur la premiere regle de perspectiue de Vignole.

Ie trouue plus de difficulté en celles, qui se font és coings de murail-
les, és voûtes irregulieres, & autres lieux embarassez d'auances, de saillies, de bosses & concauitez, & autres empeschemens, qui font que ce
qu'on y peint ne se peut veoir parfaictement que d'vn seul endroit, ou
on aura mis le point de veuë : C'est pourquoy, comme dit Aguilonius
sur la fin de son optique : de ceux, qui trauaillent à ces ouurages, quelques-vns mettant l'œil, où ils veulent establir le point de veuë, tracent
& desseinent grossierement leur figure sur la voûte mesme, auec vn
charbon attaché au bout d'vne longue baguete, qu'ils tiennent à la main
& conduisent par discretion, en sorte que du poinct où ils font, ils voyét
vne figure bien proportionnee, laquelle veuë d'ailleurs ne paroistra que
coufusion & faicte sans dessein.

Les autres se seruent d'vne methode moins penible, & plus generalle :
car outre qu'on s'en peut seruir sur toutes sortes de voûtes spheriques,
elliptiques & paraboliques, soubaissees ou à anse de panier, qu'ils appellent : on peut encore par icelle en vne section irreguliere, comme au
coing ou dans le renontre de deux murs, peindre vne figure si à propos, qu'elle semblera sortir dehors : la maniere en est telle. Ils font premierement le modelle de la figure qu'ils veulent peindre, en la mesme
posture qu'ils desirent la faire veoir : ils font, dis-ie, ce modele en petit,
sur du papier ou carton, qu'ils picquent auec vne aiguille, ce qu'estant
fait ils opposent ce modele ainsi percé à la lumiere d'vne chandelle, qu'ils
mettent au poinct de veuë, en sorte que les rayons de la lumiere passans
par ces trous, aillent se descharger sur la voûte, ou dans le coing, où ils
veulent peindre la figure, lesquels traits de lumiere il n'y a plus qu'à suiure auec le crayon, & puis apres y aiouster le coloris, qui rend la figure
parfaicte.

Ie mets encores au nombre de ces traits singuliers d'optique, ces figures qui semblent tousiours regarder ceux qui la regardent, de quelque costé qu'on les considere, telle qu'estoit la Minerue d'Amulius

grand peintre de l'antiquité, dont parle Pline au dixiefme chapitre du trente-cinquiefme liure de fon hiftoire naturelle, ce qui reüffira infailliblement à tous les pourtraits & images, que feront les peintres apres le naturel , s'il fe font regarder par ceux qui en feront les modelles, & qu'ils imitent parfaitement l'action de leurs yeux.

Ce n'est pas encore fans admiration que nous voyons en quelques tableaux, plats fonds, ou voûtes, certaines figures, dont les parties anterieures femblent faire vne faillie vers ceux qui les regardent, de quelque cofté qu'elles foient confiderées; Et de cefte façon j'en ay veu chez nous deux affez gentilles, l'vne eft le pied d'vn S. Matthieu peint en la voûte de l'vn des offices de noftre Conuent de Vincennes lez Paris, qui femble toufiours auancer fa partie auterieure hors le fonds de la voûte, vers celuy qui la regarde en quelque part qu'il fe mette pour le voir: l'autre eft en vn tableau peint à frais, en vne Chapelle de noftre Conuent de la Trinité du Mont Pincius à Rome , auquel eft reprefentée vne defcente de Croix, ou le Chrift, qui en eft la principale figure, eft tellemenr difpofé, qu'eftant veu du cofté gauche, il femble couché & incliné fur le trauers du tableau, & só pied droit faire vne faillie du mefme cofté; & veu de l'autre cofté, tout fon corps paroift prefque droit, beaucoup plus dans le racourciffement , & ce pied qui paroiffoit faire fa faillie du cofté gauche, femble auancér vers le droit; on en peut voir l'effet au grand Autel de noftre Eglife de la place Royale, ou nous auons vne coppie de ce tableau affez bien faite.

A la verité il eft difficile de rendre raifon de ces merueilleufes apparences, & encore plus de faire des preceptes pour y arriuer infailliblement; veu qu'elles ne dependent pas feulement du deffein, mais encore du coloris & des ombres, des rehauffemens & renfondremens, dont l'Art s'aquiert plus par l'habitude en trauaillant, que pour aucune maxime de fcience qu'on en puiffe prefcrire ; & on peut dire que ce font des coups de maiftres inuentifs pour le deffein, & fçauans dans le coloris, tel qu'eftoit celuy qui a fait l'original de cefte defcente de Croix. Daniel Ricciarolle de Volterre, auec encores vn autre tableau de l'Affomptió, de Noftre Dame, qui eft de mefme le premier, peint à frais, dás vne autre Chapelle de noftre Eglife de la Trinité du Mont Pincius, où l'on a remarqué, que fous les figures des Apoftres , il a reprefenté la plus part des excellens peintres de fon fiecle ; Or il ne s'eft pas feulement rendu recommandable en la peinture , mais encore admirable en fes fculptures, efquelles il a fi fort excellé que ce grand homme Michel Ange Buonarota eftimé le premier de fon temps en cét Art, le tenoit pour fon plus fort antagonifte, & pour marque de l'eftime qu'il faifoit de fa fcience & de fon induftrie, luy defera l'entreprife de ce grand cheual de bronze long de dix coudées, & pefant bien vingt-cinq mille liures, qu'il ietta à Rome és Thermes de Conftantin, l'an de Iefus-Chrift 1563. à l'inftance de Catherine de Medicis Royne de France , qui defiroit faire femblablement ietter l'image d'Henry II. fon mary , & la dreffer fur ce cheual en quelque belle place

à Paris,

à Paris, pour eterniser son nom & sa memoire en ce beau chef-d'œuure : mais la mort de ce grand Prince, & les guerres ciuiles ayant rom-
pu son dessein, le cheual demeura à Rome quelque temps au Palais de
Rucelai, & apres fut apporté en France au Chasteau Royal de S. Germain en Laye, d'où depuis quatre ans en çà il a esté transporté à Paris,
pres la place Royale, chez Monsieur Biard Sculpteur, qui a entrepris par
le commandement de son Eminence de jetter de mesme metail l'effigie
de sa Majesté Tres-Chrestienne Louys le Iuste, d'vne grandeur proportionnee & propre à mettre sur le cheual, laquelle il a premierement
fait en cire l'annee 1636. & veritablement cette figure de cire nous sem-
bloit si belle, si bien proportionnee pour vn Colosse de quinze pieds,
si acheuee & accomplie en ses ornemens, que nous apprehendions comme vne perte irreparable de veoir creuer les moules, où la fonderie mal
reüssir en quoy que ce fut; il se fallut resoudre neantmoins à la jetter en
fonte, par ce qu'il n'estoit pas raisonnable qu'vn si grand ouurage pe-
rit auec la duree d'vn modelle de cire : doncques les moules faits & re-
cuits, nous vismes fondre & jetter le metail le 23. Decembre de la mesme annee sur le midy : ce qui fut fait auec tant de succez, que i'espere veritablement que cette figure estant mise en sa place sur vn haut piede-
stal, au milieu de la place Royale, à ce qu'on dit, n'aura pas moins d'effet, & d'applaudissemens, que la Minerue d'vn Phidias, laquelle apres
auoir esté mesprisee du vulgaire des Atheniens & postposee à celle d'Al-
camenes, lors que l'vne & l'autre estoit encores entre les mains de son
autheur : depuis estant esleuee sur vn haut stylobate, luy fut preferee &
remplit les esprits d'estonnement; ce qui me fait dire que nous n'auons
rien perdu pour l'attente, puisque sur ce cheual, où deuoit estre placee
la figure de Henry II. par Daniel Ricciarole de Volterre, nous y verrons Dieu aydant au plustost, l'effigie triomphante de Louys le Iuste
tousiours victorieux, faicte & jettee par Monsieur Biard, qui n'est pas
inferieur en son art à celuy qui a jetté le cheual, comme le tesmoignent
les beaux ouurages, qu'il met tous les iours en lumiere.

Fin du Second Liure.

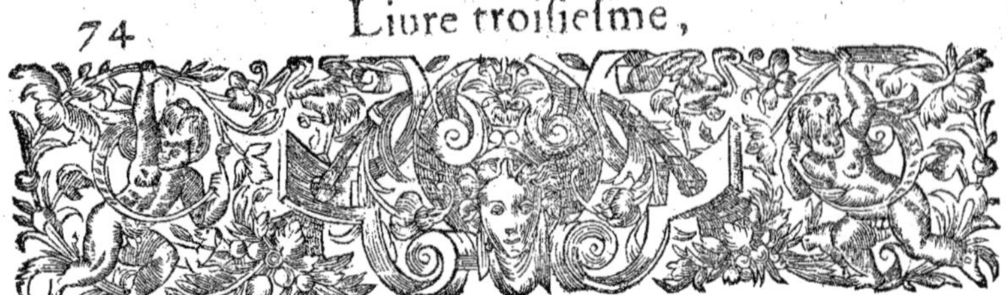

LE
TROISIESME LIVRE
DE LA
PERSPECTIVE
CVRIEVSE.

Auquel il est traicté des apparences des miroirs plats, cylindriques et coniques, & de la maniere de construire des figures qui rapportent & representent par reflexion tout autre chose, que ce qu'elles paroissent estant veuës directement.

AVANT-PROPOS,
DE LA CATOPTRIQVE ET DES MIROIRS.

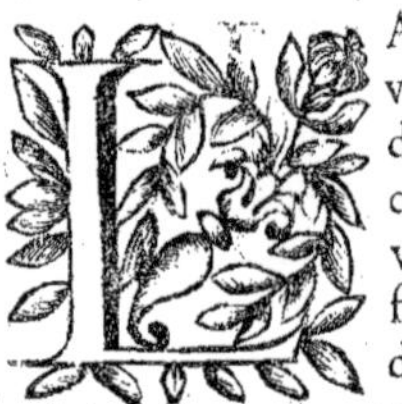

A Catoptrique ou science des miroirs nous a fait veoir des productions si admirables, ou plustost des effets si prodigieux, qu'entre ceux, qui l'ont cogneue & practiquee, il s'en est trouué, qui par vne vaine & ridicule ostentation, ou quelquesfois pour abuser les plus simples, se sont efforcez de passer pour deuins, sorciers ou enchanteurs, qui auoient le pouuoir, par l'entremise des mauuais esprits, de faire veoir tout ce qu'ils vouloient, fut-il passé, ou à venir. Et de faict on en a veu des effects si estranges, qu'à ceux, qui n'en sçauoient pas la cause, ny les raisons, & n'auoient iamais rien veu de semblable, ils deuoient passer pour surnaturels, ou bien estre reputez pour de pures illusions ou prestiges de magie diabolique. Le nombre de ces effects est infiny, & qui voudroit entreprendre de les declarer tous par le menu, en rendre les raisons, & donner la maniere de leur construction, en pourroit faire de beaux Volumes. Pour moy ie me contenteray d'en apporter icy quelques-vns des principaux, qui demandent en

leur

d'en apporter icy quelques-vns des principaux , qui demandent en leur construction plus d'artifice & d'industrie , parce qu'ils dependent plus particulierement de l'ordonnance & du dessein des figures qui seruent d'objet , & pour ce veulent estre demonstrez par exemples, pour vne plus facile intelligence.

Pour les autres, dont l'artifice est plustost au miroir, qu'en l'objet : on en peut veoir quelques-vns chez Baptista Porta au 17. liu. de sa Magie naturelle , & plusieurs autres autheurs, qui ont traicté de ces effets, lesquels, à mon auis, se peuuent raporter tous à l'vne de ces trois sortes : à ceux qui sont causez par la matiere, de laquelle est composé le miroir ; ou à ceux qui sont engendrez par sa forme & figure ; ou finalement aux autres, qui viennent de la disposition & situation d'vn , ou plusieurs miroirs, à l'esgard de l'objet & de celuy, qui regarde.

Pour les premiers : si on mesle auec le crystal matiere du miroir, lors qu'il est encore en la fournaise, vn peu de massicot, saffran , ou autre couleur iaune , celuy qui s'y mirera puis apres , semblera auoir la iaunisse : si vous y meslez du noir en petite quantité, il fera paroistre la face liuide & comme plombee : si en plus grande quantité, il la monstrera noire comme celle d'vn Ethiopien : si l'on y mesle, de la lacque, du cynabre ou vermillon, quiconque se presentera au miroir, qui en sera fait, sera tout estonné, de se veoir tout rouge, & comme enflammé de colere, ou enluminé comme vn yurogne : bref autant qu'il y a de differentes couleurs , qui s'y peuuent mesler, aussi differentes seront les effets, qui en reüssiront.

Pour ce qui est de ceux qui sont engendrez par la forme ou figure du miroir , le seul concaue spherique nous en fournit d'admirables renuersant les objets , qui luy sont opposez au dela de son foyer, grossissant estrangement ceux qui sont mis entre sa surface & son foyer, jettant au dehors l'espace de l'objet, en sorte que si vous luy presentez vn poignard, vous en voyez sortir vn autre du miroir , qui semble vous menacer : si vous mettez deuant vne chandelle vous en voyez vne seconde brusler en l'air : & si vous placez vn de ces miroirs assez grand au milieu d'vn plancher ou de quelque voûte, ceux qui passeront par dessous s'espouuenteront de veoir des spectres pendus en l'air par les pieds.

Plus l'on peut, par le moyen du miroir concaue spherique , faire paroistre plusieurs images d'vn seul objet, tantost plus grandes, tantost plus petites : tantost droictes, tantost renuersees : l'on peut par leur reflexion porter la lumiere en des lieux obscurs & tenebreux, pour veoir ce qui y est, & ce qui s'y passe : on peut de loing manifester ses pensees à vn amy, non pas neantmoins de la façon que quelques-vns se sont imaginez, en imprimant des caracteres au corps de la Lune, qui se vissent par reflexion , veu que , comme a bien remarqué le R. P. Mersenne des nostres, sur le premier Chapitre de la Genese, quoy que puisse faire en cecy l'industrie des hommes, l'angle, qui au-

roit fa bafe en ces lettres ou caracteres, feroit toufiours trop petit pour
la vifion.

Le miroir cylindrique concaue produit encore d'eftranges difformitez à ceux, qui s'y mirent : car s'ils le difpofent en forte qu'il foit parallele à l'horizon, il leur montrera vn vifage extremement eftendu en largeur ; au contraire s'il eft mis debout & perpendiculaire, il le rendra extremement long & eftroit : ainfi en particulier de chafque partie, comme du tout : & fi l'vne de ces deux figures fpherique ou cylindrique concaue eft inferee en vn miroir plat, elle produira des effets tout extraordinaires ; comme fi en vn miroir plat à l'endroit où fe doit reprefenter la bouche, on faifoit par derriere vne boffe ronde, le miroir, lors qu'on s'y regarderoit, reprefenteroit pluftoft le museau d'vn chien ou de quelqu'autre animal, que la bouche d'vn homme : fi on faifoit deux de ces boffes à l'endroit où fe doiuent veoir les yeux, il fembleroit pluftoft veoir des coquilles ou quelque chofe encore plus extrauagant, que des yeux. C'eft encore vne chofe affez remarquable, qu'vn cryftal plat d'vn cofté & fpherique conuexe de l'autre, de quelque part qu'il foit terminé, comme i'en ay fait l'experience plufieurs fois, rend deux efpeces d'vn mefme objet, l'vne grande, l'autre plus petite, l'vne droicte, & l'autre renuerfee. En vn mot on peut s'imaginer ce que toutes ces differentes configurations peuuent produire en changeant & alterant les efpeces des obiets, qui leur font oppofez, chacune felon fes proprietez.

Ie ne m'arrefteray pas icy à parler des flammes & des incendies, que peuuent exciter en vne matiere bien difpofee, les miroirs concaues dont quelques-vns ramaffét & vniffent les rayós & la chaleur du foleil auec tát de force & de vigueur, qu'ils font conceuoir la flamme prefque en vn inftát à vn bois verd & remply d'humeur, & mefme fondent le plomb auffi promptement, comme i'en ay veu : ie ne parleray point, dis-ie, de ces effets parce qu'ils femblent eftre hors de l'eftenduë de mon fujet, qui eft principalement de traicter de ces fortes de peintures, que la perfpectiue curieufe dirige & conduit : c'eft pourquoy qui voudra s'inftruire plus amplement en cette matiere, pourra veoir ce qu'en a efcrit Orontius Fineus au traicté qu'il a fait *De fpeculo vftorio*, & nouuellement le R. P. Merfenne en fes doctes & agreables traictez *De l'harmonie vniuerfelle*, où il declare la puiffance & les proprietez des miroirs paraboliques & elliptiques, & dóne le moyen d'en faire qui bruflent à l'infiny : ie n'oubliray pourtant pas icy l'admirable inuention de quelques chymiftes, qui pretendét auoir trouué la façó de calciner l'or, & en extraire le Mercure, par le moyen d'vn miroir concaue, qu'ils accommodent fur vne machine, dót le mouuemét artificiel, fuiuant celuy du foleil, fait receuoir au miroir tout le lóg du iour fes rayons perpendiculaires, lefquels s'vniffans à fon foyer, efchauffent la matiere qu'ils y mettent enfermee en vn vaiffeau figillé Hermetiquemét.

Mais pour retourner à noftre fujet, difons que la difpofition d'vn ou plufieurs miroirs, de femblable ou differéte figure, faicte à propos ne nous

fournit

fournit pas de moindres subjets d'admiration, puisque par icelle nous pouuós faire veoir des images & des spectres volans par l'air: en vn mesme miroir deux representations d'vn seul objet, dont l'vne semblera approcher, l'autre reculer: puisque selon l'inuention de Cardan on en peut faire vn, qui rende & rapporte à celuy qui s'y mirera autant de fois son image, qu'il y a d'heures du iour escoulees. Celuy d'Abraham Colorni ingenieur Iuif, est encore plus ingenieusement inuenté, lequel, au rapport de Raphaël Mirami au 16. chap. de son introduction à la speculaire, auoit trouué le moyen de le construire & disposer en sorte, qu'il montrast autant d'images du soleil, ou de quelqu'autre planete ou estoile; si bien que s'en approchant à 4 heures, on en vit 4; à 5 heures, 5 &c. ce qui semble presque impossible. Que dirons nous dauantage? n'est-ce pas vne belle chose de faire par le moyen des miroirs, paroistre vne armee ou il n'y aura qu'vn seul homme? ou bien vn long ordre de colonnes & vn edifice bien ordonné, en opposant au miroir vne seule colonne, ou quelqu'autre piece d'architecture? N'est-ce pas deuenir riche à peu de frais, au moins en apparence, que de veoir par la conjonction de plusieurs glaces mises en vn coffre disposé à cet effet: de veoir, dis-ie, les medailles, les pistolles, les perles & les pierreries, & tout ce qui y tient lieu d'objet, se multiplier à l'infiny. Ceux qui auront veu vne semblable machine qui est à Rome à la vigne de Borghese, n'auront pas de peine à le croire: Et dans Paris, que l'on peut appeller le cabinet de l'Europe pour les merueilles de la nature & de l'art qui s'y veoient, & qu'on y apporte encore de tous costez; nous ne sommes pas despourueuz de cette curiosité, depuis que Monsieur Hesselin Conseiller du Roy, & maistre de sa chambre aux deniers en a fait dresser vne d'importance, ne voulant pas permettre que quelque chose de curieux manquast à son cabinet de ce qui se peut recouurer à quelque prix que ce soit: i'appelle son cabinet, toute sa maison: car veritablement elle est ornee & remplie de tant de raretez; on y veoit tant de belles glaces, d'excellens miroirs, tant de rares peintures & de pieces à rauir pour les rondes bosses & les reliefs, tant de beaux & bons liures en toutes sortes de sciences, qu'on la peut dire l'abbregé des cabinets de Paris, & que les rares diuersitez, qui sont çà & là en tous les autres, se retrouuent en cestuy-cy soigneusement assemblees, qui monstrent assez que l'esprit du maistre est tout a fait vniuersel en ses cognoissances: mais sans y penser i'entre si auant parmy ces beautez, que i'aurois de la peine à m'en retirer: c'est pourquoy laissant le reste des particularitez à la cognoissance de ceux qui l'ont veu, ie finiray en auertissant le Lecteur curieux que s'il veut se satisfaire plus particulierement touchât les effets de tous ces miroirs, il peut lire ce qu'en ont escrit Alhazen, Vitellion aux liures 7. 8 & 9 de sa Perspectiue: Baptista Porta au 17. liure de sa magie naturelle, & nouuellement le R.P. Hug. Sempilius, au chap. 8. du 4. liu. *de disciplinis Mathematicis*, &c. cependant nous passerons à nostre premiere proposition.

G iij

PREMIERE PROPOSITION.

Construire vne figure ou image en vn quadre de sorte qu'elle ne puisse estre veuë, que par reflexion en vn miroir plat, & que le quadre estant veu directement, on represente vne autre toute differente.

IL faut premierement pour disposition faire 8, 12, 20, 25, tant du plus que du moins, petites tabletes triangulaires solides en forme de prisme, egales en longueur à la largeur du quadre, où l'on veut construire la figure, & grosses à discretion, lesquelles seront comprises de trois parallelogrammes, & de deux triangles isosceles aux extremitez, comme on veoit, A D E, B C F, de la cinquante-deuxiesme figure, afin que la face A B C D, où se doit depeindre vne partie de l'objet, qui sera veu par reflexion au miroir, soit vn peu plus petite que D C F E, sur laquelle sera vne partie de la figure veuë directemét : plus soient preparez eux chevrons semblables à ceux qui sont representez en la cinquante-troisiesme figure, I K, L M, entaillez de sorte qu'en inserant les prismes ou tabletes triangulaires semblables à la cinquante-deuxiesme figure, par le costé E F, dans les entailles desdits chevrons, elles fassent toutes ensemble vn plan vniforme & continu, sur lequel on puisse depeindre tout ce qu'on voudra, comme il se veoit exprimé en la cinquante-quatriesme figure, ou sur les chevrons I K, L M, il y a huict de ces tabletes triangulaires arangees de la sorte A B C D E F G H, sur lesquelles auons desseiné le pourtrait de François premier : ce qu'estant fait, & la figure bien acheuee, il faut prendre lesdites tabletes triangulaires, les transporter au quadre *n o p q*, & les disposer en sorte, qu'estant mises sur l'vn des deux plus grands parallelográmes, comme D C F E, de la cinquáte-deuxiesme figure, elles tournent, vers la part où sera attaché le miroir, la plus estroicte de leurs faces, en laquelle sera depeinte vne partie de l'objet, qui y doit estre veu par reflexion, comme l'on peut recognoistre en la cinquante-cinquiesme figure, ou les faces *a b c d e f g h*, qui expriment A B C D E F G H de la cinquante-quatriesme, paroissent tournees de la sorte, & d'vn tel ordre, que les tabletes qui tiennent la partie superieure de la figure, soient mises en la partie inferieure du quadre, & ainsi de suite, comme l'on veoit que celle qui est marquee *a*, est la plus basse, & ensuiuant *b c d* &c. d'autant que par le septiesme Theoreme de la catoptrique d'Euclide, les hauteurs & les profondeurs paroissent aux miroirs plats tellement renuersees, que la partie inferieure paroist en la superieure du miroir, & la superieure de l'objet en l'inferieure du miroir.

Or apres auoir disposé les tabletes de la façon au plan du quatre, il le faut placer contre quelque paroy, au dessus de l'horizon ou niueau de l'œil, afin que les parties superieures des tabletes *a b c d e f* &c. où l'objet

du miroir est depeint, ne se puissent veoir directement; mais seulement
les inferieures, esquelles on peut figurer vne image toute differente de
la premiere, suiuant la methode que i'ay touchee en l'auant-propos du
second liure : ou bien y descrire des vers, ou quelque anagramme à la
loüange de celuy, dont le portrait se voit au miroir, ce qui me semble plus expedient, d'autant que des vers, anagrammes ou quelqu'autre
escrit qne ce soit, se rassembleront beaucoup plus parfaictement, que
ne feroit vne image, laquelle paroistroit peut-estre entrecoupee à cause de la separation des tabletes, ce qui n'arriuera pas à l'escriture, veu que
sur chaque tablete on peut fare vne ligne comme il se veoit en l'exemple,
où nous auons escrit de la sorte

FRANCISCVS

PRIMVS

DEI GRATIA

FRANCORVM

REX

CHRISTIANISSIMVS

ANNO DOMINI

M. DC. XV.

pour donner à entendre comment cela se doit practiquer.

Or il est à remarquer qu'on peut mettre de l'escriture non seulement
és faces qui tombent directement sous la veuë, mais encore en celles
qui se reflechissent au miroir, la disposant à propos pour estre renduë
en son vray sens par la reflexion, c'est à dire figurant les caracteres ren-
uersez & à rebours, afin qu'ils forment au miroir vne suite de parfaicte
escriture, d'autant que par le septiesme & dix-neufiesme Theoreme des
Catoptriques d'Euclide, aux miroirs plats les hauteurs & profondeurs
paroissent renuersees comme nous auons des-jà dit, & la partie gauche
d'vn objet semble estre la droite, & la droite la gauche : Et sans doute
que cet artifice auroit fort bonne grace, pour les anagrammes, qui se
font quelquefois à la loüage des grands, comme d'vn Roy ou d'vn Prince, lesquels ou place d'ordinaire au dessus de quelque porte ou bien d'vn
arc triomphal, lors qu'ils font leur entree és villes de leur obeïssance,
comme quand sa Majesté Tres-Chrestienne fit son entree à Bourdeaux
l'annee 1615, on dit, qu'ils luy firent pour anagramme assez ingenieux à
mon auis, & auantageux pour les habitans, sur LOIS DE BOVR-
BON, BON BOVRDELOIS : c'eust esté, dis-ie, vne belle inuention, qui eust produit vn effet agreable aux yeux d'vn chacun, & mira-
culeux pour les moins sçauans, d'escrire sur le costé de la tablete, qui se
deuoit veoir directemeut LOIS DE BOVRBON, & sur l'autre qui se
deuoit reflechir par le miroir, former des caracteres, qui eussent rap-
porté aux yeux des regardans l'anagramme BON BOVDELOIS ; car
sans doute, il y en eust eu assez, des moins sçauants comme i'ay dit, qui se
fussent imaginé que les mesmes lettres qui faisoient le nom, composoiét
aussi l'anagramme, ayant esté disposees par l'ingenieur auec tant d'arti-

fice, que par la reflexion & la glace , elles fe tranfpofoient felon l'intention de l'autheur.

Pour la difpofition & conftitution du miroir en cette forte de figures, elle fe fait fuiuant la groffeur des tabletes triangulaires, la fituation du quadre, & le lieu d'où l'on veut faire veoir la figure : c'eft pourquoy il fera plus court d'y proceder par voye d'experience, qu'autrement : il fuffit de fçauoir que la partie inferieure du miroir *l m n o*, & la fuperieure du quadre *n o p q*, doiuent eftre jointes enfemble par la ligne *n o*, & la partie fuperieure dudit miroir *l m*, attachee auec deux petits cordons *i k*, contre la paroy en forte qu'elle fe puiffe hauffer & abbaiffer fur la figure, iufques à tant qu'on ait trouué la bonne conftitution, en laquelle le miroir veu d'vn certain point, où l'on fe mettra en faifant l'experience, reprefente parfaictement l'objet propofé.

COROLLAIRE.

La cinquante-fixiefme figure en la mefme planche nous reprefente vne autre methode de conftruire ces figures, qui peut eftre vfitee en quelques rencontres felon qu'on iugera à propos. Soient prifes, felon la grandeur de la figure qu'on voudra faire, 25, 30, 40, 50, tant plus que moins, petites tabletes parallelepipedes, longues comme la largeur du quadre, où on les veut mettre, de l'epaiffeur d'vn double enuiron, côme celle qui eft reprefentee par A B C D, en cette cinquante-fixiefme figure : puis en ayant difpofé vn bon nombre toutes egales en longueur, largeur & efpaiffeur, on les mettra l'vne fur l'autre, & les ferrera-on par les deux bouts auec du filet ou cordon, en forte que toutes leurs efpaiffeurs foient de niueau, & faffent vn plan vniforme & continu, comme icy C D E F, fur lequel on puiffe figurer ce qu'on voudra : nous y auons mis pour exemple la figure d'vn Pape : la figure eftant peinte & acheuee, on deliera les tabletes, & on les arangera l'vne fur l'autre comme l'on feroit plufieurs rangs de tuiles, en forte que d'vn cofté de leur largeur elles portent fur le plan du quadre, & de l'autre cofté, où l'image aura efté depeinte, elles portent chacune fur celle, qui la precede : pour l'ordre qu'elles doiuent auoir entr'elles & la difpofition du miroir, il en faut dire de mefme qu'en la precedente methode, & prendre garde, particulierement en cette-cy, à caufe que l'image fe trouuera feparee en beaucoup de petites parties, qu'elles foient bien efclairees, afin qu'elles enuoyent des efpeces plus viues au miroir. On peut auffi fur ces tabletes arangees de la forte qu'il eft dit, peindre ce qu'on voudra, pour eftre veu directement & tout different de ce qui fe verra au miroir.

PROPO-

PROPOSITION II.

Expliquer quelle doit estre la matiere des bons miroirs, ce qui entre en sa composition, la maniere de les fondre, jetter en moule, & leur donner vn beau poly.

POur les miroirs plats, il est certain qu'on en fait de tres-beaux de crystal à Paris, & à Venise, que l'on termine puis apres auec vne fueille d'estain & du vif argét, & il seble que ce seroit trauailler en vain de rechercher quelque plus belle matiere pour cette sorte de miroirs: aussi n'est-ce pas mon dessein, mais i'ay trouué à propos de faire la presente proposition pour les miroirs concaues & conuexes de toutes sortes, nómément cylindriques & coniques, desquels nous deuons traicter cy-apres, d'autant qu'il est tres-difficile, comme ie l'ay moy-mesme experimenté, que ie ne die impossible, d'en faire de verre ou crystal, particulierement de ces derniers, qui soient bons & bien reguliers, c'est à dire, qui gardent exactement en leur surface la figure qu'on aura dessein de leur donner: c'est pourquoy, pour les faire reüssir plus conformes au modele qu'on se sera proposé, on a trouué moyen d'en faire, qu'on appelle communément miroir d'acier, qui sont d'vn metal composé de plusieurs autres, ou bien meslé & attemperé de quelques drogues, qui luy donnent les qualitez propres à cet effet, lequel metal se fond & iette en moule à la façon que les Fondeurs & Orfevres jettent leurs figures: Or la composition & les moules se peuuent faire en plusieurs façons.

Pour la composition, Oronce auec vne liure de rosette, & vne demie liure d'estain de glace, met vn quartron de marcasite d'argent, & autant de salpestre, & le tout fondu ensemble, dit qu'il y faut ajouster par dessus vne tranche de lard & remuer la matiere quelque temps au creuset, auec vne verge de fer, afin qu'il s'en fasse vn meslange plus parfait, & apres l'a jetter dans le moule preparé en l'vne des façons, que nous dirons tantost.

Iean Baptiste Porta au 17. liu. de sa Magic naturelle, chap. dernier, sur 50 liures de vieil airain & 25 destain d'Angleterre, met deux liures de tartre & autant d'arsenic crystallin, & le tout estant fondu ensemble & bien purifié, si la matiere semble trop dure, ou trop cassante, on peut corriger ce defaut en augmentant ou diminuant la dose de quelques metaux ou mineraux, qui entrent en la composition.

I'en ay veu d'autres, qui mettent autant d'estain que de rosette, & sur chacune liure de cette matiere vne once d'arsenic crystallin, demie once d'antimoine d'argent, & autant de tartre.

D'autres, de quatre parts en mettent deux de rosette, vne d'estain, & la quatriesme de regule d'antimoine, ou au lieu de regule d'antimoine on se peut seruir d'vne terre minerale noire, presque semblable à l'antimoine, qui estant mise dans le creuset, apres auoir euaporé son souf-

fre, donne vne fort belle liqueur, comme d'vn metail fondu, laquelle se
respand sur quelque marbre ou pierre bien nette, laissant les fæces au
fonds du creuset.

Il y en a mesme, qui en font de regule d'antimoine tout pur, d'autres
y meslent vn peu d'argent, les autres ne prennent que de la rosette, & la
blanchissent à force de poudres & de drogues, & pour le faire court,
chacun de ceux, qui s'en meslent, en faict la matiere à sa façon.

Ceux qui auront la curiosité d'en faire, se pourront seruir de quelques
vnes des compositions cy-dessus, & l'experience leur fera cognoistre
quelle sera la meilleure; car quelqu'vne sans doute receura vn plus beau
poly, l'vne sera plus blanche, l'autre plus noire: l'vne aura quantité de
flaches ou vents qui s'y mettent en fondant, & l'autre apres estre polie se gastera incontinent à l'air: Bref chacune aura ses auantages & ses
imperfections; & quand on aura recogneu que c'est, qui rend la matiere capable d'vn beau poly, qui la fait plus noire & luysante pour rendre de plus viues especes, &c. on en peut faire le meslange si à propos,
qu'il fasse reüssir des miroirs, où rien ne manque. Reste à donner le
moyen d'en faire les moules: mais auparauant ie diray encore ce mot
sur le sujet de la composition de la matiere, que quand on y mettra de
l'estain, il y doit estre mis sur la fin, de peur qu'estant mis auec les autres
metaux plus durs à la fonte, il ne se calcine.

On peut jetter ces miroirs en deux façons; en sable, & en moule de
cire perduë, qu'ils appellent: pour les jetter en sable, on en pourra faire le modelle de bois, de cire, de plomb, ou autre chose solide indifferemment, & apres en auoir imprimé la figure sur le sable, pour faire venir le miroir plus net, & moins difficile à polir, on aura soing d'auoir
vn poncif bien delié à poudrer les moules, que quelques-vns font de
croye, charbon de saule, & folle farine: & si on veut l'auoir encore plus
parfait: on flambera lesdits moules auec ces chandelles de resine qui
rendent vne grosse flamme & noire fumee, ce qu'estant fait, pour derniere disposition aux moules soit fait vn conduit, pour y faire entrer le
metail, & quelques-autres encore, pour donner issuë à l'air qui
se rencontrant dedans, pourroit causer des flaches qu'ils appellent, ce qu'estant obserué les ouurages viendront tres-beaux & à demy polis.

Pour acheuer de les polir, quand on les aura tiré des moules, on
se peut seruir au commencement de grez commun, dont on paue les
ruës: apres de deux ou trois pierres à aiguiser, se seruant tousiours de la
plus rude premierement & des plus douces sur la fin, comme de pierres
à huyle, & pour la derniere d'vne qu'on appelle pierre d'hypre apres
quoy on pourra se seruir d'Emeril bien pilé, & passé par le tamis, ou
bien mesme de tripoli cassé ou broyé sur vn porphyre, ou escaille de mer
auec de l'eauë, qui fera vne paste rouge excellente a cet effet.

Il y a quantité d'autres choses, dont on se peut seruir, côme de charbon de saule, ou de geneure auec huyle, de tartre, cendre grauelee,
suye

suye &c. mais i'ay trouué par experience, qu'il n'y a rien de si propre à
donner le dernier & plus parfait poly à ces miroirs, que de la potee
ou chaux d'estain bien preparee, c'est à dire bien puluerisee, & mise en
vn vaisseau plein d'eauë, en sorte que le plus grossier aille au fonds, & le
plus subtil nage sur l'eauë, que l'on prend, & on en frotte la surface du
miroir auec vn cuir bien doux, ou mesme auec la paume de la main, & il
en reüssit le plus excellent poly qu'on puisse desirer, pourueu que la matiere en soit susceptible.

Pour fondre en moule de cire perduë, il faut premierement faire le
modelle du miroir cylindrique ou conique de la mesme grandeur & espaisseur; en vn mot, tout de la mesme façon qu'on le desire auoir, & le
couurir d'vne certaine terre fort deliee, que l'on peut composer de croye,
de vieilles briques, ou tuiles, de plastre, de tripoli, de petits cailloux,
pierre ponce, os de seche, & de bouc bruslez, roüille de fer &c. toutes
lesquelles choses doiuent estre bien puluerisees, puis apres broyees sur le
marbre ou porphyre, afin que la matiere qui seruira de premiere couuer-
ture au modele, en soit plus deliee, sur laquelle on en pourra mettre de
plus grossiere, pour renforcer seulement les moules, à ce qu'ils puissent
supporter la chaleur & pesanteur du metal fondu : ce qu'estant disposé
de la sorte, on peut mettre ce moule cuire au feu, & en cuisant, la cire
s'escoulera par vn conduit fait expres, & ne laissera de vuide au moule,
que la forme du miroir, laquelle on remplira de metail preparé comme nous auons dit cy-dessus, puis on rompra le moule, & on trouuera
le miroir prest à polir, comme il a esté dit.

PROPOSITION III.

Estant donné vn miroir cylindrique conuexe perpendiculaire sur vn plan pa-
rallele à sa base, descrire en ce plan vne figure, laquelle, quoy que
difforme & confuse en apparence, produira neantmoins au
miroir par reflexion vne image bien proportionnee,
& semblable à quelque objet proposé.

NOus appellons vn miroir cylindrique, qui est en sa forme semblable à vn cylindre, qui est vne pierre longue ronde egalement
par tout, dont on se seruoit autrefois pour vnir & applanir les lieux où
on batoit le grain, & les allees de promenades és iardins, au rapport
de Virgile au 2. des Georgiques.

Area cum primis ingenti æquanda cylindro.

Nous auons en la precedente proposition donné le moyen d'en faire de
metail : c'est pourquoy ie n'en diray rien dauantage en ce lieu, sinon que
pour l'ordinaire, on fait le modelle du miroir seulement de la moitié d'vn
cylindre, d'autant que d'vn mesme point, ou d'vn seul œil, on n'en sçau-
roit veoir la moitié entiere par la nonante-huictiesme proposition du 4.
des Optiques d'Aguilonius, & absolument parlant, si la distance qui est

entre les deux prunelles des yeux est égale au diametre du cylindre, on en verra iustement la moitié; si cette distance est plus grande, on en verra plus : si plus petite, on en verra moins de la moitié, par la nonante-neufiesme proposition du mesme : Et comme d'ordinaire le diametre de ces miroits est egal, ou plus grand, que la distance qui est entre les deux yeux, & que celuy dont nous nous seruons icy pour exemple est des plus petits qui se fassent communemét, il suffira qu'ils soient faits, d'vn demy cylindre ; ce qu'estant fait : pour luy donner plus de grace, en le montant, c'est à dire en luy faisant base & chapiteau, on acheue l'autre partie du cylindre, ou corps de la colomne de mesme matiere, que ladite base & chapiteau. Or ce que i'en dis, est pour ceux, qui n'ont aucune cognoissance de ces instrumens : car ie ne doute point, que la pluspart de ceux, qui se meslent de la perspectiue, n'en ayent veu quantité de la façon.

Pour ce qui concerne la proposition, il faut faire paroistre en ce miroir cylindrique, mis perpendiculairement sur quelque plan, vne image bien proportionnee, & semblable à quelque objet proposé; encore qu'en ce plan il n'y en ait nulle apparence, mais vne seule confusion de traits, comme faits à l'auanture & sans dessein : comme par exemple, s'il estoit proposé de faire au plan de la dix-neufiesme stampe, vne figure, laquelle, en vn miroir cylindrique mis perpendiculairement au milieu du cercle K L M N O P Q R, parut semblable à l'image descrite en la cinquante-septiesme figure, qui est l'image d'vn S. François de Paule : il faut, pour disposition, diuiser la largeur de l'image, ou objet proposé, en 6, 8, 12, parties egales, tant plus que moins : nous l'auons icy diuisé en 12, d'autant que nous auons trouué cette diuision commode en nostre practique : les chiffres 1, 2, 3, 4, 5, 6, 7, &c. mis au haut de cette cinquante-septiesme figure, montrent comme se doit faire cette diuision, laquelle estant faicte, il faut sur la hauteur & longueur de l'image, marquer autant d'espaces, de cette premiere diuision, qu'elle en pourra porter, comme icy, on peut veoir sur le costé de l'image, par les nombres 1, 2, 3, 4, 5, 6, 7, 8, 9, 10, 11, 12, 13, 14, que la figure a de longueur ou hauteur 14 mesures, dont elle n'a que douze en largeur, & par tous les points de ces diuisions, tant de la hauteur, que de la largeur, seront tirees des paralleles, qui diuiseront l'image proposee par petits quarrez, & par ce moyen la disposeront à estre reduite au plan, d'où elle doit estre portee au cylindre, & y paroistre en sa deuë proportion, pourueu qu'elle soit construite audit plan à propos pour cet effet : on le pourra faire en cette maniere.

Soient premierement en la cinquante-huictiesme figure tirees les deux lignes droictes A B, C D, s'entrecoupantes à angles droits ou à l'equiere, au point E, duquel comme centre soient descrits le petit cercle F G H I, égal à la grosseur du miroir cylindrique, ou se doit veoir la figure, & le plus grand K L M N O P Q R, representant la base du mesme cylindre, lequel plus grand cercle soit puis apres diuisé en sa circon-

ference

ference en huict parties egales, és points K L M N O P Q R, chacune
desquelles sera encore diuisee en deux egalement, excepté les deux arcs
LM, MN, qu'on doit s'imaginer derriere le cylindre mis de la façon que
nous auons dit, en sorte que ce qui y seroit compris, ne pû estre reflechy
par la partie du cylindre capable de representer les objets: ces deux parties
de huict ainsi retranchees, il faut mener du centre E, par tous les poincts
de la diuision faicte en la circonference, des lignes droites ou rayons à l'infiny, qui paroistront perpendiculaires & paralleles dans le cylindre, & y
feront douze espaces semblables à ceux que forment les montantes, qui
diuisent la largeur de l'image en la cinquante-septiesme figure.

Maintenant pour tracer sur le plan de la cinquante-huictiesme figure
les lignes, qui doiuent au miroir paroistre paralleles, & coupant les môta-
tes à angles droits, former auec elles des petits quarrez semblables à ceux
de la cinquâte-septiesme; il faut diuiser le demy-diametre E I, du plus petit cercle FGHI, en 4 parties egales, cóme le monstrét les chiffres 1, 2, 3, 4,
& mettant vne jambe du cópas sur le point 3, cóme centre, d'interualle à
discretion, suiuant la hauteur de la base du Cylindre, & l'endroit où on
veut que l'image paroisse, comme de l'interualle 3 *a*, pour faire paroistre
la figure vn peu au dessus de la base; faut dis-ie descrire de cet interualle,
vne grande portion de cercle depuis la ligne E L prolongee, iusques à
E N aussi prolongee, & cette portion de cercle paroistra au cylindre, cóme vne ligne droicte, qui le coupera parallelement à sa base, & exprimera la premiere ligne d'embas du parallelogramme qui enferme l'image en
la figure cinquante-septiesme. Du mesme centre & de l'interualle 3 *b*, soit
descrite encore vne portion d'vn plus grand cercle, laquelle auec la premiere, & les rayons, ou lignes droites, qui partent du centre I, formera
les quadrangles, qui rendront au miroir de quarrez semblables à ceux de
la cinquante-septiesme figure: pour l'espace, qui doit estre obserué depuis
a, iusques à *b*, pour faire representer ces quarrez, en cette methode, qui est
assez mechanique, on le recognoistra plus par discretion, en experimen-
tât, que par aucune autre voye: c'est pourquoy apres auoir fait le premier
cercle (ie dis cercle absolument, parce qu'il s'en faut peu à dire qu'il ne soit
entier) on fera le second en sorte, que la ligne trauersante, qu'il represétera
dans le miroir, soit parallele à la premiere d'vne mesme distâce, que les mó-
tantes sont entr'elles, ce qu'on pourra faire à veuë d'œil en l'approchant
ou esloignant, selon qu'on iugera à propos: ce qu'estât reglé on operera
és suiuans auec facilité, sçauoir en augmentant les espaces cópris d'*a b c d*,
&c. par où doiuent passer tous les autres cercles, petit à petit & proportionnellement, comme de 20 à 21; c'est à dire donnant au second espace
b c, 21 parties, dont le premier *a b*, n'a que 20 ce qui se peut faire facilemét
par le moyen du compas de proportió mettât sur la ligne des parties egales, à l'ouuerture de 20, la ligne *a b*, & le compas demeurât en cet estat,
prenant l'ouuerture de 21, pour *b c*; faisant encore de mesme de *b c*, à
l'egard de *c d*, & ainsi de suite, iusques à tant qu'on ait marqué tous ces
espaces, comme ils se veoyent, & tracé les cercles, qui feront auec les

H

rayons ou lignes droites, des quadrangles, qui paroiftront au miroir femblables aux petits quarrez de la cinquante-feptiefme figure.

Il ne refte plus maintenant, apres auoir tracé les lignes, qui expriment
au miroir les montantes & trauerfantes, qui diuifent l'image, qu'à reduire les parties de cette image comprifes és quarrez de la cinquante-feptiefme figure, és quadrangles de la cinquante-huictiefme qui les reprefentét:
l'exemple propofé facilitera la practique de cette reduction aux moins
intelligens, où nous auons marqué le premier rang des quarez du haut
de la cinquáte-feptiefme figure, & les quadrágles exterieurs de la cinquáte-huictiefme tout autour, de mefmes chiffres 1,2,3,&c.iufques à 12, pour
faire veoir que ces derniers reprefentent les premiers, de mefme que ceux,
qui font au bas de la ftápe en la cinquante-huictiefme figure marquee de
chiffres depuis 1,2,3,4,&c. iufques à 14, reprefentét ceux, qui font à cofté
de la cinquáte-feptiefme figure marquez de mefmes nóbres: de forte que
pour fçauoir en quel quadrágle de la cinquante-huictiefme figure doit
eftre reduit l'œil gauche de l'image, ou quelqu'autre séblable partie: il
faut premieremét cófiderer, en quel quarré de la cinquáte-feptiefme il eft
cópris, eu egard aux nóbres mis au deffus, & a cofté de la mefme figure cinquáte-feptiefme, & apres auoir recogneu qu'il eft enfermé dás le quarré,
auquel concourét le 5 nóbre d'enhaut, & le 2, d'a cofté, il faut femblablement le reduire en la cinquáte-huictiefme au quadrágle, où fe rencontrét
& concourét ces 2 nóbres, cóme il fe voit en l'exéple: de maniere qu'il occupe à proportió autát de place en ce quadrágle qu'il en tiét au quarré de
la cinquáte-feptiefme figure, d'où il arriuera qu'il fera extrememét difforme fur ce plá, veu que demeurát à peu pres en fa mefme largeur, il fera efté-
du en lógueur à proportió, que ces quadrangles furpaffent les quarrez de
la cinquáte-feptief. figure. Ainfi opera-on fur toute la figure, laquelle eftár
defeignee & acheuee ne máquera pas de produire au miroir l'effet pretédu.

l'auois oublié d'auertir que le graueur n'a pas exactement fuiuy mon
deffein en la difpofition & augmentation des efpeces compris entre les
cercles, comme l'on peut veoir en la figure, que le dernier efpace, qui de-
vroit eftre le plus large, eft neantmoins plus eftroit, que celuy qui le
precede, particulierement du cofté de main droicte: mais cette faute eft
de peu d'importance, & n'empefche pas qu'on n'entende le refte.

COROLLAIRE I.

Sans dôute qu'il s'en trouuera plufieurs, qui feront choquez d'abord
de la prefente conftruction, veu qu'elle femble eftre faicte fans obferuation des angles d'incidence & de reflexion, & fans diftáce, ny hauteur de
l'œil determinee: auffi ie ne pretens pas, qu'elle foit dans vne parfaicte
demonftration de toutes les maximes de la catoptrique, & mon deffein eftant de donner, fur le fujet de la prefente propofition, vne methode familiere, & intelligible a ceux mefmes, qui font les moins verfez és principes des Mathematiques: ie ne me fuis mis en peine d'autre

chofe

chofe à ce fujet, que de dreffer vne practique mechanique, de laquelle
on vit reüffir vn bel effet, telle qu'eft cette-cy, felon laquelle i'ay dreffé
toutes les figures, que i'aye iamais faictes pour le cylindre, lefquelles
ont efté affez eftimees de ceux qui s'en meflent, & trouuees auoir vn
tres-bel effet au miroir, côme le pourront tefmoigner ceux qui en ont
veu quelques-vnes en noftre Bibliotheque de la place Roya'e, entre lefquelles il y en a vne femblable à celle de la ftampe, vn peu plus grande:
on le recognoiftra auffi par experience, fi on veut, enluminant & ombrât
l'image de la cinquante-huictiefme figure, & apres l'auoir attaché fur vn
plan bien vny, mettât vn miroir de la groffeur fpecifiee, au milieu du cercle K L M N O P QR. Et mefme ce qui eft de plus difficile en cette matiere, côme a bien remarqué Monfieur de Vaulezard, qui a le premier que
ie fçache, & doctement efcrit de ces apparéces: par cette methode eft rédu
facile & reüffit bien, fçauoir la reductiô des objets qui ne fônt compofez,
que de lignes droictes, côme ie l'ay moy-mefme experimenté, en y redui-
fant vne chaire femblable à celle de la trétiefme figure en la dixiefme plâ-
che, qui fait merueilles au cylindre, encore que fur le plan, elle ne reffem-
ble à rien moins, & foit prefque toute côpofee de traits de regle & de côpas: ce qui fait veoir, auffi bié que les trauerfantes en la cinquâte huictief-
me figure, que les lignes circulaires ne laiffent pas de paroiftre droites au
cylindre, quoy qu'on en die: Et pour moy, outre la facilité d'operer, ie trouue plus de certitude à les faire de la forte, qu'à conduire des lignes courbes
de poinct à autre, côme nous l'enfeignerons en la fuiuante propofition;
d'autant que le côpas dans la regularité de fon mouuement vniforme, ne
s'efloignera pas tant du vray chemin, que la main, pour affeuree qu'elle
foit, qui ne fçauroit faire vn cercle parfait fans compas: beaucoup moins
ces lignes, qui font d'vn contour beaucoup plus difficile.

Mais le tout confifte à leur choifir vn centre bié à propos, de maniere
que fi on vouloit côftruire de ces figures, pour vn autre cylindre qui fut
beaucoup plus gros, & qu'ayât diuifé le demy-diâmetre de la groffeur du
cylindre en 4 parties égales, & mis le cêtre fur la troifiefme: on vit, que les
lignes circulaires paruffent au miroir courbees vers la partie inferieure; il
faudroit approcher ce centre plus pres de la circonference: fi au contraire
elles paroiffoient telles vers la partie fuperieure, il faudroit reculer ce mefme centre, vers celuy du cercle, qui exprime la groffeur du cylindre.
Pour le point deveuë, il n'eft pas tellemét indeterminé, que ie ne le fupofe,
dâs la côftitutiô plus ordinaire, en laquelle nous pouuôs veoir ces figures;
fçauoir qu'elles foient mifes fur vne table de hauteur ordinaire deux pieds
7 ou 8 poûces: pour la bafe du cylindre vn poûce & demy; hauteur de l'œil
par deffus le plan de la table deux pieds, & la diftâce du cylindre d'autant.

Si on me demande pourquoy ie mets le centre des cercles, qui reprefentent au miroir les trauerfantes, fur la troifiefme partie du demy diametre de la groffeur du cylindre: pourquoy telle proportion entre les efpaces compris de ces cercles, & ainfi du refte de cette conftruction. Ie
diray qu'apres auoir rencontré vne methode facile en ce fujet, comme

ie m'estois proposé; ie me suis efforcé de la conformer en son effet, autant que i'ay peu sans la rendre difficile, à celles, qui procedent par les
principes de la catoptrique, & qu'ayant experimenté, que d'vne telle hauteur de l'œil, & telle distance, les espaces perspectifs diminuent de tant
en la construction geometrique : i'en ay approché en la mechanique à
peu pres du vray, & de mesme du reste de ce qui y est obserué, pour les
raisons, que i'ay des jà dites.

COROLLAIRE II.

I'en ay veu quelques-vns, qui se seruent d'vn treillis diuisé par petits
quarreaux, qu'ils mettent entre le miroir, & vne lumiere, qui est au point
de veuë, & marquent sur le plan les quadrangles qui y sont formez par la
reflexion, pour y faire puis apres la reduction de toutes sortes de figures,
comme nous auons dit : pour moy, autāt que i'ay peu descouurir par l'experience, ie croy, que cette methode est de fort peu d'effet, & tres difficile
à practiquer, outre que, si elle reüsissoit, ie trouuerois le plus court, de picquer la figure mesme, qu'on y voudroit reduire, l'exposer de la sorte entre le miroir & la lumiere, & en tracer la reflexion sur le plan : mais ie conseillerois plustost de ne s'y pas amuser, d'autant que la maniere que nous
venons de donner est beaucoup plus facile, & plus asseuree. Que si elle ne
satisfait pas les plus difficiles, & qu'ils en desirent des methodes, qui soient
plus dans la demonstration, qu'ils se seruent de celle de Mōsieur de Vaulezard, lequel, comme i'ay des-ja dit a fort bien escrit sur ce sujet, & est
estimé l'vn des grands Analystes, & des sçauans hommes en la Geometrie, Optique & leurs dependances, que nous ayōs auiourd'huy : ils pourront encore veoir ce qu'en a escrit Monsieur Herigone, aussi tres-docte
& fameux Mathematicien, dās son cours Mathematique, en la neufiesme
& derniere proposition de sa perspectiue, où il en donne vne methode ;
finalement ils se pourront seruir de celle, que nous allons proposer.

PROPOSITION IIII.

*Estant donné vn miroir cylindrique conuexe perpendiculaire sur vn plan paral-
lele à sa base ; descrire geometriquement en ce plan vne figure ou image, laquelle, quoy que difforme & confuse en apparence ; estant neantmoins veuë
d'vn certain poinct, produise par reflexion, dans le miroir, vne image bien proportionnee, & semblable à quelque objet proposé.*

Ette propositiō ne differe point de la precedente, sinon que la con-
structiō en est plus exacte, & procede geometriquemét. Apres dōc-
ques auoir diuisé cōme en la precedente, l'image, ou objet proposé en plusieurs parties égales, tāt sa hauteur, que sa largeur : comme par exemple,
suppose, que l'image naturelle, soit cōprise au quarré AA, BB, CC, DD, qui
est diuisé en 36 autres petits quarrez, c'est à dire 6 en hauteur, & 6 en lageur.

Il faut

Il faut tracer sur le plan parallele à la base du miroir cylindrique vne figure, laquelle veuë d'vn point donné, paroisse au miroir semblable à ce quarré, & par consequent, que l'objet ou image comprise du mesme quarré estant reduite aux quadrangles de la figure, qui reüssira de la construction, soit aussi veuë bien proportionnee & de mesme qu'au quarré.

Pour ce faire, soit premierement tiree la ligne droite A B, qui sera coupee à angles droicts au poinct C, par la ligne D E, égale au diametre de la grosseur du cylindre donné: puis du poinct de l'intersection C, comme centre, de l'interualle C D, ou C E, soit descrit le petit cercle D F E G, qui exprime la grosseur du cylindre, duquel le diametre D E, sera diuisé en autant de parties, que la largeur de l'image proposée: nous la supposons icy diuisee en 6 parties égales, au quarré AA, BB, CC, DD; c'est pourquoy nous auons aussi diuisé ce diametre en six, és poincts D H I C K L E, ce qu'estant fait, soit pris en la ligne A B, le poinct B; autant esloigné du cercle D G E F, qu'on le trouuera à propos: nous appellerons ce poinct, le poinct principal abbaissé sur le plan, duquel poinct soient tirees à tous les poincts de la diuision du diametre D H I C K L E, des lignes droictes B D, B H, B I, B C, B K, B L, B E, qui couperont la circonference du petit cercle B H, en O: B I, en R: B C, en F: B K, en S: B L, en T: B D & D E touchantes en D & en E.

Maintenant pour trouuer la reflexion de ces incidentes, du centre C, d'interualle à discretion, soit descrit vn plus grand cercle M N O P, & du poinct d'intersection de la ligne incidente & de la circonference du cercle D F E G, comme centre, à l'interualle de la portion de la ligne incidente, dont on cherche la reflexion, comprise entre les circonferences des deux cercles, soit fait vn arc de cercle, qui coupera l'incidente & la circonference du grand cercle tout ensemble en vn mesme poinct, & la circonference du grand cercle de rechef, en vn autre poinct; par lequel & par celuy du centre de cet arc, sera tiree la reflechie à l'infiny: par exemple, s'il faut trouuer, où se reflechit la ligne incidente B Q: mettant l'vne des jambes du compas au poinct Q, & estendant l'autre iusques au poinct *a*, ou la circonference du grand cercle coupe cette incidente, on fera l'arc de cercle *b c*, qui coupera cette circonference, encore vne fois au point *c*, par lequel point *c*, & par le point Q, centre de l'arc de cercle, on tirera Q *d*, pour la reflechie de l'incidente B Q: ainsi pour la reflechie de l'incidente B R, on formera du centre R, de l'interualle R *e*, l'arc de cercle *f g*, & par le poinct *g*, sera tiree R *h*, pour la reflechie: pour les deux lignes B D, & B E, il les faut prolonger à l'infiny, parce qu'elles doiuent seulement toucher la circonference és poincts D, E, en sorte que D V, E X, soient les derniers des reflechies, & la ligne B F, se reflechira en elle mesme, parce qu'elle tombe à angles droits sur la surface du miroir cylindrique: il ne reste donc plus que les reflechies des deux incidentes B S, B T, lesquelles estant trouuees, par la mesme voye, que les deux B Q, B R, le miroir estant mis en sa place, tant à l'esgard du plan de la figure, que

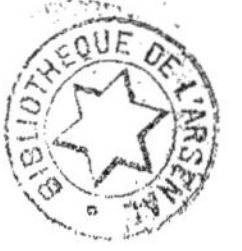

H iij

du poinct de veuë, les lignes D V, Q *d*, R *h*, F B, S *m*, T *q*, E X , y representeront parfaictement toutes celles, qui diuisent la largeur de l'image
entre AA DD, & B B CC.

　Il reste maintenant à trouuer sur le plan celles, qui doiuent au miroir
representer les trauersantes, qui diuisent la longueur ou hauteur de l'i-
mage, entre AA BB, & CC DD. Pour ceil faut en premier lieu tirer la
ligne droicte F Y, touchante le petit cercle D F E G, au point F, parallele à B Z, & egale à la hauteur du cylindre auec sa base, de laquelle ligne
on retranchera la hauteur de la base, depuis le poinct F, supposez vn
poulce & demy F 1: & depuis 1 vers Y, on prendra sur cette ligne autant
d'espace qu'en contient la hauteur de l'image, eu esgard à sa largeur,
comme en l'exemple supposant l'image aussi haute, que large, comme
nous le monstre le quarré AA BB CC DD, dont les costez sont egaux
au diametre du cylindre : il faut depuis 1 vers Y, prendre vn espace egal
à l'vn de ces costez AA DD, & le diuiser semblablement en six parties
egales, comme il se veoit és points 1, 2, 3, 4, 5, 6, 7, sur la mesme ligne
F Y. Cela fait, soit de B, point principal abbaissé sur le plan , tiree vne
perpendiculaire à l'infiny, qui fasse vn angle droit auec F B, & sera B Z,
sur laquelle au point Z (que ie suppose esloigné de B, de huict poulces,
& par consequent hors le plan de la stampe, dans la rencontre de la ligne
B Z, & des lignes ponctuees, qui passent par les poincts *r s t u x y z*) soit
establi le poinct de la hauteur de l'œil , que nous pouuons appeller,
point de veuë esleué sur le plan , duquel point , par tous les points
1, 2, 3, 4, 5, 6, 7, de la diuision de la ligne F Y, soient tirees les lignes droictes occultes iusques sur la ligne F A, qu'elles couperot és points *r s t u x y z*,
& determineront la grandeur des espaces compris entre les lignes courbes, qui doiuent representer au miroir les trauersantes, qui diuisent la
hauteur de l'image. Or pour transporter les espaces de ces diuisions sur
les lignes D V, Q *d*, R *h*, F B, S *m*, T *q*, E X, on y procedera de la
sorte.

　Sur la ligne F A, on prendra la distance qui est depuis le poinct F, iusques au poinct *r*, & on la transportera depuis le mesme poinct F, iusques à 1, vers B : ainsi l'vne des iambes du compas demeurant tousiours
en F , on estendra l'autre iusques au poinct *s*, & on transportera derechef
cet espace vers B, au poinct 2, iusques à ce qu'on les y ait marqué tous de
la sorte, 1, 2, 3, 4, 5, 6, 7 : pour la diuision proportionnelle des autres reflechies D V, Q *d*, R *h*, &c. il faut conioindre lesdites lignes respectiuement, chacune à celle, qui luy correspond, par de petites lignes droictes
R S, Q T, & le diametre D E, qui conioint les deux dernieres ; en sorte
qu'elles coupent toutes la ligne A B, à l'equiere, ou à angles droits, & du
point de leur intersection, faut prendre les distances de la ligne F A, qui
sont de ce poinct d'intersection, aux poincts *r s t u x y z*, & les transporter du poinct d'incidence, sur les lignes de reflexion : comme par exemple, pour diuiser proportionnellement la reflechie Q *d*, il faut tirer la ligne Q T, coupant A B, à angles droits , & mettant l'vne des iambes

du compas au poinct de cette intersection , estendre l'autre iusques sur
les poincts *r s t u x y z* successiuement, & à mesure transporter ces espaces
sur la ligne Q *d*, depuis le poinct Q , vers *d* , comme ils se veoyent marquez sur cette ligne 1, 2, 3, 4, 5, 6, 7. On operera de mesme respectiuement pour toutes les autres , sur lesquelles toutes les diuisions estant
marquées de la sorte, il faut par tous ces poincts mener des lignes courbes, en sorte que la premiere coupe les lignes D V, Q *d*, R *h*, F B, S *m*,
T *q*, E X, és poincts marquez 1 ; la seconde coupe toutes les mesmes lignes, és poincts marquez 1 : la seconde coupe toutes les mesmes lignes,
és poincts marquez 2 : & ainsi des autres, d'où se formeront sur le plan
des quadrangles, qui representeront au miroir des quarrez aussi parfaits,
que ceux du plan naturel proposé A A BB CC DD.

D'autant qu'il y a quelque difficulté à bien tracer ces lignes courbes,
on peut, pour operer plus iustement , diuiser le diametre D E en douze
parties, ou d'auantage; encore que ie ne l'ay icy diuisé qu'en six, ce que
i'ay fait pour moins embarasser la figure : car operant sur toutes les treize
lignes qui comprendroient les espaces de cette diuision , comme nous
auons fait sur sept : d'autant plus que les poincts , par où doiuent passer
les lignes courbes , seront proches l'vn de l'autre , l'operation en sera
moins sujette à erreur : pour la reduction des figures ou images , elle
me semble assez clairement exprimee en la figure de la precedente
proposition.

C O R O L L A I R E I.

Il n'est pas hors de propos de remarquer sur le sujet de cette proposition, que selon la diuersité de la situation du poinct de l'œil, ainsi change
le lieu de la réflexion : de maniere que sur vn mesme plan, pourueu qu'il
soit assez grand , r ous pouuons peindre plusieurs images en la façon
que nous auons expliqué en la proposition, qui se verront successiuement, & l'vne apres l'autre dans le miroir, en establissant plusieurs points
de veuë : les vns plus pres du miroir, les autres plus loing; les vns plus esleuez sur le plan , les autres moins, ce qui causera sans doute vne diuersité
fort agreable , puis qu'en regardant de pres ou de haut, on verra paroistre au miroir ce qui sera causé par la reflexion de ce qu'on aura peint en
la partie du plan plus proche de la base du miroir : au contraire s'en esloignant ou abbaissant , on y verra , ce qui en sera le plus esloigné sur le
plan : Et de cette façon on peut faire 6, 7 ou 8 pourtraits differents,
qui sembleront , à celuy, qui s'en approchera peu à peu ; monter l'vn
apres l'autre dans le miroir, & s'esuanoüir par le haut, quand l'œil ne
seroit plus en lieu de les veoir, ce qui causeroit sans doute vn grand estonnement à ceux , qui en ignoreroient la cause.

COROLLAIRE II.

On peut encore tracer des figures pour le miroir cylindrique, sur des
plans perpendiculaires au plan de sa base, mais elles ne seroient pas si difformes: i'estime dauantage celles qui sont depeintes partie sur vn plan
parallele à la base du miroir; partie sur vn autre plan perpendiculaire à ce
premier, & parallele à la surface du cylindre, lesquelles se veoient au miroir aussi parfaictement reünies, que si elles n'estoiét qu'en vn seul plan,
de quelle façon i'en ay veu d'assez belles à Paris.

Mais sans sortir hors l'estenduë de nostre proposition, on peut tellement disposer l'artifice de ces figures, que ceux, qui en verront les apparences, les pourront prendre ponr des illusions ou prestiges de magie:
Car on peut sur quelque plancher, au lieu de pauement dresser de marqueterie ou pieces de rapport, de bois ou de marbre, quelques-vnes de
ces figures, conformement au dessein, qu'on en aura fait premierement
sur du papier ou carton, & mettre des colomnes, ou miroirs cylindriques,
en lieu propre pour produire l'effet, que nous en pretendons; en sorte
que d'ailleurs les colomnes ne paroissent pas inutiles, mais semblent mises à propos, pour supporter le fais du bastiment, ce qui sera sans doute
fort agreable: car outre qu'elles seront dans l'ordre de l'architecture, &
seruiront d'ornement, ce sera vne nouuelle merueille, quand apres auoir
veu le corps de ces colomnes esclatant de lumiere pour leur beau poly, &
sans aucune image ou peinture, à mesure qu'on s'en approchera, on
verra s'esleuer dedans petit à petit, les images ou representations de ce
qu'on se sera proposé d'y faire veoir, iusques à ce qu'estant au point, où
se doit regulierement faire la reflexion, on voye les objets tout entiers,
où il faut remarquer qu'en ce cas il faut establir le poinct de hauteur de
l'œil, à la hauteur plus ordinaire d'vn homme: c'est à dire qu'il doit estre
esleué sur le plan de la figure, autant, qu'on suppose l'œil d'vn homme
droit esleué de terre, enuiron cinq pieds.

On pourroit commodément construire de ces figures, sur quelque
plancher au haut de l'ornement d'vne cheminee, qui auroit à chasque
costé vne colomne ou miroir cylindrique, qui entreroit dans l'ordre de
son architecture, & seruiroit encore à reünir & reflechir les especes de
ces figures, qu'on dresseroit à propos.

Encore au lieu des pieces de perspectiue, qu'on fait ordinairement és
plats fonds, on en pourroit peindre de celles-cy, suspendant au milieu
d'vn plat fonds vn miroir cylindrique, attaché par son chapiteau, (qui
sera en la construction consideré comme la base) auec quelque boucle ou
cordon, & desseinant au tour ce qu'on voudra y faire paroistre, en sorte
que la reflexion s'en fasse embas, au point de veuë esleué de terre enuiron cinq pieds, comme nous auons dit: & mesme on pourroit establir
des poincts de veuë en deux ou trois endroits differents, pour y faire
veoir plusieurs differentes figures tout autour, si toute la surface de la
colomne

colomne ou cylindre estoit en miroir.

Cette inuention me semble aussi fort vtile , & tres agreable , pour l'embelissement des grotes , puisqu'on en peut facilement appliquer l'vsage, sur les plats fonds , qu'on fait ordinairement d'ouurages de ro-cailles , en les configurant comme de la marqueterie, à vn dessein fait expres, pour representer en vn miroir cylindrique pendu au milieu de la grote, toute ce qu'on se seroit proposé.

COROLLAIRE III.

D'autant qu'il seroit long & incommode , à châque figure , qu'on veut desseiner pour le cylindre, de tracer les lignes, & faire les obserua-tions necessaires, particulierement en la methode Geometrique : ie co-seillerois de tracer d'vne seule obseruation , sur quelque grande feüille de papier, autant de trauersantes, qu'elles occupent & diuisent toute la hauteur du miroir en parties égales, & fassent auec les montantes, des quarrez ; ce qu'estant fait , on les picquera auec l'aiguille pour s'en ser-uir auec le poncif, comme ie l'ay practiqué, pour toutes les figures, que i'ay faictes, & m'en suis bien trouué : car ayant poncé lesdites lignes, sur le plan, où l'on veut descrire la figure, on prend autant de quadrangles, que l'objet proposé a de quarrez, pour y faire la reduction, laquelle estât faicte, toutes ces lignes, tant les superflues, que celles, qui ont seruy à la reduction s'effacent, en secoüant auec quelque petit linge ou drappeau, & la figure demeurera seule & nettement desseinee.

Pour ceux, qui voudroient , apres auoir tracé quelques-vnes de ces figures, en faire des coppies; d'autant qu'elles doiuent estre extrememeint exactes, ils se pourront, à cet effet seruir du parallelogramme lineaire du R. P. Skeiner, auec lequel ils les copieront proportionnellement , pour des cylindres de toutes grandeurs, s'ils en sçauent bien l'vsage : Que si ils les veulent copier en mesme grandeur & pour des cylindres de mes-me grosseur , ils les pourront contretirer à trauers d'vn papier huylé d'huyle de noix ou d'aspic, & desseiché ; ou bien encore mieux auec du papier fin, imbu, d'huyle de therebentine, mastic, & huyle d'aspic in-corporez ensemble sur le feu, lequel papier sera non seulement diafane & transparent, mais encore susceptible de traits d'ancre, aussi bien que de crayon : & les ayant contretiré de la sorte, ils en feront vn poncif, dôt ils se seruiront pour faire le trait.

On peut aussi practiquer le mesme és figures, dont nous auons traicté cy-deuant, & celles pour le miroir conique, desquelles nous traicterons incontinent, apres auoir encore donné cet auis à ceux qui s'exerceront en ces practiques, qu'ils fassent vn bon choix des figures, qu'ils y veulent reduire, d'autant que le plan, où paroist l'image au cylindre, estât long & estroit, il seroit de mauuaise grace d'y reduire des images courtes & larges : mais cela doit estre remis à la discretion de celuy qui y tra-uaillera.

Pour ce qui est des figures, qu'on fait pour le miroir cylindrique concaue, elles ne sont pas beaucoup à estimer, parce qu'elles ne sont pas d'ordinaire grandement difformes sur le plan, & n'ont pas vn bel effet au
miroir, lequel oblige encore à le faire d'vne grandeur tellement proportionnee à l'esloignement du poinct de veuë, qu'on ne voye pas deux
ou trois images pour vne, parce que cela cause de la confusion. Ces raisons font qu'il n'est gueres en vsage, & que nous ne nous amuserons pas
icy à traicter de la construction de ces figures ; veu principalement, que
ceux qui desireront s'en instruire, pourront veoir ce qu'en a escrit Mô-
sieur de Vaulezard ; & les plus addroits & inuentifs s'en pourront dresser vne practique mechanique à l'imitation de celle, que nous auons
donné en la troisiesme proposition de ce liure, pour le miroir cylindrique conuexe.

PROPOSITION V.

*Estant donné vn miroir conique conuexe sur vn plan parallele à sa base, le point
de veuë estant mis en la ligne de l'axe, laquelle soit perpendiculaire au mesme
plan, esloigné du plan & de la pointe du miroir d'vne distance proposee :
descrire sur ce plan autour du miroir vne figure, laquelle quoy que difforme
et confuse en apparence : estant neantmoins veuë de son poinct par reflexion
dans le miroir, paroisse bien proportionnee & semblable à quelque objet
proposé.*

Nous auons sur la troisiesme proposition du second liure suffi-
samment descrit le cone, pour faire entendre que le miroir conique conuexe n'est autre chose que la surface exterieure d'vne semblable
figure, polie & capable de reflechir les especes, cela supposé.

Pour satisfaire à la presente proposition, ie ne sçache point de meilleure methode, plus exacte & plus expeditiue, que celle de Monsieur de
Vaulezard au douziesme probleme de sa Perspectiue cylindrique & conique, laquelle ie n'eusse pas icy repeté, n'eust esté que l'ordre de mon
dessein ne me permettoit pas d'en obmettre la construction : outre que
ie tascheray de la rendre plus familiere à ceux mesme, qui ne seroient pas
capables de la comprendre chez son autheur qui traite ces matieres trop
doctement pour les Praticiens. De plus ie mettray en la planche suiuante, qui est la vingt-deuxiesme, vn exemple de la reduction des objets ou
figures proposees, qui ne seruira pas peu, comme ie crois, pour en faciliter l'vsage & la practique, qui d'ailleurs est plus difficile, qu'on ne s'i-
magine, quand on ne la pas experimenté. I'adjouteray encore pour Corollaire vne inuention assez gentille tiree de cette proposition & de la
troisiesme ou cinquiesme du second liure, pour dresser vne figure, dont
vne partie soit veuë directement & de front ; vne autre directement & de
costé, & la troisiesme, par reflexion, auec quelques-autres pensees nouuelles sur ce sujet.

Doncques

Doncques pour l'effet de la propofition, il faut premierement diuifer l'image ou objet propofé, par le moyen d'vne figure femblable à la
foixantiefme, l'enfermát en vn cercle tel que pourroit eftre BCDEFG,
lequel fera diuifé, par plufieurs diametres s'entrecoupans au centre A,
en fix ou huict triangles egaux: Nous l'auons icy diuifé en fix, par les
trois diametres BE, CF, DG; de plus quelqu'vn des demy-diametres,
comme A B, fera auffi diuifé en fix parties egales, ou dauantage, fi on
le trouue plus commode; & du centre A, par les poincts de cette diuifion, ferout faits cinq cercles concentriques auec le premier BCDEFG,
lefquels auec les diametres, qu'ils couperont en quelques endroits, fòr-
meront plufieurs quadrangles, & quelques triangles, qui diuiferont
l'image, comme il eft requis.

Maintenant il faut tracer fur le plan propofé autour du miroir vne
figure, laquelle, quoy que differente de cette-cy, luy paroiffe neantmoins toute femblable veuë par reflexion dans ce miroir, d'vn point determiné en la ligne de fon axe, afin que les figures ou images reduites
proportionnellement de l'vne en l'autre, paroiffent auffi femblables,
chacune eftant veuë en fa façon.

Soit donc en la foixante-vniefme figure, tiree la ligne N Z, auffi longue, qu'il fera neceffaire, & au milieu d'icelle foit marqué le diametre
de la bafe du Cone, que nous fuppofons eftre A C, fur laquelle ligne
A C, fera efleué le triangle A B C, egal & femblable à celuy, que forme-
roit le diametre de la bafe, & les deux coftez du cone, s'il eftoit coupé
par quelque plan paffant par fon axe; en forte que A B, & B C, reprefentent les deux coftez du cone, comme A C, reprefente le diametre de fa
bafe, laquelle eft exprimee par le cercle A T X C, que nous fuppofons
entier, auffi bien que les autres, encore que nous n'en ayons marqué que
la moitié, pour ne point embroüiller la conftruction: Or la circonference de ce cercle de la bafe en la foixante-vniefme figure, fera diuifee
en fix parties efgales, auffi bien que le cercle B C D E F G, de la foixantiefme, comme il fe voit que la moitié A T X C, eft diuifee en trois arcs,
ou efpaces efgaux A T, T X, X C, & du centre D, par tous les poincts,
de cette diuifion feront tirees des lignes droites à l'infiny DN, DV, DY,
D Z, lefquelles exprimeront & reprefenteront au miroir des diametres
femblables à ceux, qui diuiferoient fa bafe en 6 parties egales, comme
B E, CF, DG, en la foixantiefme figure, en quelque diftance que foit
l'œil de la pointe du miroir B, pourueu qu'il ne foit hors la ligne de
l'axe DE.

Mais pour trouuer les proportions, qui doiuent eftre gardees pour
les efpaces compris des cercles depuis A, iufques à N, afin qu'ils paroiffent au miroir egaux entr'eux, & femblables à ceux de la foixantiefme
figure; foit diuifé le demy-diametre de la bafe A D, en autant de parties
egales, comme A B, de la foixantiefme figure, fçauoir en 6, és poincts
H I K L M D, & de tous ces poincts, foient tirees des lignes droictes occultes au point E; H E, I E, KE, LE, ME, DE, qui ferót les incidétes, &

couperont la ligne A B, cofté du Cone propofé : H E, en 1 : I E, en 2 : L E, en 4 : M E, en 5 : D E, en 6. Or pour trouuer les reflexions de ces incidentes, il faut fçauoir la diftance du point de l'œil, c'eft à dire, combien il eft efleué fur le plan, où eft defcrite la figure, ou de la pointe du miroir, qui nous eft reprefentee en B, & le fuppofant efleué fur le plan de la diftance D E, & fur la pointe du miroir de la diftance B E, foit mife l'vne des iambes du compas au poinct B, duquel comme centre, & de l'interualle B E, foit defcrit l'arc de cercle E F G, coupant la ligne du cofté du Cone A B, prolongee iufques en F, & foit fait F G, egal à F E, puis du poinct G, par tous les poincts des interfections du cofté du Cone, & des incidentes 1, 2, 3, 4, 5, 6, foient titees des lignes droictes occultes, lefquelles venant à tomber obliquement fur la ligne A N, marqueront le poincts S R Q P O N, par lefquels doiuent paffer les cercles tirez du centre D, qui reprefenteront au miroir ceux de la foixantiefme figure, & les efpaces compris d'iceux egaux & femblables; pourueu que l'œil foit iuftement en la ligne de l'axe, efleué par deffus la pointe du miroir de la diftance B F.

Ayant ainfi tracé la figure entiere, comme nous auons fait la moitié N V Y Z, la reduction de l'image ou objet fe fera de forte, que ce qui eft au plan naturel en la foixante-deuxiefme figure, plus proche du centre, en foit le plus efloigné à proportion en la foixante-troifiefme; ce qui la rendra extremement difforme, d'autant que les mefmes parties de l'objet, qui feront les plus referrees en la foixante-deuxiefme; en cette-cy feront les plus eftenduës; par exemple ce qui eft en la foixante-deuxiefme, compris és fix petits triangles, qui font au centre, fe trouue deuoir eftre reduit en la foixante-troifiefme és fix quadrangles *a*1, *a*2, *a*3, *a*4, *a*5, *a*6, comme l'on peut encore recognoiftre plus par le menu, que ce qui eft en la foixante-deuxiefme compris au quadrangle B H I C, eft reduit en la foixante-troifiefme au quadrangle marqué de mefmes caracteres *bhic*, ainfi ce qui eft compris en H L M I, eft reduit en *hl mi*, & & ainfi du refte.

Le trait de l'image eftant acheué, comme il fe veoit en la ftampe, on y peut ajoufter le coloris, & les ombres, pour auoir vne figure parfaite & toute difpofee à produire vn bel effet, en vn miroir conique de la grandeur determinee, qui fera mis au cercle *bcdefg*.

Que fi quelqu'vn en veut faire l'effay fur l'exemple mefme, en le peignant de coloris, ou qu'il fe veüille feruir du trait des lignes ponctuees, pour y reduire d'autres figures femblables, en la façon, que i'ay dit fur la propofition dn cylindre; fans qu'il ait la peine de faire faire le modele de ce miroir, il en trouuera de cette mefme grandeur, & fur ce modele, comme auffi des cylindres femblables à celuy, dont ie me fers, chez Mófieur le Seigneur au fauxbourg S. Germain, à qui i'ay donné les modelles de l'vn & de l'autre, & que i'eftime vn des bons ouuriers, que nous ayons à Paris pour le prefent, pour faire de ces miroirs de metail de toutes fortes.

Pour

Pour le point de veuë ; encore qu'il doiue estre fort exactement placé, à raison que ce qui est au limbe exterieur du plus grand cercle en la construction, doit estre veu iustement à la pointe du cone, ce qui pourroit varier aisément : Neantmoins il faut principalement prendre garde à l'establir iustement en la ligne de l'axe perpendiculaire au plan, où est descrite la figure, en sorte qu'il ne soit hors cette ligne, ny d'vn costé, ny d'autre, ce qu'on pourra faire, par le moyen d'vne regle percee au milieu, d'vn petit trou, mise en trauers & soustenuë par deux petits piuots plantez aux deux costez de la figure : car hausser ou baisser vn peu plus ce point de veuë tousiours en la ligne de l'axe, ne cause pas grand erreur : & mesme quelquesfois on trouuera bon de hausser l'œil par dessus l'objet vn peu plus qu'il n'est prescrit en la construction, veu que pour l'ordinaire, il faudra mettre ces figures à plate terre au bas de quelque fenestre, afin que le grand iour se rompe, & ne tombe pas si viuement sur le costé du cone, ce qui se feroit, s'il estoit mis sur quelque table, qui fut à niueau, d'vne fenestre, & seroit cause que la partie de l'image, qui se reflechiroit en ce costé, ne se verroit pas si bien, pour la trop grande incidence de lumiere, qui en affoibliroit les especes au miroir : on peut neantmoins y remedier en moderant cette lumiere par l'interposition d'vne feüille de papier blanc, & bien delié, qu'on dressera entre le passage de lumiere & l'objet, qui fera veoir la figure & le miroir egalement esclairez par tout.

COROLLAIRE

L'vsage de cette proposition, se peut appliquer auec beaucoup de grace à l'ornement des plats fonds, de mesme que nous auons dit du cylindre, au second Corollaire de la quatriesme proposition : sçauoir en attachant au milieu de ce plat fonds vn miroir conique la pointe embas, & desseinant autour de sa base, sur vn plan, qui luy sera parallele, ce qu'o voudra y faire veoir, selon la regle, que nous en auons donné, establissant le point de veuë embas esleué de terre enuiron la hauteur d'vn homme, de sorte que quiconque se rencontreroit directement souz la pointe du miroir, en regardant en haut, y veist vne image bien proportionnee naistre d'vne confusion de traits, & de couleurs mises comme à l'auanture & sans dessein.

On peut mesme peindre plusieurs de ces figures sur vn mesme plan, pourueu qu'il ait assez d'estenduë, lesquelles se verront successiuement & l'vne apres l'autre, en haussant ou abbaissant le miroir sur ce plan, en sorte que sa base demeure tousiours parallele, au mesme plan.

Mais par vn artifice beaucoup plus admirable, on peut de cette proposition, & de la troisiesme ou cinquiesme du second liure, tirer la methode de construire en quelque plan, soit en haut, soit embas, soit sur quelque paroy perpendiculaire à l'horizon, vne figure, dont vne partie soit veuë directement & de front ; vne autre partie, directement

I

auffi, mais de cofté; & vne troifiefme partie, par reflexion. Pour ce faire,
on y peut à mon auis proceder de la forte.

Soit vn plan propofé rond, triangulaire, quarré, pentagone, ou autre, pour y dreffer cette figure: il faut premierement dans l'eftenduë de
ce plan faire fon deffein, foit pourtrait, payfage, ou hiftoire: en apres,
au milieu du deffein, foit fait vn cercle de grandeur à difcretion, qui
laiffe autour de foy en dehors vne partie du deffein defcrit au plan, laquelle partie fera celle qu'on verra de front & directement, qui pour ce
ne doit point eftre changee ny alteree, mais eftre laiffee en fa proportion naturelle: Or fuppofé que ce premier cercle ait vn pied de diametre,
on en fera encore vn autre plus petit de la moitié, ou des deux tiers, qui
luy fera concentrique & parallele, & la partie de l'objet comprife entre
les circonferences de ces deux cercles, fera diuifee & transferee en la furface exterieure d'vn cofne fait à propos, c'eft à dire, dont la bafe foit efgale au plus grand cercle; & cette partie de l'image ou tableau, tombera
encore fouz la vifion droite, le tout comme nous l'auons enfeigné en la
troifiefme & cinquiefme propofition du fecond liure, hors mis qu'on re-
tráchera vne partie de ce cone vers la pointe, par exéple de 3 ou 4 poulces de hauteur; au lieu de laquelle on fubftituëra vn miroir, qui fera fait
d'vn cone égal & femblable à la portion retranchee, auquel on fera veoir
par reflexion la partie de l'objet comprife au plus petit cercle, apres l'auoir
diuifee & deffeinee, felon les regles prefcrites en la prefente propofition,
au mefme plan de la figure prolongé tant qu'il fera neceffaire, ou bien
en vn autre plus efloigné de la bafe de ce petit cone. Il n'eft pas neceffaire
d'expliquer cecy plus clairement; ceux qui auront vn peu d'addreffe ne
fçauroiét manquer de reüffir en cet artifice, qui paffera toufiours pour
vne des gentilles inuentions que nous fourniffe l'optique.

On peut encore tracer des figures pour le miroir conique conuexe,
fur vn plan cótourné en cercle perpendiculaire au plan de la bafe du mefme miroir: la conftruction en eft facile, & fe peut tirer de celle, qui a efté
donnee en la propofition, c'eft pourquoy nous ne nous y arrefterons pas.

Ie n'ay que faire de repeter en ce lieu, qu'on peut orner & embellir les
grottes de ces artifices, veu qu'en ayant parlé fur la quatriefme propofition, i'ay creu qu'on recognoiftroit affez que ce que i'ay dit du cylindre
à ce propos, fe peut auffi vfurper pour le cone.

Pour le miroir conique concaue, il eft encore moins en vfage, que
le cylindrique concaue, tant à raifon que les figures, qu'on pourroit có-
ftruire à ce fujet, ne feroiét pas fi eftranges, que celles qu'on fait pour le
conuexe (lefquelles viennent en la conftruction d'autant plus difformes
& eftenduës, que le cone eft obtus) comme auffi pour ce qu'il eft difficile de s'en feruir; la figure deuant eftre mife entre l'œil & le miroir,
c'eft pourquoy nous ne nous y arrefterons point.

A P P E N-

APPENDICE.

Il y a encore vne infinité de merueilles, sur le sujet des miroirs : on en peut veoir quelque chose chez Alhazen, Vitellion, Cardan, & quelques autres qui en ont escrit : Nous auons neantmoins desduit ce qu'il y a de principal en la practique de ces figures que l'on construit pour les reguliers, qui sont le plus en vsage.

Quant aux irreguliers comme le nombre en est infiny, aussi en peut-on tirer vn grand nombre de tres-agreables diuersitez : & pour moy il me semble, qu'on pourroit, encore qu'auec vn peu de trauail, construire sur vn plan vne figure, dont les parties esparses çà & là sans ordre & tout en confusion, se reflechissent si à propos en vn miroir polygone, ou taillé à facettes, comme les crystaux figurez en la vingt-troisiesme planche, marquez 64 & 65, qu'estant veuës d'vn certain poinct elles pourroient paroistre reünies entr'elles & bien ordonnees dans le miroir, quoy que d'ailleurs au plan tout semblast difforme & sans dessein. Ce miroir se mettroit au plan sur sa base comme le conique conuexe, & les reflexions se trouueront en prolongeant les plans, où se font les incidences : qui voudra s'y exercer, y pourra reüssir ; i'en ay fait expres la proposition pour ceux, qui sont amateurs de ces nouueautez, & qui ne se contentans pas de ce qui est dans les liures, s'estudient à l'accroissement des sciences & des arts, par le trauail, & les diuerses experiences, qu'ils font, sur ce qui a desia esté trouué par les autres.

Fin du troisiesme Liure.

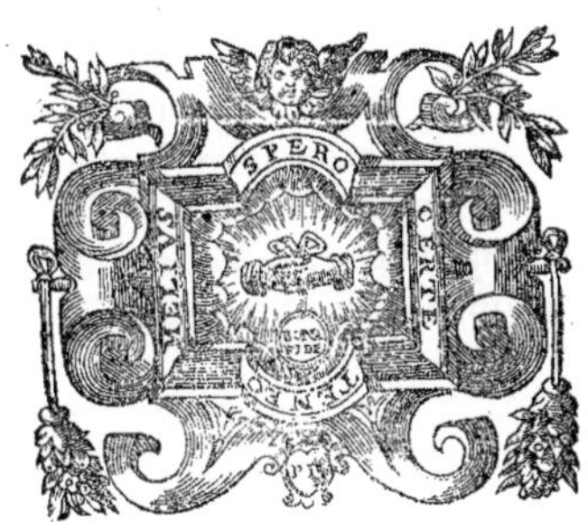

LE
QVATRIESME LIVRE
DE LA
PERSPECTIVE
CVRIEVSE.

Auquel il est traicté de cette merueille de Dioptrique inuentee en nos iours, par laquelle, sur le plan d'vn tableau, où seront descrites plusieurs figures ou pourtraits dans leurs iustes proportions, on en peut faire veoir vne autre differente de toutes celles qui sont au tableau, aussi bien proportionnée, & semblable à quelque objet ou pourtrait donné.

AVANT-PROPOS,
SVR LE SVIET ET L'ORDRE DE CE LIVRE.

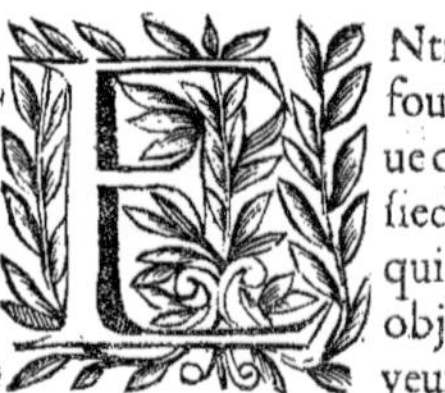

Ntre les vtilitez & les contentemens, que nous a fourny la Dioptrique de temps en temps, ie trouue qu'elle a donné deux rares inuentions à nostre siecle; la premiere est de ces lunettes à lógue veuë, qui nous approchent & grossissent tellement les objets les plus petits, & mis hors la portee de nos yeux, qu'il nous semble les toucher au doigt, & les veoir, aussi distinctement: que s'ils estoient attachez au bout de ces lunettes; ce qui a depuis causé vn grand diuertissement à vn chacun, & vne satisfaction particuliere aux esprits curieux de l'Astronomie, qui s'en sont seruis comme d'vn moyen, pour accroistre leurs cognoissances, & y ont si bien trauaillé, qu'entre-autres merueilles qu'ils nous ont descouuert dans le Ciel, qui nous estoient au parauant incogneuës, ils ont apperceu autour de Iupiter de nouueaux planetes, qu'ils ont appellé gardes de Iupiter, & ont recogneu que Venus aussi bien que la Lune auoit son croissant & son decours, comme ie l'ay remarqué plusieurs fois moy-mesme en plein iour, par le moyé de ces lunettes.

Et cette

Et cette inuention a esté graces à Dieu assez bien cultiuee depuis sa naissance, en sorte que beaucoup de bons esprits & sçauans hommes on fait plusieurs belles speculations & diuerses experiences sur ce sujet pour la perfectiôner, cóme Galilee, Daza, de Dominis, Kepler, Sirturus, qui en ont escrit la pluspart, & tout fraischemét Monsieur des Cartes, lequel en sa Dioptrique, outre la Theorie qu'il explique scientifiquement, nous a encore fait part de pratiques tres-vtiles & extraordinaires sur ce sujet, dont nous esperons veoir d'admirables effets, en bref, par le moyen de Monsieur Ferrier, qui a entrepris d'y trauailler. Et de vray, si quelqu'vn est capable de reüssir en ce trauail de nouuelle inuention, il faut auoüer que cela luy appartient, puis qu'outre l'excellence de sa main & la grande experience, qu'il a en cette matiere; il a encore vne intelligéce particuliere des secrets de l'autheur : on en peut iugèr par l'eschantillon qu'il a fait veoir à ses amis, qui est d'vne lunette auec vn petit verre hyperbolique, qui distingue & grossit tellement les especes des moindres objets, qu'en ceux mesmes, qui pour leur petitesse eschapperoient aux yeux les plus perçans, il y fait remarquer des particularitez, qui nous font dire que non seulement nous receurons vn grand contentement de cette sorte de lunettes, mais encore de grands auantages, pour faire de nouuelles descouuertes en la science des choses naturelles, ayans le moyen de discerner les moindres parties de chasque sujet, & nous desabuser de beaucoup d'erreurs que commettent nos sens, pour n'estre pas assez subtils.

Mais pour parler de ce qui est principalement de nostre sujet; l'autre merueille, que nous a produit la dioptrique, est celle, qui par le moyen des verres ou crystaux polygones & à facetes, fait veoir, comme ie l'ay exprimé au titre de ce liure, en vn tableau, où on aura figuré 15 ou 16 pourtraits tous differents, & bien proportionnez, vne nouuelle figure differente des autres, aussi bien proportionnee & semblable à quelque objet proposé, laquelle inuention pour sembler en quelque façon moins vtile que la premiere, n'est pourtant pas à mespriser, puis qu'elle fournit aux curieux vn agreable diuertissement, & qu'on se laisse tromper de la sorte auec contentement.

C'est pourquoy, personne n'en ayant encore rien escrit, autant que i'ay pû descouurir, ie me suis resolu, de mettre au jour ma methode dont ie me sers, auec quelques maximes sur ce sujet prises des obseruations, que i'ay faictes en trauaillant, que i'insereray çà & là dans les propositions, selon l'occasion qui s'en presentera; ie la peus bien dire mienne : car encore que la premiere inuention ne soit pas de moy, & qu'il y ait eu quelques personnes qui ayent fait de ces figures deuant moy, & particulierement le R. P. Du lieu, à Lyon, qui y a le premier bien reüssi, que ie sçache (homme sçauant non seulement en ces parties de Mathematique, mais encore profond és sciences de Philosophie & Theologie, scholastique & positiue :) Ie peux neantmoins asseurer auec verité, que ie ne tiens la methode dont ie me sers, & que i'explique en ce liure, que de mon inuention, quoy que i'aye ouy dire, que quelques-vns, à qui mes ouurages, qui ont assez bien reüssi graces à Dieu, ont peut-estre donné autant d'emulation & d'enuie, que les autres en ont receu de satisfaction & de contentement, se soyent vantez que ie la tiens d'eux : mais c'est s'arrester sur peu de chose, le principal est d'y bien reüssir, voyons comme on le pourra faire.

Quant à moy ie tiens pour tres-difficile, que ie ne die impossible, d'y proceder Geometriquement : car outre que la nature & les principes de la refraction, ne nous sont pas encore bien cognus ; de plus la diuersité des matieres, comme de verre, de crystal artificiel, & de celuy de montagne ; l'irregularité de la figure, que donnent les ouuriers à ces crystaux, nous obligent à suppleer par discretion & par mechanique, ce qui ne peut pas suiure la rigueur d'vne demonstration Geometrique : ceux qui en trauailleront recognoistront assez, que l'inegalité des plans & la differente inclination qu'ils ont les vns aux autres, requiert qu'on y procede de la sorte, cela supposé.

D'autant qu'il y a plusieurs obseruatiõs à faire en ce sujet : pour y proceder auec vn meilleur ordre, & rendre la methode plus facile, nous la distinguerons en plusieurs propositions particulieres, apres auoir faict vne briefue declaration des figures contenuës en la vingt-troisiesme planche.

La soixante-septiesme represente la machine toute entiere, sur laquelle on dresse ordinairement ces figures, qui est faicte de deux ais joints ensemble par leurs extremitez à l'equiere ou à angles droits, en sorte que l'vn demeurant de niueau ou parallele à l'horison, l'autre luy est perpendiculaire, qui est encore accompagné d'vn plus petit, ou plus leger, que nous supposons S T V X, & est le plan de la peinture, & se coule par dessus l'autre, au moyen de deux plates bandes ou moulures, auec des feüillures dessous, mises de part & d'autre, en sorte qu'il se puisse oster & remettre quand on voudra : nous l'auons pource representé, comme à demy tiré. Le petit canal R Q, est le tuyau, où s'enferme, vers l'extremité Q, vn verre polygone semblable à la soixante-quatriesme ou soixante-cinquiesme figure, ou de quelqu'autre sorte, en la façon qu'il se veoit figuré en grand, en la soixante-sixiesme figure, sur la mesme planche : où le profil du premier de ces verres, A B C, montre sa constitutió en la lunette, & D le poinct de veuë, qui est vn petit trou d'aiguille fait au milieu d'vn carton, ou de quelque petite l'ame de matiere solide, qui couure toute cette extremité : En la soixante-septiesme figure, c'est le poinct R. Il reste la soixante-huictiesme qui n'est autre chose, qu'vne baguette inseree dans le trauers d'vne petite regle E F, qui nous doit seruir à regler les endroits & espaces du tableau, on doit estre comprise la figure, comme nous dirons tantost.

PREMIERE PROPOSITION.

Expliquer la maniere de tailler & polir les verres & crystaux polygones
ou à facettes, de quelle forme on voudra.

ON les peut tailler & polir en la mesme façon, qu'on taille &
polit les rubis auecque la rouë d'acier & la poudre d'emeril; particulierement les crystaux de roche, qui sont plus durs, & par ce moyen
on les pourra rendre plus reguliers en leurs angles & en leurs plans, en
les ajustant par le moyen du quadrant.

Mais pour autant que la commodité de ces machines ne se rencontre pas tousiours à propos, quand on en a affaire, & que d'ailleurs chacun
n'a pas assez de curiosité pour faire tailler des crystaux de roche de la façon, veû qu'en effet on s'en peut bien passer, & qu'il s'en fait de crystal
artificiel, lesquels, pour estre taillez plus facilemenr & à moindres frais,
ne laissent pas de seruir autant, & reüssir aussi bien en ces artifices, que les
premiers; pour cei'ay voulu donner icy la maniere de les preparer, qui
est telle; laissant à part la matiere, dont ils sont composez, car nous ne
voulons pas aller chercher si loin.

Soit fait vn modelle de cire, d'argille, de platre ou de quelqu'autre
matiere semblable, de la mesme figure, grandeur & espaisseur, que
vous voulez auoir le cristal, par exemple, comme la soixante-quatriesme figure: qui represente vn de ces crystaux tout plat d'vn costé, & de
l'autre, par où il est bossu, ayant seize faces : huict pentagones irreguliers
tout autour du bord exterieur, & autant de trapezes qui aboutissent à
former vn angle solide au milieu, comme en pointe de diamant : ce modelle estant endurcy, faictes en le creux, comme si vous l'enfonciez par
la pointe en quelque morceau de cire molle, en sorte qu'il y laissast sa fi-
figure bien emprainte ; ce que vous pouuez faire facilement, si apres
auoir fait ce modelle de cire semblable à la soixante-quatriesme figure,
ou de quelle autre forme vous voudrez, vous le jettez puis apres de
metail ; car sur ce modelle de metail vous pourrez tirer non seulement
des creux de cire molle, mais encore de souffre fondu, qui viennent tres-
nets ; & sur ce creux on en fera vn semblable de leton, rosettes ou quelqu'autre metail, capable de resister à la chaleur du crystal fondu, auquel
creux s'imprimeront & figureront puis apres les crystaux, comme
on les desirera, en sorte qu'il ne restera plus qu'à les perfectionner,
& polir.

Or pour les auoir beaux, & qu'ils ne causent point de fautes & de
difformitez és peintures, pour lesquelles ils seront employez, à raison
de quelque defaut, qui seroit en la matiere ; il faut prendre garde, qu'elle
soit extremement claire, sans aucune couleur, & nette des petits grains
de grauier, qui se rencontrent ordinairement en la moins fine : de plus,
pour mettre cette matiere en son creux, & luy faire prendre la forme du

modelle, il ne la faut pas prendre au fourneau auec vne canne ou verge
de fer en la tortillant, mais auec vne cuillier de fer tout au milieu des
vafes, en peine d'vn plus grand dechet, afin qu'eftant mife de la forte
au moule & preffee par deffus auec quelque plaque de fer, elle en pren-
ne exactement la figure, & ne foit point au dedans remplie de tortillons,
qui nuifent à la veuë.

Ces verres ou cryftaux, quand ils fortent des moules & qu'on les a
fait refroidir, pour quelque diligence qu'on y apporte, ils ont toufiours la furface brute & remplie de defauts en fa figure, qui doit eftre
compofee de plufieurs plans inclinez les vns aux autres, comme on
veoit és figures foixante-quatriefme & foixante-cinquiefme : mais on
les reparera & polira de la forte.

Il faut auoir vne platine de fer bien vnie & de niueau, fur laquelle on
mettra premierement du grez ou fablon detrempé, qui aura auparauant
efté paffé par le tamis, afin qu'il ne s'y rencontre point de pierres ou cailloux, qui eftant plus durs que le refte, & que les cryftaux mefmes, les en-
dommageroient. En apres on vfera tous les plans de ces cryftaux l'vn
apres l'autre, en le frottant çà & là fur la platine, en forte que le plan,
qu'on vfera, foit toufiours tenu exactement parallele à la platine : car
autrement, fi on vacille tant foit peu en trauaillant, on emouffera les arreftes & les angles qui doiuent eftre extremement vifs : on vfera doncques tous ces plans de la façon, iufques à tant qu'on les voye, tous ceux
d'vne façon egaux entr'eux, & tous bien applanis : ou il eft a remarquer,
qu'en trauaillant de la forte, le grez ou fable, qui eftoit rude au commencement, s'adoucit tellement qu'il eft capable de donner vn premier
poly à ces cryftaux ; mais ie crois le meilleur d'vfer promptement & ega-
ler leurs plans en renouuellant le fable autant qu'il fera neceffaire, à mefure qu'on recognoiftra qu'il s'adoucit, pour puis apres les polir auec la
poudre d'Emeril, que les plus curieux preparent auparauant, de la
forte.

Ils prennent vne quantité de cette poudre paffee par le tamis, qu'ils
iettent en vn vaiffeau plein d'eauë, laquelle eftant remuee & agitee auec
vn bafton, porte deffus, la partie la plus deliee & plus fubtile de cette
poudre, pendant que la plus groffiere & terreftre va au fonds : il faut
doncques prendre cette eauë & la mettre en vn autre vaiffeau, auec la
partie la plus fubtile de l'emeril, qu'elle contient, & operer en ce fecond vaiffeau, comme au premier ; de maniere que ce qui fera de plus
groffier en cette partie, aille encore à fonds, & la plus fubtil nage fur
l'eauë ; ce qu'on pourra continuer iufques à trois & quatrefois, autant
qu'on iugera à propos.

L'emeril ainfi preparé, la platine & le cryftal foient bien lauez & net-
toyez en pleine eauë, en forte qu'il ne demeure pas vn grain de fable,
ny fur l'vn, ny fur l'autre, & lors vous mettrez fur la platine autant de
cette poudre detrempee en eauë, que vous iugerez à propos, employât
toufiours la plus groffiere la premiere, & referuant la plus deliee pour la

fin,

fin, & sur la platine couuerte de cette poudre vous frotterez les plans du
crystal, de mesme qu'il a esté fait pour les vser, & vous prendrez garde
particulierement, comme nous auons desia dit, à ne point pancher de
costé ny d'autre quád vous frotterez quelque plan, peur d'emousser les
angles & les arrestes, & y procedant de la sorte ils viendront beaux &
bien reguliers.

On pourra neantmoins pour en perfectionner dauantage le poly,
les frotter encore sur vn cuir bien doux auec de la potee, ou chaux d'e-
stain la plus deliee'que faire se pourra, & preparee en la façon que nous
auons dit sur la seconde proposition du troisiesme liure, en traictant du
poly des miroirs de metal.

I'ay dit cy-dessus qu'il faut que la platine, sur laquelle on trauaillera
ces crystaux, soit extremement plate & vnie : car si elle est concaue ou
conuexe, pour peu que ce soit, elle causera de grands defauts aux crystaux, particulierement si elle est concaue ; car par ce moyen les faces ou
plans des crystaux tiendront de la conuexité, qui fera qu'en grossissant
quelques parties de l'objet, ils le rendront difforme : & pourront ces
plans estre mis en tel poinct & telle constitution à l'esgard des parties,
qui s'y doiuent representer, qu'on n'en verra rien qu'en confusion.

<h2 style="text-align:center">PROPOSITION II.</h2>

*Expliquer la façon de disposer le plan, auquel on descrit ordinairement ces
figures, & dresser la lunctte, par laquelle elles sont veuës.*

ENcore que la soixante-septiesme figure en la vingt-troisiesme plá-
che, semble monstrer de soy & representer assez expressement la façon de dresser cette machine ; i'ay neantmoins iugé à propos, pour vn
plus grand esclaircissement à ceux qui n'en ont iamais veu, d'en faire ceste proposition particuliere.

Soient doncques à cet effet pris deux ais & joints ensemble à angles
droits ou à l'equiere, par le moyen de queuës d'arondelles faictes en l'v-
ne de leurs extremitez ; ce sont en la figure soixante-septiesme les deux
ais N G H, & l'autre H K I, qui est dessous S T V X, qui doit estre vn
troisiesme ais plus mince, de la mesme grandeur que celuy qu'il couure,
qui se hausse & baisse, s'oste & remette à discretion, par le moyen d'v-
ne moulure, ou plate bande attachee à chasque bord de l'autre, dans laquelle on le coulera : le tout se veoit assez exprimé en la figure, où cet
ais le plus mince, & qui se peut oster quand on veut, paroist à demy tiré
hors de sa place en S T V X, qui sera destiné pour le fonds du tableau,
auquel on descrira la figure, comme nous dirons tantost : nous adiou-
stons encore au haut, la moulure M L, correspondante à celle des
costez H I, & de l'autre ; afin qu'estant abbaissé & arresté en son lieu il
ait plus de grace, & face le complement du quadre esleué sur le plan.
Cela disposé ; a quelque espace de ce quadre, au milieu du plus grand

ais N G H, lequel on fupofe de niueau & parallele à l'horizon, foient plantees deux petites colomnes, 'chevrons, ou autres fupports d'egale hauteur, en ligne droite vis à vis le milieu du fonds du tableau, pour auoir plus de grace, fur lefquels fera mis vn tuyau compofé en la façon qu'il eft reprefenté plus particulierement en la foixante-fixiefme figure, fçauoir ayant à l'extremité Q, qui eft tournee vers le tableau, vn verre ou cryftal polygone femblable à l'vne des deux figures foixante-quatriefme ou foixante-cinquiefme, ou de quelqu'autre forme, en la conftitution qu'il eft reprefenté en *A B C* de la foixante-fixiefme figure, c'eft à dire, ayant la partie taillee en pointe de diamant tournee vers le tableau: & cette lunette eftant mife en la conftitution qu'on fe fera propofé, foit arreftee fixement fur les petites colomnes, en forte qu'elle ne puiffe tourner en aucune façon, ny decliner d'vn cofté ny d'autre.

Il s'en trouuera peut-eftre quelques-vns, qui demanderont quelles mefures & quelles proportions on doit garder, pour la grandeur de ces ais, l'efloignement de la lunette à l'egard du tableau: & du poinct de veuë au refpect du tableau, & du cryftal mefme, c'eft à dire la longueur du tuyau, où eft enchaffé le cryftal: fur ce ie diray, qu'il n'y a point de mefures, ny de proportions determinees, & que comme és pieces de perfpectiue commune, continuations d'edifices, galeries & parterres, &c. nous reglons noftre deffein & les poincts de la perfpectiue, fuiuant les lieux, où elles doiuent eftre placees, ainfi en cet artifice, il faut eftablir l'efloignement & la grandeur de la lunette, la diftance du poinct de l'œil, fuiuant le fujet qu'on aura à deffeiner & reprefenter: car quelque fois il fera neceffaire d'efloigner vn peu dauantage du tableau, le bout de la lunette où eft le cryftal, pour faire veoir vn objet de plus grande eftenduë; quelquesfois il le faudra approcher vn peu plus, & reculer l'autre extremité, où eft le point de l'œil pour auoir dauátage de place libre en ce qui ne fe veoit point par la lunette, afin de n'eftre pas cótraint dás fon deffein: bref on fera le tuyau de la lunette quelquefois plus long, & quelquefois plus court, felon qu'on voudra que les efpaces, on doit eftre defcrite l'image de l'objet ou figure propofee, foient plus ou moins grands; proches ou efloignez les vns des autres. Ie n'ay pas laiffé pourtant de fpecifier en la foixante-feptiefme figure, qui reprefente cet inftrument, quelque forte de mefures & proportions, lefquelles eftant gardees, on diftinguera & diuifera le plan de la peinture affez commodement pour vn deffein ordinaire, tel que pourroit eftre celuy de la vingt-quatriefme planche, en laquelle fur les figures de douze Empereurs Ottomans, on fait veoir l'image de Louys XIII. noftre Roy Tres-Chreftien, ce qui eft encore reprefenté en petit fur le plan SiT V X, en cette mefme foixante-feptiefme figure. Suppofé doncques qu'on fe ferue d'vn verre ou cryftal polygone, qui foit à peu pres de la grandeur exprimee en la foixante-quatriefme & foixante-cinquiefme figure, comme on les fait d'ordinaire; ie trouue bon de faire le tuyau de la lunette long de huict poulces, la planter fur deux petits fupports chacun haut de fept

poulces

poulces par deſſus le plan N G H , qui eſt long de vingt poulces , & eſt
joint à celuy du tableau eſleué à angles droicts ſur l'vne de ſes extremi-
mitez , qui eſt haut de quinze poulces , & large de quatorze auſſi bié que
ce premier de deſſous.

Ce n'eſt pas qu'on ſoit obligé à ces meſures , veu qu'on les peut
changer , ſelon l'occaſion , comme nous auons deſia dit : de meſme qu'il
n'eſt pas neceſſaire de dreſſer la machine preciſement en la façon , que
nous auons deſcrite : car on peut prendre pour plan de ce tableau quelque mur , ou quelque quadre en vn lambris , attachant la lunette vis à
vis à quelque main de fer, ou autrement, pourueu qu'elle ſoit en ſa deuë
conſtitution , c'eſt à dire , que ſa longueur ſoit petpendiculaire au plan
du tableau : mais ce que nous en auons preſcrit eſt pour vne plus grande commodité : pour faire auſſi que ces pieces reüſliſſent mieux, leſquelles paroiſſent ordinairement defectueuſes, tantoſt d'vn façon , tantoſt
d'vne autre, quand on fait la lunette mobile, parce qu'il eſt bien difficile de la mettre preciſement & ſans varier aucunement , au meſme point
où elle a eſté miſe la premiere fois , ſoit qu'on l'approche ou qu'on l'eſ-
loigne ; qu'on la mette vn peu plus de coſté ou autrement. C'eſt pourquoy ie conſeille de rechef , d'arreſter fixement cette lunette : afin
que le tableau eſtant vne fois bien fait à ce point , paroiſſe touſiours
de meſme.

PROPOSITION III.

*Donner la methode de diuiſer le plan du tableau , & y tracer le plan
artificiel de la figure , ou les eſpaces, auſquels doit eſtre
reduite chacune de ſes parties.*

L A machine eſtant dreſſée & diſpoſée comme nous auons dit , &
que la ſoixante-ſeptieſme figure la repreſente, tant le plan du tableau , que la lunette où eſt enchaſſé le cryſtal polygone ; excepté que
nous deuons icy ſuppoſer le plan S T V X , arreſté en ſa place , & ab-
baiſſé en ſorte que L , ſoit joint de pres à I , & par conſequent l'autre
coſté M , auſſi joint à l'extremité de la moulure du coſté gauche : il faut
prendre vne baguette au bout de laquelle on adjouſtera vne petite regle
en trauers telle qu'eſt en la ſoixante-huictieſme figure E F ; & cette baguette ſera ſi longue, qu'on puiſſe commodement mener çà & là ſur le
plan du tableau la regle, qui y ſera jointe, ayant l'œil au petit trou de la
lunette. Suppoſons doncques pour veoir cecy plus diſtinctement,
que, le fonds, qui nous eſt propoſé, pour y tracer le plan artificiel de
de quelque figure, ſoit en la vingt-quatrieſme planche tout cet eſpace,
qui eſt remply de pourtraits d'Ottomãs, marqué en haut 69 : (Or nous
appellons plan artificiel de la figure , tous les trapezes de lignes ponctuées A B C D E F G H , & les pentagones irreguliers auſſi de lignes
ponctuées I K L M N O P Q, eſpars çà & là en cette ſoixante-neuſieſ-

me figure, à la diſtinction de la ſeptante-vnieſme figure en la meſme
planche, qui eſt compoſee de meſmes parties, mais vnies enſemble, &
qui ne ſont qu'vn plan continu, que nous appellons plan naturel, parce
qu'on y deſcrit au naturel, ce qu'on veut faire veoir au tableau par la lunette, auant que de le reduire par pieces au plan artificiel, & le deſguiſer,
comme nous dirons.) Soit doncques propoſé ce fonds pour y tracer le
plan artificiel, & vne lunette plantee vis à vis de telle longueur & diſtance qu'on iugera à propos, où ſera mis vn verre ou cryſtal polygone
ſemblable à celuy de la ſoixante-quatrieſme figure, & en la meſme conſtitution, qu'il eſt là repreſenté. Il faut s'imaginer que regardant par le
trou qui eſt à l'autre extremité de la lunette, (nous le pouuons appeller
le poinct de veuë) tous les rayons viſuels, qui paſſeront par l'vne des faces ou plans du cryſtal, en ſe rompant iront tomber en quelque endroit
du fonds propoſé, & y deſcriront la figure de la facette, par où ils aurôt
paſſé, plus petite, ou plus grande, ſelon que ce poinct de veuë ſera pres
ou eſloigné du tableau : de ſorte que les rayons viſuels ſe rompant di-
uerſement par toutes les facettes, deſcriront ſur le plan autant de figures
qu'il y a de facettes au cryſtal, & qui leur ſeront ſemblables, toutes eſpar-
ſes çà & là, à cauſe de l'inclination que les faces du cryſtal ont les vnes
aux autres, à peu pres comme vous voyez les trapezes & pentagones irreguliers de lignes ponctuees, qui ſont en la ſoixante-neufieſme figure.
C'eſt pourquoy maintenant il eſt queſtion de trouuer ſur le plan propoſé tous les eſpaces, que deſcriuent les rayons viſuels paſſant par toutes les
facettes.

Pour ce faire auec facilité, on doit premierement eſtablir vn certain
ordre entre les facettes du cryſtal, en ſorte que l'vne ſoit la premiere:
l'autre la ſeconde, l'autre la troiſieſme, &c. comme par exemple ſuppoſons que la ſeptantieſme figure nous repreſente la conſtitution du
cryſtal en la lunette & nous exprime ſes facettes, comme en effet les lignes pleines & apparentes nous le repreſentent aſſez bien (encore que
nous nous deuions ſeruir cy-apres de la meſme figure, pour la conſtruction du plan naturel de l'image) commençant par les huict facettes interieures, qui aboutiſſent au centre & ſont trapezes, nous prenons celle
d'en haut, pour la premiere; celle qui ſuit à main droite, pour la ſeconde;
l'autre d'apres en deſcendant du meſme coſté, pour la troiſieſme, &
ainſi de ſuitte, cóme elles ſe voyent marquees. 1, 2, 3, 4, 5, 6, 7, 8 Apres
ſuiuent celles qui ſont terminees d'vn coſté en dehors de la circonferen-
du cercle A B C D, & ſont pentagones irreguliers, pour leſquelles de
meſme nous eſtabliſſons vn ordre, & auons marqué celle d'en haut à
main droite 9, & les autres en continuant par le meſme coſté, 10, 11, 12
13, 14, 15, 16.

Cela ſuppoſé, on mettra l'œil au poinct de veuë, & auec l'inſtrumét
repreſenté par la ſoixante-huictieſme figure, on trouuera tous les eſpaces du plan artificiel, en menant ledit inſtrument çà & là, ſur le fôds
preparé, iuſques à tant que l'on voye que la ligne E F, qui eſt le bord
de la

de la petite regle, paroisse parallele à quelque arreste de l’vne des facettes; ce qu’estant on reculera ou approchera tant qu’elle paroisse faire iustement vn costé de la facette, & pour lors auec le crayon ou fusin, on
marquera cette ligne le long de la regle : par exemple, supposé qu’il faille trouuer l’espace descrit au plan proposé, par les rayons visuels qui passent par la facette 3, de la septantiesme figure disposee comme nous
auons dit, à l’esgard de ce plan. Ayant l’œil au point, soit mené l’instrument de la soixante-huictiesme figure, sur le plan de la soixante-neufiesme iusques à tant que la ligne E F, paroisse sur le plan, par aupres de la ligne de la septantiesme figure, qui va depuis *b* iusques au centre; ce qui se
fera enuiron vers la facette marquee C, ce qu’estant on tracera le lóg de
la regle E F, la ligne *a b*, qui sera l’vn des costez de la facette C : on fera
de mesme pour tracer la ligne *b c*, autre costé du mesme trapeze, qui exprime *b 3*, de la septantiesme figure; ainsi fera-on sur toutes les facettes
que l’on tracera d’ordre pour se moins broüiller, & on remerquera, que
celles qui sont en la partie superieure du crystal, descriuent leur plan en
la partie inferieure du fonds, ou tableau; & celles de la partie inferieure du crystal, en la superieure du tableau; ainsi celles qui sont à droit le
descriuent à gauche; & celles qui sont à gauche, à droit : c’est pourquoy
dans l’ordre que nous y auons mis, celle qui est la premiere du crystal, &
pource marquee 1, descrira son plan en A; la seconde à droite en descendant sur le crystal, descrira son plan en B, à gauche & en montant sur
le fonds du tableau, & ainsi de toutes les autres, lesquelles estant
marquees en la septantiesme figure, qui les represente, de chiffres 1, 2,
3, 4, 5, 7, &c. sõt au plan du tableau marquees des lettres ABCDEFG,
&c. A, representant la premiere; B, la seconde; C, la troisiesme, & ainsi
de suite. On   ra de cette façon tout ce qui est compris de lignes
droictes : mais d’autant que les pentagones irreguliers ont l’vn de leurs
costez circulaires; pour le tracer plus precisemét, on obseruera premieremét auec la regle, cóme on a fait du reste, deux poincts par où doit passer
cet arc de cercle qui fait l’vn de leurs costez, qui sera par exemple *e f*, au
pentagone irregulier ou facette K; puis ouurant le compas commun de
la longueur de la ligne R V, entre la septantiesme & septante-vniesme
figure au bas de la stampe, laquelle ligne sera dressee & diuisee, comme
nous dirons tantost : le compas, dis-ie, estant ouuert de cette grandeur, on
mettra l’vne de ses iambes successiuement au poinct *e*, & au poinct *f*, &
on descrira les deux arcs de cercle, qui s’entrecouperont au poinct *g*, duquel comme centre & de la mesme ouuerture de compas, on descrira l’arc
f e, qui sera le costé circulaire requis du pentagone irregulier, qui represente au tableau la facette 10, de la septantiesme figure : il est encore exprimé de mesme, au pentagone irregulier P, qui represente la facette
quinziesme de cette mesme septantiesme figure.

On pourra encore, & peut-estre plus commodement pour quelques
vns, trouuer ces espaces du plan artificiel, par le moyen d’vne seule pointe de fer attachee au bout de la baguette au lieu de regle : car auec cette

K

pointe de fer on peut marquer sur le plan tous les angles de ces facettes & tirer des lignes de l'vn en l'autre, comme par exemple, apres auoir obserué, que la pointe estant en *b*, sur le fonds du tableau, paroist par l'vn des angles de la facette du crystal, & qu'estant en *c*, elle est veuë par vn autre angle de la mesme facette, que nous supposons la troisiesme, on n'aura qu'a tirer la ligne *bc*, & ainsi de toutes les autres.

COROLLAIRE.

Ie sçay bien qu'il y en a quelques-vns, qui croient qu'on peut encore trouuer ces espaces par le moyen de la lumiere du soleil ou d'vne chandelle; mais s'ils veulent prendre la peine d'y trauailler, l'experience leur fera cognoistre que cette methode est faillible, tres-incertaine & ne peut reüssir à rien de bien; veu principalement qu'elle ne suppose aucun point de veuë determiné en se seruant de la lumiere du Soleil: & si dauanture on en arrestoit & determinoit vn precisement, comme nous faisons en y procedant par la methode proposee, quelque lumiere que ce fut ne produiroit nul effet par vne ouuerture telle que nous la faisons, qui n'est que le trou d'vne aiguille; ce qui seroit neantmoins necessaire, c'est à dire que la lumiere passant par cette petite ouuerture, peust marquer les espaces sur le plan, puisque l'artifice, pour estre bien regulier & produire son effet dans vne grande iustesse, ne permet pas qu'on en fasse vne plus grande: la raison nous le dicte & l'experience le confirme; car ce poinct estant vne fois estably, si vous le transferez seulement de la largeur de trois lignes; la peinture qui paroissoit auparauant bien & deuëment proportionnee, ne sera plus que confusion: c'est pourquoy ie ne conseillerois à personne de s'en seruir, s'il ne veut à plaisir perdre son temps & sa peine.

PROPOSITION. IV.

Construire le plan naturel de l'image ou figure, la descrire audit plan, & en faire la reduction au plan artificiel, en sorte qu'estant veuë par la lunette, elle y paroisse semblable & aussi bien proportionnee, qu'au plan naturel.

Nous auons des-jà distingué le plan naturel & artificiel de la figure, & declaré ce que nous entendons par l'vn & l'autre. Le plan artificiel estant donc dressé & les espaces trouuez, cóme nous auós dit en la precedente proposition, & qu'il est representé en la soixante-neufiesme figure: il faut sur iceluy, selon les mesures & la quantité des espaces qui le composent, construire le plan naturel en cette sorte. Soit prise au plan artificiel auec le cópas la lógueur de l'vn des plus gráds costez de quelqu'vn des trapezes, cóme du costé *ab*, du trapeze C, laquelle grádeur sera

mise

mise à part, sur vne ligne droicte, comme sur R V, depuis R, iusques à
S: soit encore prise auec le compas, au mesme trapeze, ou à quelqu'autre semblable, la distance depuis l'angle de la pointe *a*, iusques à son
opposé *c*, & soit aussi mise cette distance sur la mesme ligne droite R V,
& sera R T, puis ajoustez sur la mesme ligne droite en continuant depuis T, vers V, la grandeur de l'vn des plus petits costez des pentagones
irreguliers, comme *d e*, costé du pentagone K, & sera T V, en la ligne
R S T V, sur laquelle on prendra toutes les mesures du plan naturel: &
premierement on descrira en la septantiesme figure le cercle A B C D,
dont le demy-diametre sera egal à toute la ligne R V, duquel cercle on
diuisera la circonference en huict parties egales és poincts 9, 10, 11, 12,
13, 14, 15, 16, & par chacun des poincts de cette diuision on tirera des
diametres de lignes occultes 9, 13: 10, 14: 11, 15: 12, 16: & apres on portera auec le compas la grandeur R T, sur tous ces diametres, depuis le
centre vers la circonference és poincts 1, 2, 3, 4, 5, 6, 7, 8: ce qu'estant fait
on descrira vn plus petit cercle occulte, equidistant & concentrique au
premier, dont le demy-diametre sera de la grandeur R S, & ce cercle
se trouuera diuisé en huict arcs ou parties egales au dessous des points
1, 2, 3, 4, 5, 6, 7, 8, par les diametres mesmes, qui diuisent le grand, lesquelles parties ou arcs de cercles seront encore diuisez, chacun en deux
parties egales és poincts *a b c d e f g h*, qui seront conjoints, chacun à son
opposé par des diametres apparens comme *a e*, *b f*, *c g*, *d h*, & seront joints
aussi de lignes apparentes les poincts 1 *a*, *a* 2, 2 *b*, *b* 3, & les autres tout
autour, qui formeront les trapezes du milieu & les pentagones irreguliers de l'exterieur, comme il se veoit en la figure, où ce qui est tracé de
lignes apparentes est le plan naturel requis: le reste qui n'est que de lignes ponctuees n'estant que pour seruir à sa construction: c'est pourquoy nous l'auons descrit à part en la septante-vniesme figure de seules
lignes ponctuees, afin d'y mieux discerner & distinguer les parties de la
figure ou image, qui y sera desseinee.

Maintenant on y peut figurer tout ce qu'on voudra pour estre en
apres transferé & reduit au plan artificiel; mais il faut que ce qu'on y
desseinera, soit compris & terminé tout autour, de la circonference du
cercle, qui borne ce plan, comme en la septante-vniesme figure le
portrait, qui y est depeint.

Quant à la reduction de la mesme figure ou portrait au plan artificiel; il faut supposer ce que nous auons desia dit, que l'ordre & la situation des facettes, en ce plan est tout a fait contraire à celle du plan naturel: en sorte que la facette A, du plan artificiel, represente la premiere
marquee 1 du plan naturel en la septante-vniesme figure: & le trapeze
B, du plan artificiel represente la seconde facette du plan naturel marquee 2, & ainsi de suitte, comme elles se veoient marquees, auec mesme
ordre par les lettres A B C D E F G H I K L M N O P Q, au plan artificiel, que
par les chiffres 1, 2, 3, 4, 5, 6, 7, 8, 9, 10, 11, 12, 13, 14, 15, 16, au plan naturel.
Ce qu'estant supposé, il ne faut que descrire és trapezes & pentagones

irreguliers du plan artificiel les parties de l'image, qui se trouuent au plan naturel comprises és trapezes & pentagones irreguliers qu'ils representent : comme par exemple; l'œil droit, vne partie du gauche & du nez de la figure à reduire, se trouuans compris au plan naturel en la septante-vniesme figure, au premier trapeze marque 1; il faut reduire la mesme partie de l'image ou portrait, au plan artificiel, dans le trapeze marqué A, qui represente ce premier, comme il se veoit fait : ainsi l'autre partie de l'œil gauche & le contour du visage, se trouuant au trapeze 2, du plan naturel, il faut reduire cette partie au plan artificiel, dans le trapeze marqué B, qui le represente; & de mesme en va-il de toutes les autres parties, en sorte que s'il se trouue quelque trapeze ou pentagone irregulier au plan naturel, qui soit tout à fait vuide, & qu'il n'y entre aucune partie de la figure, il doit aussi demeurer vuide au plan artificiel, comme les pentagones irreguliers K & P, qui representent ceux du plan naturel marquez 10 & 15.

COROLLAIRE I.

Encore que la methode enseignee en cette proposition, semble estre particuliere pour cette sorte de crystaux polygones ou à facettes, que nous y mettons en vsage, & qui est representee par la soixante-quatriesme figure en la vingt-troisiesme planche : on peut neantmoins faire le mesme à proportió sur toutes sortes de verres & crystaux polygones, de quelque forme ou figure qu'ils soient taillez, pourueu qu'on ait au prealable bien obserué & marqué tous les espaces du plan artificiel en la façon que nous auons dit en la precedente proposition.

Pour veoir cecy plus clairemét & faciliter l'vsage de cette methode aux moins experimentez, i'en ay mis vn secód exemple en la vingt-cinquiesme & derniere planche, où i'ay dressé vne de ces figures, sur vne autre sorte de crystal polygone representee en la vingt-troisiesme planche, par la figure soixáte-cinquiesme. Ce crystal a autant de plans ou facettes que le premier, & luy est aussi semblable quant aux facettes exterieures, qui sont huict pétagones irreguliers; pour les interieures : elles sonr differentes, car ce sont quatre quarrez & autát d'hexagones irreguliers. Supposant dócques le plan artificiel dressé & les espaces marquez, comme en la figure septante-deuxiesme les hexagones & quarrez de lignes ponctuees A BC DEFGH, & les pentagones IKLMNOPQ; il faut sur la grandeur de ces espaces cóstruire le plan naturel, prenát, pour dispositió, auec le cópas, sur quelqu'vn des hexagones irreguliers, comme sur celuy qui est marqué C, la distance depuis la pointe a, iusques à b, & la mettant sur vne ligne droite à part, comme R S, sur la ligne R X; de mesme auec le compas soit encore sur le mesme hexagone ou vn autre semblable, prise la distance $a c$, & transferee sur la mesme ligne, depuis R, iusques à T; de mesme soit faict de la distance $a d$ qui sera R V, sur ladite ligne, au bout de laquelle on adioustera encore la grandeur de l'vn des

plus

plus petits coftez de quelque pentagone irregulier , comme en la precedente figure, & fera la grandeur de ce cofté V X, qui terminera la
grandeur de la ligne R X, fur laquelle on fera le plan naturel requis, en
traçant premierement, comme il fe veoit en la feptante-troifiefme figure, le cercle A B C D, dont le demy-diametre foit egal à la ligne R X,
toute entiere : & la circonferéce de ce cercle eftant diuifee en huict parties ou arcs efgaux, on tirera de chafque poinct de la diuifion à fon oppofé des diametres de lignes occultes 9, 13 : 10, 14 : 11, 15 : 12 , 16 : fur lefquels depuis le centre vers la circonference de part & d'autre , on tranf-
portera la grandeur R V, és poincts 1, 2, 3, 4, 5, 6, 7, 8 : & fur les deux
A C, B D, on marquera encore depuis le centre vers la circonference de
part & d'autre la grandeur R S, és pnincts *iklm* : ce qu'eftant fait foit
tracé vn plus petit cercle occulte equidiftant & cócentrique au premier,
donc le demy-diametre foit egal à la ligne R T, & ce plus petit cercle
fe trouuera diuifé en huict parties egales au deffous des poincts 1, 2, 3, 4,
5, 6, 7, 8 , par les mefmes diametres qui diuifent le plus grand : lefquelles huict parties ou arcs de cercle feront encore diuifez chacun en deux
egalement és poincts *abcdefgh*, qui feront conjoints aux nombres
par le moyen de lignes droictes tout autour 1 *a*, *a*2 , 2 *b*, *b*3, &c. qui formeront les pentagones irreguliers de l'exterieur. Pour les quatre hexagones & quatre quarrez de l'interieur de la figure , ils fe formeront en có-
joignant les poincts *il*, & *km*, de lignes apparentes, & tirant encore des
lignes droictes apparentes de *i*, en *a* & en *b* : de *k*, en *c* & en *d* : de *l*, en *e*
& en *f* : de *m*, en *g* & en *h* : Et pour lors le plan naturel fera tout dreffé, & diuifé, lequel on peut mettre au net, comme il fe veoit en la
feptante-quatriefme figure auec le portrait de N. S. P. le Pape Vrbain
V I I I. à prefent feant en la chaire de S. Pierre, duquel portraict les parties comprifes en chacune des facettes fe veoient reduites au plan artificiel , conformement à ce que nous auons dit en la propofition fur la
planche precedente; ayant auffi gardé le mefme ordre pour les chiffres
1, 2, 3, 4, 5, &c. du plan naturel, & les lettres A B C D E &c. de l'artificiel : c'eft pourquoy nous ne dirons rien dauantage de cette reduction.

COROLLAIRE II.

Il y en a , qui apres auoir dreffé le plan artificiel & marqué fes efpaces : pour conftruire le plan naturel, coupent des petits morceaux de papier ou carton conformes à ces efpaces du plan , lefquels puis apres ils
ajuftent enfemble, de forte qu'ils ne faffent qu'vn plan comme continu,
pour deffeiner deffus leur figure , & tranfporter puis apres les parties,
qui fe rencontrent fur ces petits morceaux de papier, és efpaces du plan
artificiel, qui les reprefentent.

D'autres coupent les images mefmes de la forte & en appliquent les
pieces fur le fonds preparé, chacune felon la difpofition qu'elle y doit

auoir pour produire l'effet pretendu. Mais pour moy i'estime qu'il est
difficile de reüssir à faire quelque chose de parfait par cette voye: car
pour l'ordinaire les facettes de ces crystaux estant inegales, les espaces,
comme les trapezes, pentagones & hexagones irreguliers, marquez au
plan artificiel seront aussi inegaux, ce qui fera qu'on ne pourra bien aju-
ster ce plan de pieces rapportees, ny faire dessus vn dessein sans inter-
ruption: & si vous prenez des images toutes faictes & que les coupiez
de la sorte, pour en appliquer les pieces sur le fonds, outre que vous aurez de la peine à desguiser vostre figure, & en cachant l'artifice, faire paroistre vne peinture bien ordonnee, toute differente de ce qui se doit
veoir par la lunette, comme nous allons enseigner, il se rencontrera
quelquesfois, que la facette par laquelle on verra quelque partie de l'objet, sera tellement defectueuse, qu'on sera contraint en ragreant de faire des difformitez à dessein, pour faire veoir quelque chose de parfait: ce
qui ne se peut faire si vous ne reduisez vostre dessein, comme nous
auons dit, és espaces du plan mesme.

PROPOSITION. V.

Les parties de la figure ou image estant reduites és espaces du plan artificiel,
les desguiser de sorte qu'en cachant l'artifice de la construction, on fasse
que la peinture estant veuë directement represente chose toute
differente de ce qui s'y doit veoir par la lunette.

IVsques icy nous auons descrit & enseigné la methode de la construction de ces figures, en sorte que les parties de la figure ou image
estant reduites & dispersees çà & là au plan artificiel, selon la disposition requise à cet effet: en regardant par le point de veuë à l'extremité
de la lunette, on verra toutes ces parties se rassembler & reünir en vn
mesme plan continu, sans confusion, & l'image bien proportionnee &
semblable à celle qui aura premierement esté desseinee au plan naturel.

Mais si nous ne desseinons au plan du tableau, que les seules parties de l'objet ou de la figure, qui sont reduites és espaces du plan artificiel, comme és trapezes & pentagones de la soixante-neufiesme figure: outre qu'on en recognoistra facilement l'artifice, voyant toutes
les parties descrites au plan, estre bornees par des figures semblables aux
facettes du verre ou crystal polygone; il sera encore de mauuaise grace,
de veoir, par exemple, vn visage coupé en sept ou huict pieces, ses parties separees & esparses çà & là, dans le desordre & la confusion. C'est
pourquoy, afin de rendre l'artifice plus admirable; il faut faire que le tableau estant regardé directement & hors la lunette, represente vne peinture bien ordonnee & toute differente de ce qu'on y doit veoir par la lunette, en sorte neantmoins que l'vn & l'autre conuienne en vn mesme
dessein, comme pour signifier ou representer ce qu'on se sera proposé.

Cecy se rendra plus intelligible par l'exemple qu'on en peut veoir en la soixante-neufiesme figure, où apres auoir fait la reduction des parties de l'image ou portrait de nostre Roy Tres-Chrestien Louys XIII. descrit au plan naturel 71 : apres dis-je, auoir fait la reduction de toutes ses parties és espaces du plan artificiel ; pour remplir le vuide que laissent ces espaces, nous auons fait de chacune de ces parties, vn autre portrait entier different de ce premier, appropriant, par exemple, sur le trapeze A, où sont enfermez l'œil droict, le nez, & vne partie de l'œil gauche, & dessinant au tour, ce qui reste pour l'accroissement d'vn portraict entier : ainsi pour tous les autres : & quelquefois si l'on n'a pas assez d'espace pour faire vn portraict entier à chasque facette, comme il se rencontre assez souuent, à raison de l'irregularité des crystaux, & de la diuersité de l'inclination de leurs plans ou facettes ; on peut faire que les parties comprises en deux de ces espaces conuiennent en vne mesme figure ou portrait, comme il se veoit en la mesme planche és trapezes B & C, ou la partie des cheueux du portraict reduite en C, est appropriee à former le pennache de la figure faicte sur le trapeze B ; le mesme se veoit encore és trapezes H, G, qui sont vis à vis ceux-cy de l'autre costé de la stampe.

Le tout estant disposé de la sorte, il est certain que la peinture aura beaucoup plus de grace, & l'artifice en sera dauantage estimé : mais encore plus si l'on se forme quelque dessein pour la signification de cette peinture, ce qui se peut remarquer en la vingt-quatre & vingt-cinquiesme planche és figures soixante-neufiesme & septante-deuxiesme : la premiere desquelles est à peu pres la coppie, au moins le dessein d'vn tableau que ie traçay & fis peindre il y a 2 ou 3 ans, & qui se garde encore à present en la Bibliotheque de nostre Conuent de la place Royale à Paris. Ce tableau dressé en la façon, que nous auons dit en ce liure, estant veu directement, represente vne quinzaine d'Ottomans vestus à la Turque, la plus part au naturel tirez d'vn liure intitulé *Icones Sultanorum* : & quand on vient à regarder par la lunette, au lieu de ces Ottomans, on ne veoit plus, que le portrait de sa Majesté Tres-Chrestienne tres-bien fait, ressemblant & vestu à la Françoise, encore qu'il se compose de plusieurs pieces des autres portraits, qui se ramassent & s'vnissent ensemble, pour le former tel qu'il se veoit.

Ce dessein est fait à propos de la Prophetie, au moins tenuë telle, par ceux, à qui elle a esté donnee, que Mahomet laissa autresfois à ses successeurs. Leur recommandant de ne iamais offencer la Monarchie Françoise ; parce que leur empire ne seroit iamais ruiné que par la puissance de quelqu'vn de ses Roys. Sur ce voulant montrer que l'honneur de cette conqueste n'appartient point à d'autre qu'à Louys le Iuste, nous faisons que la plus part de ces Empereurs en ce tableau luy rendent hommage, en sorte qu'ils contribueut chacun quelque partie de soy pour former son image, comme s'ils se despoüilloient eux-mesmes pour honorer son triomphe : d'où vient qui si auec le doit ou quelque petite ba-

guete où touche l'œil droict de celuy qui est au trapeze A, il semblera à ceux qui regarderont par la lunette, qu'on touche l'œil droict du
Roy ; ainsi mettant la baguete sur le bout du nez de l'autre qui est au trapeze B, il semblera encore que ce soit le nez du Roy, duquel le portrait entier tel qu'il est descrit en la septante-vniesme figure se veoit
par la lunette au milieu du tableau, au mesme endroit où est figuré celuy d'Amurath quatriesme, à present Empereur, comme s'il le debou-
toit de son Thrône, & prenoit desia possession de son Empire.

Quelqu'vn me dira que ces pensees tiennent de la fiction ; mais, outre qu'elles sont pour les Peintres ausquels il a esté permis de tout temps
d'en vsurper de semblables pour exprimer des veritez.

— — pictoribus atque poëtis
Quid libet audendi semper fuit æqua potestas.

Encore deuons nous croire, que si quelque Prince entre les fidelles doit
effectuer ce noble dessein ; l'honneur & la gloire en appartiennent à
celuy, qui porte le nom de Tres-Chrestien & de Iuste tout ensemble &
qui pour ce a establi son Empire sur le fondement inebranlable de la
pieté & de la religion.

A ce propos, vn mien amy, à qui i'auois fait veoir le tableau & declaré mon dessein, entrant en ma pensee fit parler cette peinture muë-
te par vne douzaine de vers, qui me semblent assez à propos pour le sujet, c'est pourquoy ie les rapporteray icy ; encore que peut-estre ils ne
soient pas tant dans la politesse qu'on pourroit desirer : il escriuit doncques au dessus d'vne machine semblable à la soixante-septiesme figure,
qui portoit vn tableau semblable à la soixante-neufiesme.

Que va representant cette plate peinture ?
Tu le veois curieux, & ne le cognois pas ;
Tu veois des Ottomans, & souz leur portraiture
Vn visage est caché, qui ne se montre pas :
Si tu le veuz cognoistre, mets l'œil à l'ouuerture
De ce petit canal, & tu recognoistras
Du Monarque François la naifue peinture,
Qui doit des Ottomans l'Empire mettre à bas ;
Qui fera des Croissans de la race infidelle
De ces Mahometans, surgir les Fleurs de Lis
De nos Roys Tres-Chrestiens, que la France fidelle
A tousiours recogneu du ciel les fauoris.

Il me seble que ie ne dois nô plus obmettre en ce lieu quelques Anagrâ-
mes, qui me furent enuoyéz, il y a quelque téps, sur ce sujet ; puis qu'ils
viennent d'vn des grands Genies que nous ayons auiourd'huy, particulierement en cette matiere, & qui y a fait des merueilles, qui surpas-
sent tout ce que s'en peuuent imaginer, ceux qui ne les ont pas veuës.
Pour moy, s'il m'est permis de faire cette digression, pour l'estime que
ie fais de ses outrages, ie diray que ie me suis estonné de veoir entre ses
mains sur ce seul verset du Pseaume 60. A FINIBVS TERRÆ AD

TE CLAMAVI, DVM ANXIARETVR COR MEVM, IN
PETRA EXALTASTI ME, vingt-cinq ou trente eloges tous differents sur les faicts heroïques de sa Majesté Tres-Chrestienne, particulierement touchant la prise de la Rochelle & la reduction des rebel-
les ; tous en forme d'anagrammes , compris des mesmes lettres qui
composent le verset sans aucune augmentation , diminution , ny chá-
gement : il me souuient du premier, qui peut estre l'eschantillon de tous
les autres & est tel. LVDOVICVS XIII. FRANCIÆ ET NA-
VÁRRÆ REX REM, ET SVMME ALTAM TANDEM PA-
TRÁBIT. Mais ce qui me fit admirer dauantage la puissance de son
genie, ce fut de veoir chacun de ces Eloges reduit en vn distique d'hexa-
metre & pentametre, sans augmentation, diminution ny changement
de lettres non plus qu'en la prose. De plus on m'a dit qu'il auoit fait sur
le nom du Roy de la Grande Bretagne, quatre cens Anagrammes , chacun desquels est decisif d'vn poinct des Controuerses qui sont entre
nous & ceux de la Religion pretenduë reformee. C'est Monsieur Billon
Aduocat au Parlement d'Aix en Prouence ,lequel ayant veu entre les
mains de Monsieur Gratian Conseiller du Roy & Thresorier de France en la Generalité de Marseille, quelques-vnes des figures de mon liure, que ie luy auois enuoyees , parce qu'il est homme curieux, & qui
prend ses diuertissemens dans les merueilles de la perspectiue ; & sçachant qu'elles faisoiét partie d'vn liure, que ie deuois mettre au iour incontinent apres , il me fit l'honneur de m'enuoyer quelques Anagrammes sur mon nom, prenant pour sujet quelques desseins compris en ces
figures, dont il auoit veu les originaux à Paris entre mes mains. Sur celuy
de la vingt-quatriesme planche, où sont figurez ces Empereurs Ottomans, qui forment le portrait du Roy.

FRATER IOANNES FRANCISCVS NICERONVS.

Anagrammatismus.

RARVS FERIENS TVRCAS , ANNON CONFICIES?

Distichon.

Vt RARVS FERIENS TVRCAS Lodoicus iniquos :
   AN NON CONFICIES , vt Lodoicus, eos?

Ce premier dessein ne porte qu'vn souhait que peuuent auoir les vrais
Catholiques & bons François de veoir leur Religion & l'Empire du
Iuste establis sur ces infidelles : mais l'autre qui suit est inuenté pour
montrer vne verité du present.

   C'est la septante-deuxiesme figure en la vingt-cinquiesme planche,
où sont descrits les vrays portraits de plusieurs Papes illustres en saincteté & doctrine , laquelle figure est le dessein d'vn tableau de mesme construction que le premier , sur vn crystal polygone de differente figure.
Ce tableau dressé de la sorte que nous auons dit en ce liure , represente
d'abord Iesus-Christ au milieu de plusieurs Papes , dont la plus part
contribuent à former le portrait de N. S. P. le Pape Vrbain VIII. qui se
veoit, en regardant par la lunette, au milieu du tableau , en la mesme

place où eſt figuree l'image du Chriſt: & S. Pierre qui eſt au haut de la planche tenant les clefs de l'Egliſe les luy donne, en ſorte qu'en regardant par la lunette, ces meſmes clefs paroiſſent entre les mains du Pape, qui au dehors ſont veuës en celles de S. Pierre, comme s'il le declaroit luy-meſme ſon vray & legitime ſucceſſeur, heritier de ſon zele & vigilance paſtorale. Cette penſee parut aſſez gentille à Monſieur Billon quand il en vit la figure comme i'ay dit cy-deſſus, & iugea qu'elle ne ſeroit pas deſagreable à ſa Saincteté : c'eſt pourquoy il l'orna de ce rencontre.

PATER IOANNES FRANCISCVS NICERONVS.

Anagrammatiſmus.

NONNE SVAS CVRAS PONTIFICI RECREANS?

Diſtichon.

Iſtud opus mirum raris illuſtre figuris,

NONNE SVAS CVRAS PONTIFICI RECREANS?

COROLLAIRE I.

A l'imitation de ces deſſeins, vn chacun en peut former de nouueaux à ſa fantaiſie & ſelon ſon intention: On peut prendre au vieil teſtament toutes les figures d'vne meſme ſignification, & faire qu'eſtant peintes & diſpoſees au plan ſelon les regles preſcrites, elles ne repreſentent par la lunette que la choſe figuree.

Iay encore eu la penſee pluſieursfois, de peindre quelques Prophetes de ceux, qui ont parlé plus expreſſement de la Vierge & de l'Incarnation, chacun auec vn liteau volant, où fuſſent eſcrits les mots de ſa Prophetie ; comme, par exemple, Iſaye auec ces mots, ECCE VIRGO CONCIPIET ET PARIET FILIVM, & ainſi des autres; & faire que par la lunette on ne vit que la Vierge auec cette inſcription : ECCE ANCILLA DOMINI, &c.

Que ſi apres auoir diſpoſé le plan du tableau, on trouue que les eſpaces tracez ſoient trop pres l'vn de l'autre, en ſorte qu'on ne puiſſe rien approprier deſſus les parties de l'objet compriſes en iceux, qui ſoit fait auec iuſte proportion : on pourra s'auantager de cette incommodité & prendre vn deſſein qui reüſſiſſe meſme en cette confuſion, auſſi bien que ſi le plan auoit eſté diſpoſé auec toutes les precautions poſſibles : comme ſi on prenoit ſon ſujet du trente-ſeptieſme Chapitre de la Prophetie d'Ezechiel, & qu'on feigniſt vn champ remply d'oſſemens eſpars çà & là, auec la deuiſe; VATICINARE DE OSSIBVS ISTIS. par la lunette on les feroit veoir ſi bien reünis & ajuſtez enſemble, qu'ils formeroient vn ſquelette auec toutes ſes proportions & iuſtes meſures.

On en pourroit faire de meſme en vn deſſein où les parties de la figure d'vn corps humain eſtant diuiſees & reduites aux eſpaces du plan artificiel, ne pourroient eſtre accompagnees de ce qu'on y voudroit adjouſter,

adjoufter , faute de place; car en ce cas il n'y auroit qu'à figurer au milieu du tableau, qui eft ordinairement le plus grád vuide, vne Medee, qui
jettaft çà & là les membres de fon frere Abfyrtus, qu'elle defchira en
pieces, l'ors qu'il la fuiuoit & fon pere , comme la fable le defcrit. En
vn mot le tout depend de l'addreffe de ceux qui trauailleront , lefquels
nonobftant la fujetion, qui eft en ce genre de peintures, pourront neátmoins tellement difpofer leurs deffeins , qu'elles paroiftront faites auec
auffi peu de contrainte, que des peintures communes.

COROLLAIRE II.

En cette forte de perfpectiue , on peut auffi faire veoir deux differentes figures fucceffiuement , par la mefme lunette & fur le mefme plan,
rendant l'vn ou l'autre mobile, comme fi on faifoit tourner le plan au
tour d'vn piuot, qui fut fixe à fon centre, & fi apres auoir tracé les efpaces, pour y reduire les parties de la premiere figure, on venoit à oppofer
aux facettes du cryftal le vuide laiffé par ces premiers efpaces, & qu'on y
en traçaft d'autres pour la feconde, qui n'anticipaffent point fur ces premiers; car par ce moyen on defcriroit aux vns & aux autres feparément ce
qu'on voudroit faire veoir à plufieurs fois : mais en ce faifant on fera contraint de laiffer les parties des figures reduites au plan artificiel toutes en
confufion, fans y rien adjoufter de bien proportionné; outre que, comme i'ay des-jà dit, il fera difficile de faire reüffir cet artifice bien exactement; à caufe que la lunette ou le plan ne feront pas bien ar-
reftez.

COROLLAIRE III.

Ces lunettes qu'on fait d'vn ou plufieurs verres conuexes, & qui nous
augmentent fi fort la quantité des efpeces des objets, nous pourroient
produire quelque chofe de femblable à cet artifice; encore qu'auec beaucoup moins de peine & de contrainte, pour la conftruction de la figure : Car on pourroit peindre en quelque tableau que ce fut, ce qu'on voudroit faire veoir par la lunette, extremement petit , & renuerfé s'il eftoit
neceffaire; en forte qu'en regardant la peinture directement , on ne s'en
apperceut pas : & mefme, pour en cacher dauantage l'artifice, on pourroit peindre fa figure fur quelque medaille ou anneau , qui d'ailleurs ne
parut pas inutile en la peinture; & mettant l'œil à la lunette oppofee directement à ce petit objet, elle en groffiroit tellement l'apparence qu'on
en verroit les moindres parties fort diftinctement; le refte de la peinture
ne paroiffant plus : ce qui reüffiroit admirablement bien, fi on fe feruoit
de verres ou cryftaux de la forme & figure, que prefcrit Monfieur des
Cartes aux difcours 8 , 9 & dixiefme de la Dioptrique; car en ce cas faifant l'objet de la grandeur du verre de la lunette : les rayons des efpeces,
qui en partiroient, tombans paralleles fur la furface de ce verre, feroiét

vne refraction bien reguliere, & produiroient vn effet admirable: Ce n'est pas qu'on n'y puisse reüssir par le moyen des verres conuexes sphæriques: car i'ay veu d'excellentes lunettes de cette sorte, qui n'en ont pas d'autres: particulierement chez Monsieur le Brun Conseiller en la Cour des Monnoyes, lequel entre plusieurs beaux miroirs & excellentes lunettes de toutes sortes en a vne, qui renuersant les especes en augmente si notablement la quantité & l'estenduë, que d'vn portraict grand comme le Poulce, elle en fait veoir vn presque aussi grand que le naturel.

Fin du quatriesme & dernier Liure.

P. IOANNI FRANCISCO NICERONO.
DE MIRABILIBVS GENII SVI OPERIBVS.
Anagrammatismus.
IOANNES FRANCISCVS NICERONVS.
SENSIS NOVA NVNC RARE CONFICIS.
Distichon.
Quæ nunquam sactis olim confecta peractis,
NVNC SENSIS NOVA RARE *mira* CONFICIS *arte.*

Aquis sextiis 7. Kalend. Maias.
Anno Æræ Christ. M. DC. XXXVIII.

BILLON.

FAVTES LAISSEES EN L'IMPRESSION.

Page	ligne	Pour	Lisez
2	10	L K,	M K,
3	19	droires	droites
4	7	en	vn
5	9	l'entrecoupent	s'entrecoupent
6	41	comme	commun
8	8	fiugure	figure
12	45	, par cette voye	par cette voye;
18	22	iuftument	iuftement
19	2	rentreroit	rencontreroit
26	23	fiugures	figures
36	12	furdiagouale	furdiagonale
36	42	reguliers compofez,	reguliers compofez:
43	41	donnen	donnent
50	2	femblerent	femblerent
50	5	rifon	raifon
68	7	rranfporter	tranfporter
71	30	renontre	rencontre
71	41	la regardent	les regardent
78	15	eux	deux
79	19	M. DC. XV.	M. D. XV.
79	42	BOVDELOIS	BOVRDELOIS
95	9	ferout	feront
101	2	on	ont
115	9	accroiffement	accompliffement

PRIVILEGE DV ROY.

LOVIS PAR LA GRACE DE DIEV, ROY DE FRANCE ET DE NAVARRE: A nos amez & feaux Conseillers, les Gens tenans nos Cours de Parlement, Maistres des Requestes ordinaires de nostre Hostel, Baillifs, Seneschaux, Preuosts, leurs Lieutenans & à tous autres de nos Iusticiers & Officiers qu'il appartiendra, Salut. Nostre cher & bien Amé le PERE IEAN FRANÇOIS NICERON Religieux de l'Ordre des Minimes de S. François de Paule, nous a fait remonstrer qu'il desireroit faire imprimer vn liure par luy composé, intitulé *La Perspectiue curieuse*, s'il auoit nos lettres sur ce necessaires, humblement requerant icelles: A CES CAVSES, nous auons permis & permettons par ces presentes audit Niceron d'imprimer ou faire imprimer, vendre & debiter en tous les lieux de nostre obeissance ledit liure en telles marges, en tels caracteres, & autant de fois que bon luy semblera, durant le temps de sept ans entiers & accomplis, à compter du iour qu'il sera acheué d'imprimer pour la premiere fois; & faisons tres expresses deffences à toutes personnes de quelque qualité & condition qu'elles soient de l'imprimer, faire imprimer, vendre n'y debiter durant ledit temps en aucun lieu de nostre obeyssance, sans le consentement de l'exposant, soubs pretexte d'augmentation, correction, changement de titre, fausse marque ou autrement en aucune sorte ou maniere que ce soit à peine de quinze cens liures d'amende payable sans depart y nonobstant oppositions ou appellations quelconques par chacun des contrenans & appliquables vn tiers à nous; vn tiers à l'Hostel Dieu de nostre bonne ville de Paris, & l'autre tiers audit exposant, de confiscation desdits exemplaires contrefaits & de tous despens, dommages & interests, A condition qu'il sera mis deux exemplaires en blanc dudit liure en nostre Bibliotheque publique, & vn en celle de nostre tres-cher & feal le sieur Seguyer Cheuallier, Chancellier de France auant que de les exposer en vente, à peine de nullité des presentes, du contenu desquelles nous vous mandons que vous faciez iouïr & vser plainement & paisiblement l'exposant & tous ceux qui auront droit de luy, sans qu'il leur soit donné aucun trouble ny empeschement, voulons aussi qu'en mettant au commencement ou à la fin desdits liures vn extraict des presentes elles soient tenuës pour deuëment signifiees & que foy y soit adjoustée, & aux coppies collationnees par l'vn de nos amez & feaux Conseillers & Secretaires comme à l'Original: mandons au premier nostre Huissier ou Sergent sur ce requis, de faire pour l'execution des presentes tous exploicts necessaires sans demander autre permission. CAR TEL EST NOSTRE PLAISIR, nonobstant clameur de Haro, Chartre Normande & autres lettres à ce contraires. Donné à Paris le 27. iour d'Avril l'an de grace 1638. & de nostre Regne le 28. Par le Roy en son Conseil, PARFAIT, & scellees du grand sceau de cire jaulne.

I'ay cedé & transporté ledit Priuilege au sieur Pierre Billaine, marchand Libraire à Paris.

FR. IEAN FRANÇOIS NICERON.

Acheué d'imprimer le 27. Juillet 1638.

MELIVS SPERO CERTE TENTO

BONA FIDE

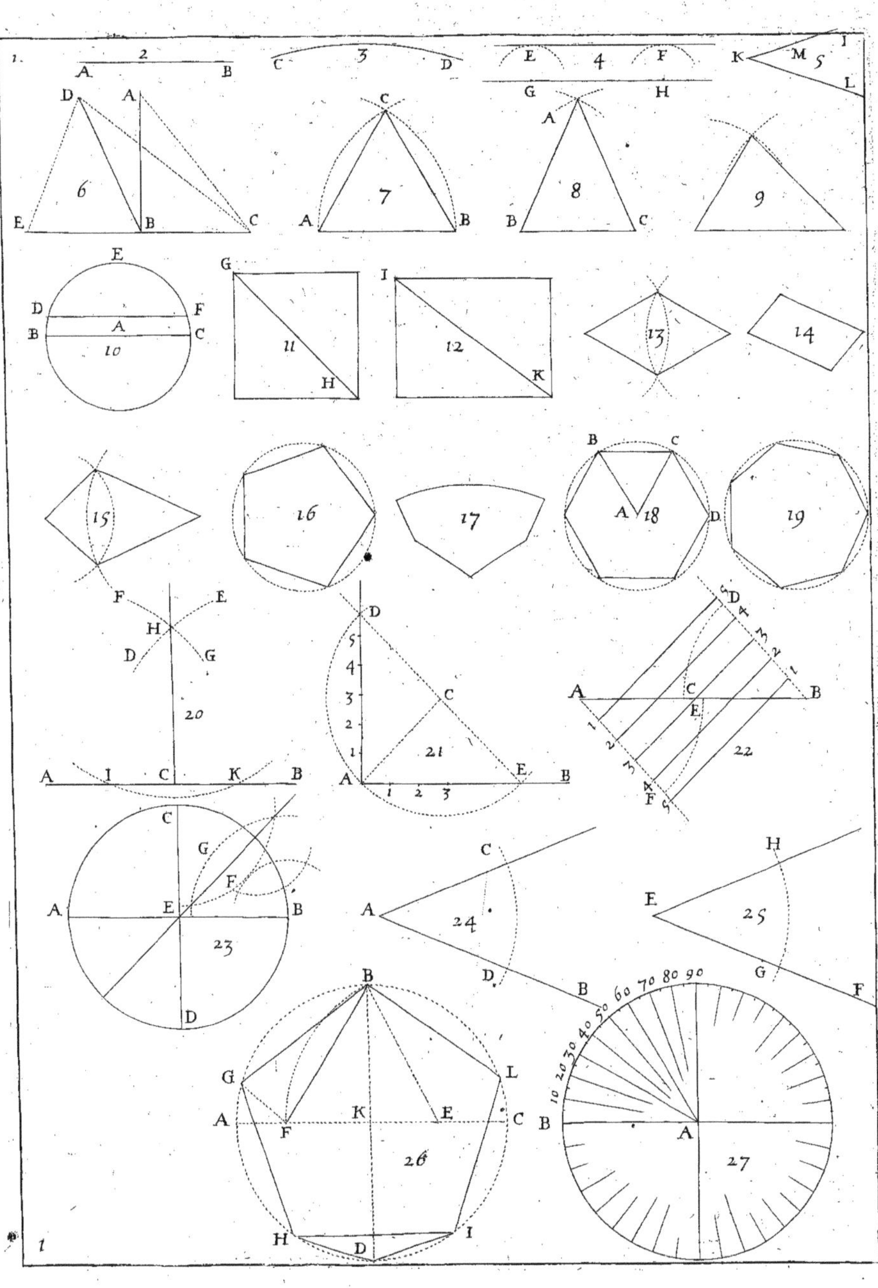

1.
2 A B
C 3 D
E 4 F
G H
K M 5 I L
D A 6 E B C
C 7 A B
A 8 B C
9
E D F B A C 10
G 11 H
I 12 K
13
14
15 F
16
17
B C A 18 D
19
F E H D G 20
A I C K B
D 5 4 3 2 1 C 21 A 1 2 3 B
A C B D 4 3 2 1 E F 5 4 3 2 1 22
C G F A E B 23 D
C A 24 D B
H E 25 G F
B G L A F K E C B 26 H D I
10 20 30 40 50 60 70 80 90 B A 27
1

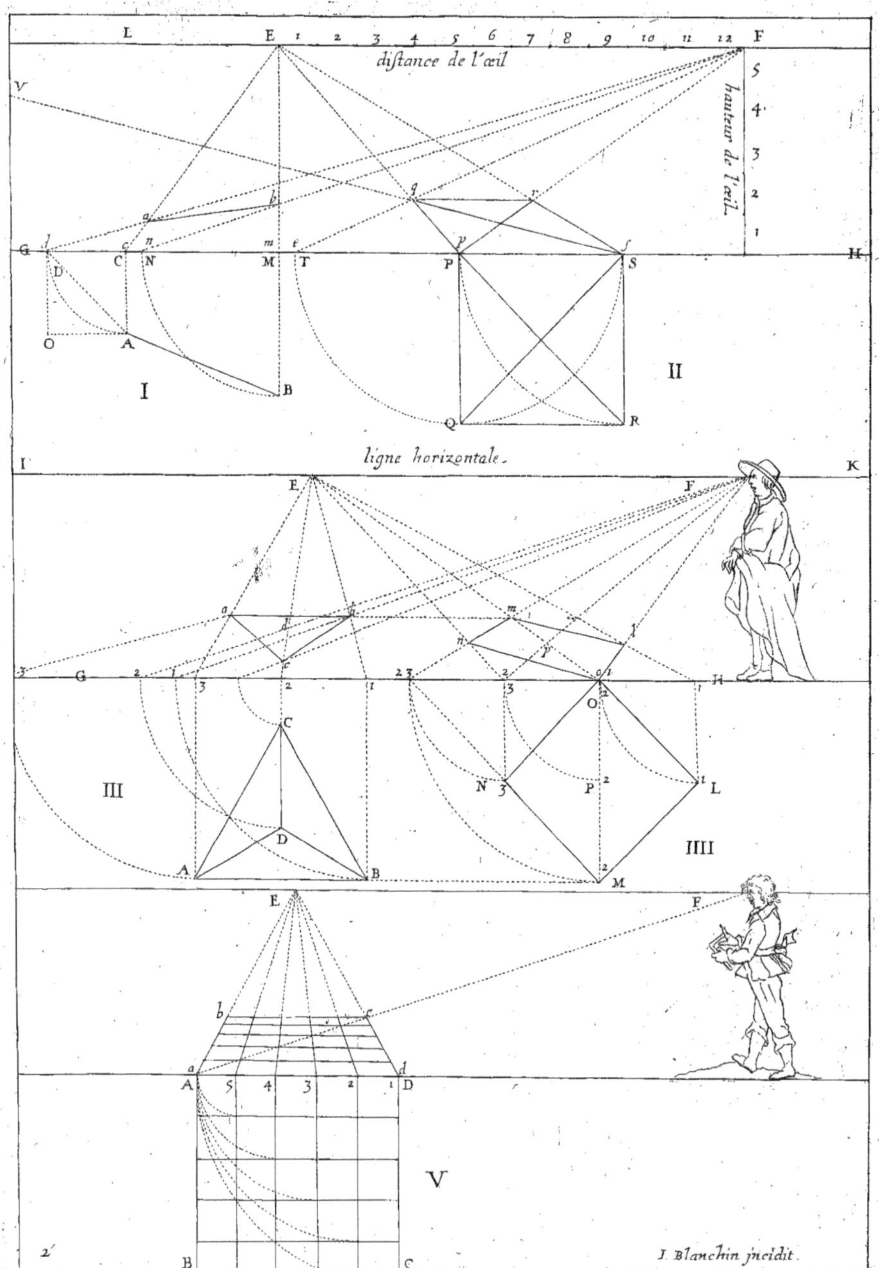

L E 1 2 3 4 5 6 7 8 9 10 11 12 F
distance de l'œil
hauteur de l'œil
5 4 3 2 1
V
b g r
a
G n m t p s H
D C N M T P S
O A
I
B II
Q R
ligne horizontale.
I E F K
a d m
n
G 2 1 3 2 3 2 1 H
3 3 2 1
C O
III N 3 P 2 L
D
A B
M
IIII
E F
b c
a d
A 5 4 3 2 1 D
V
2
B C
J. Blanchin incidit.

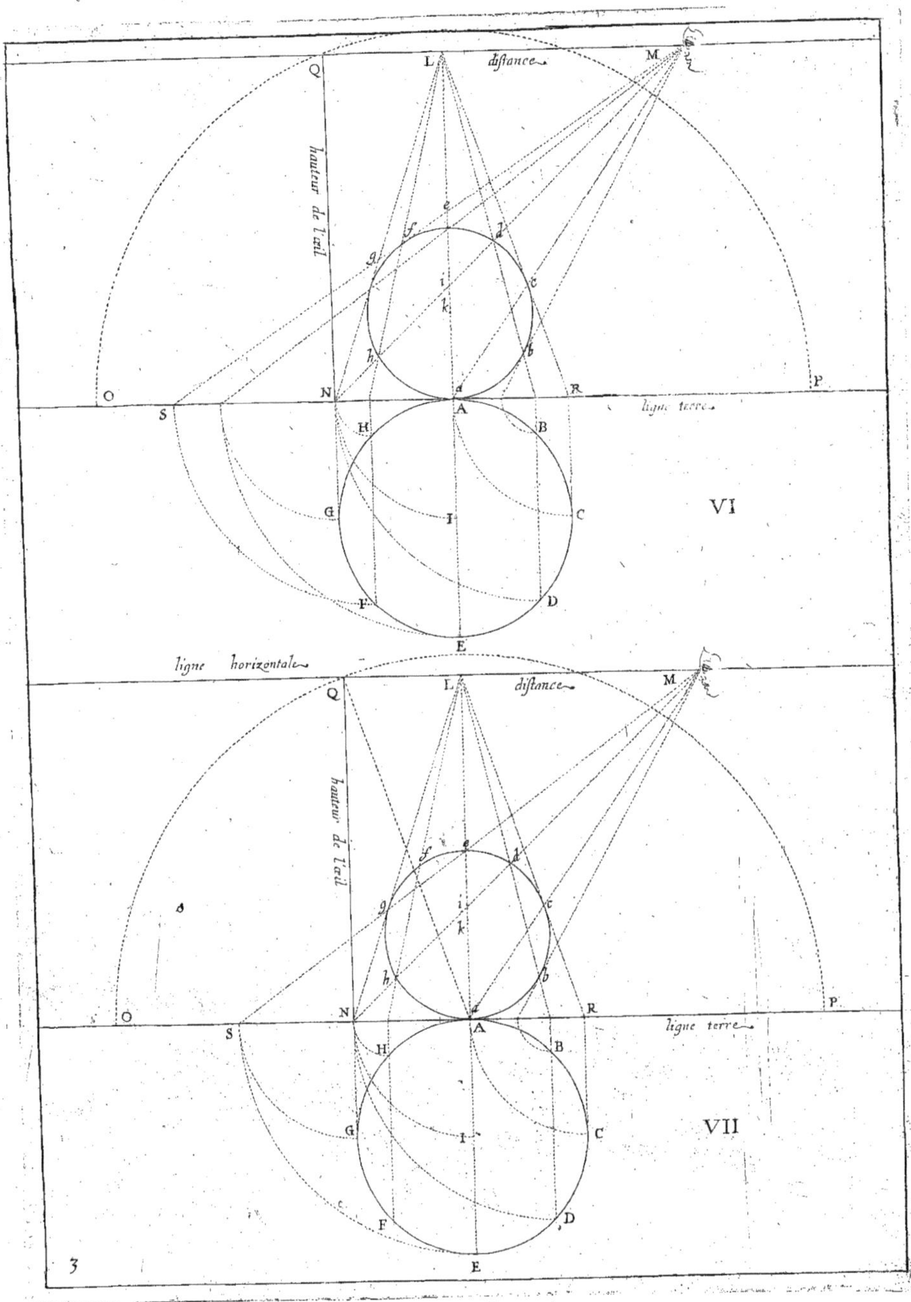

distance
hauteur de l'œil
ligne terre
VI
ligne horizontale
distance
hauteur de l'œil
ligne terre
VII

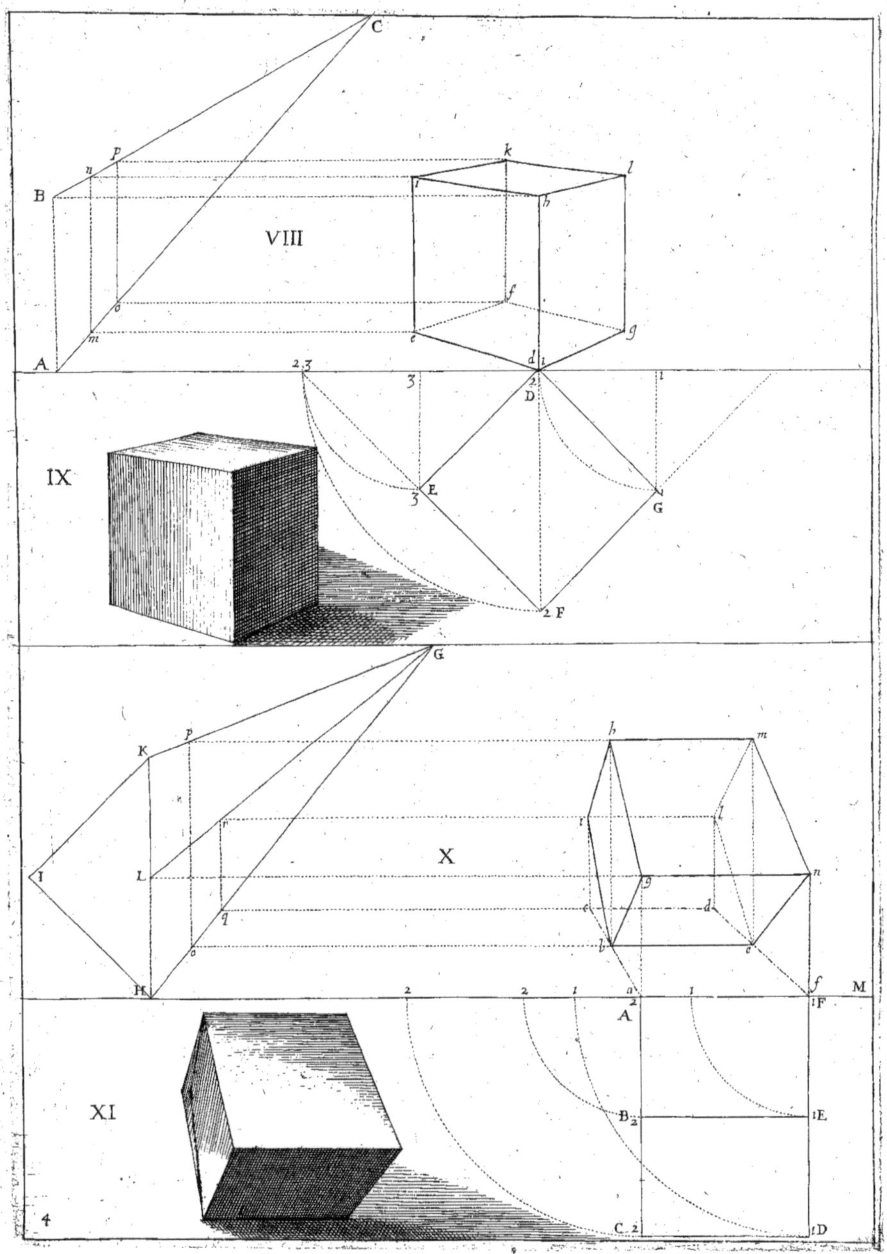

C
P
k
l
n
i
B
VIII
h
f
g
m
e
d
A
2,3
3
2
1
D
E
3
G
2
F
IX
G
p
b
m
K
r
i
l
I
X
g
L
n
q
c
d
a
b
e
H
2
2
1
a
1
f
M
A
F
B
E
XI
C
D
4

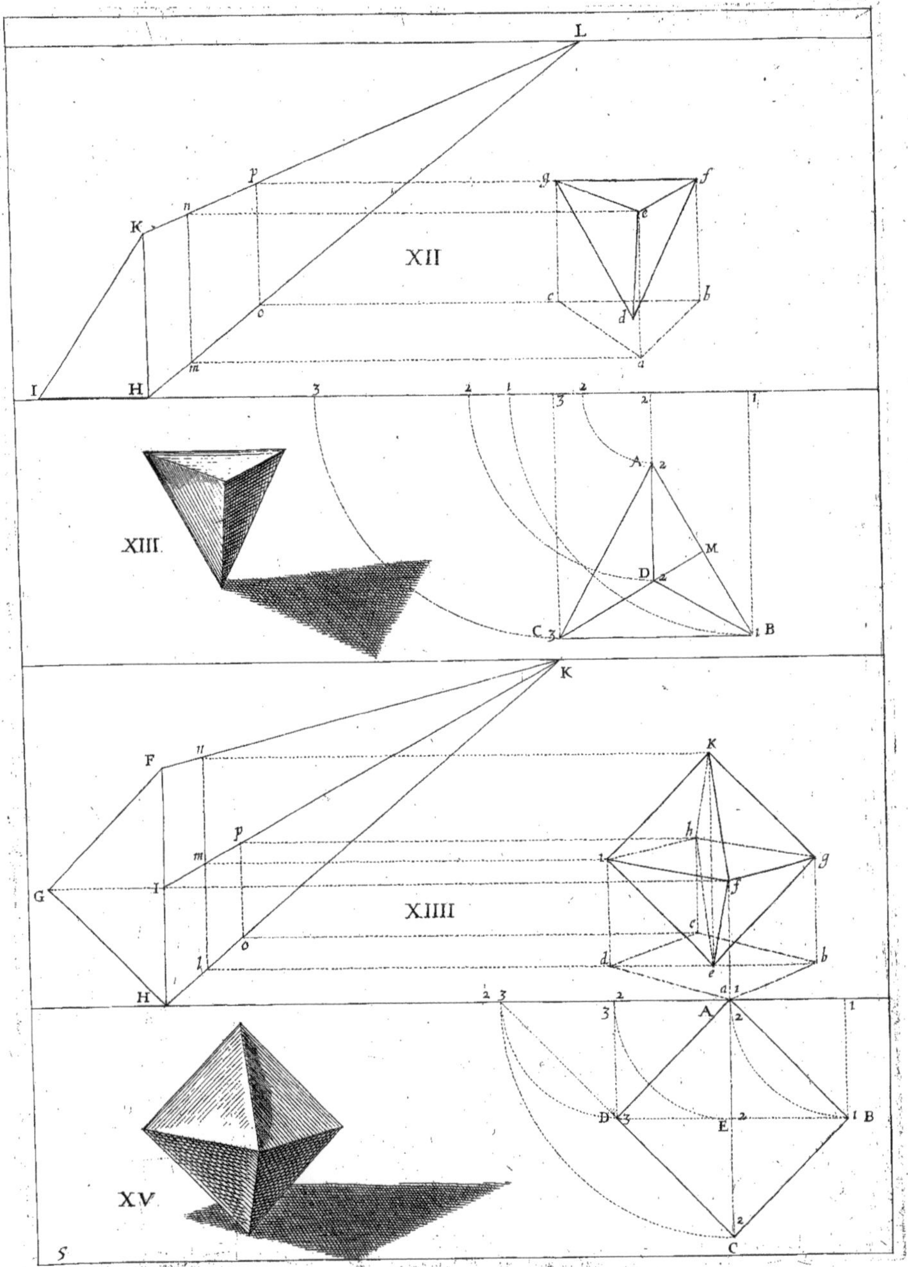

L
XII
K
p
n
g
f
e
c
b
d
a
o
m
I
H
3
2
1
3
2
2
1
XIII.
A
2
M
D
2
C
3
B
K
F
u
K
p
m
h
g
I
f
G
I
c
XIIII
d
b
l
o
e
a
H
2
3
2
1
3
A
2
XV
D
3
E
2
B
2
C
5

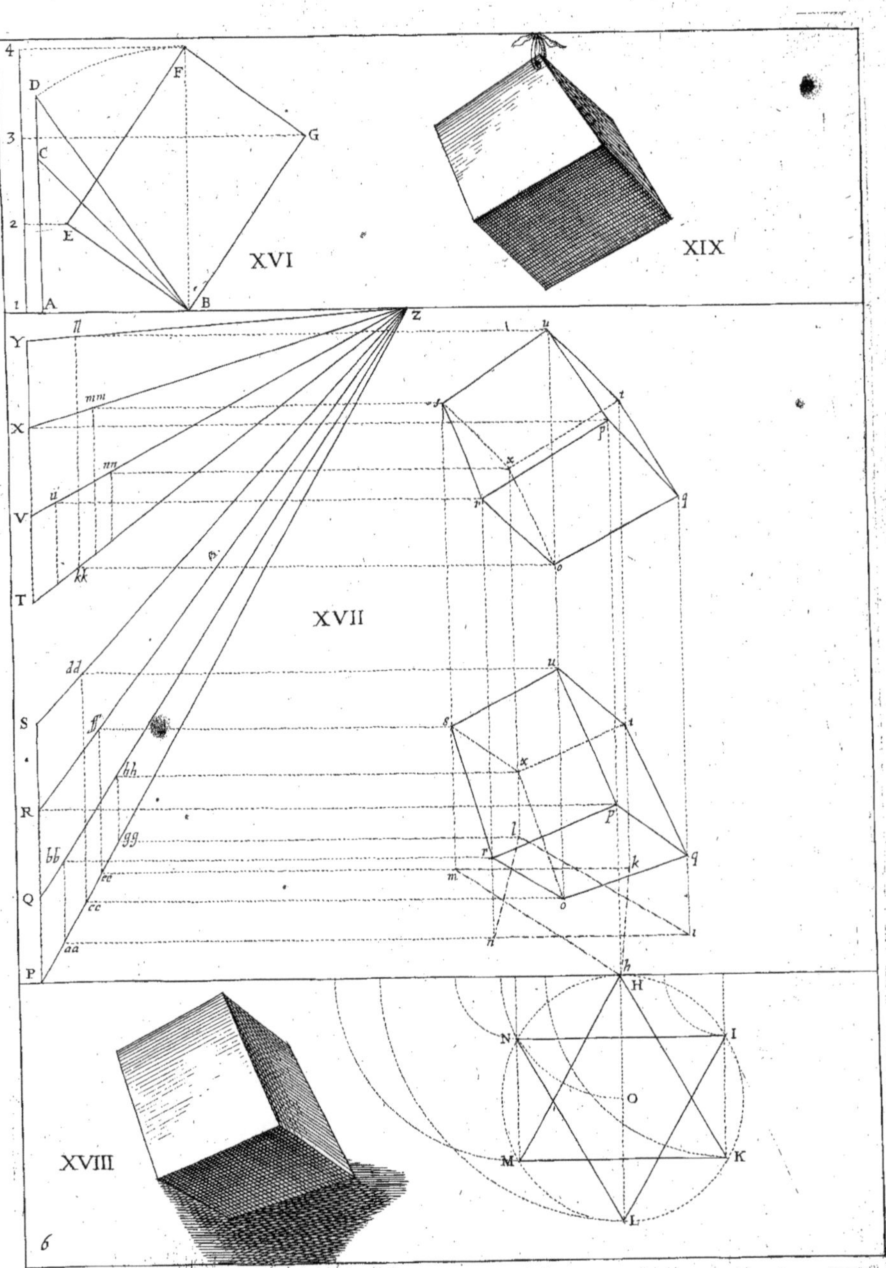

XXII

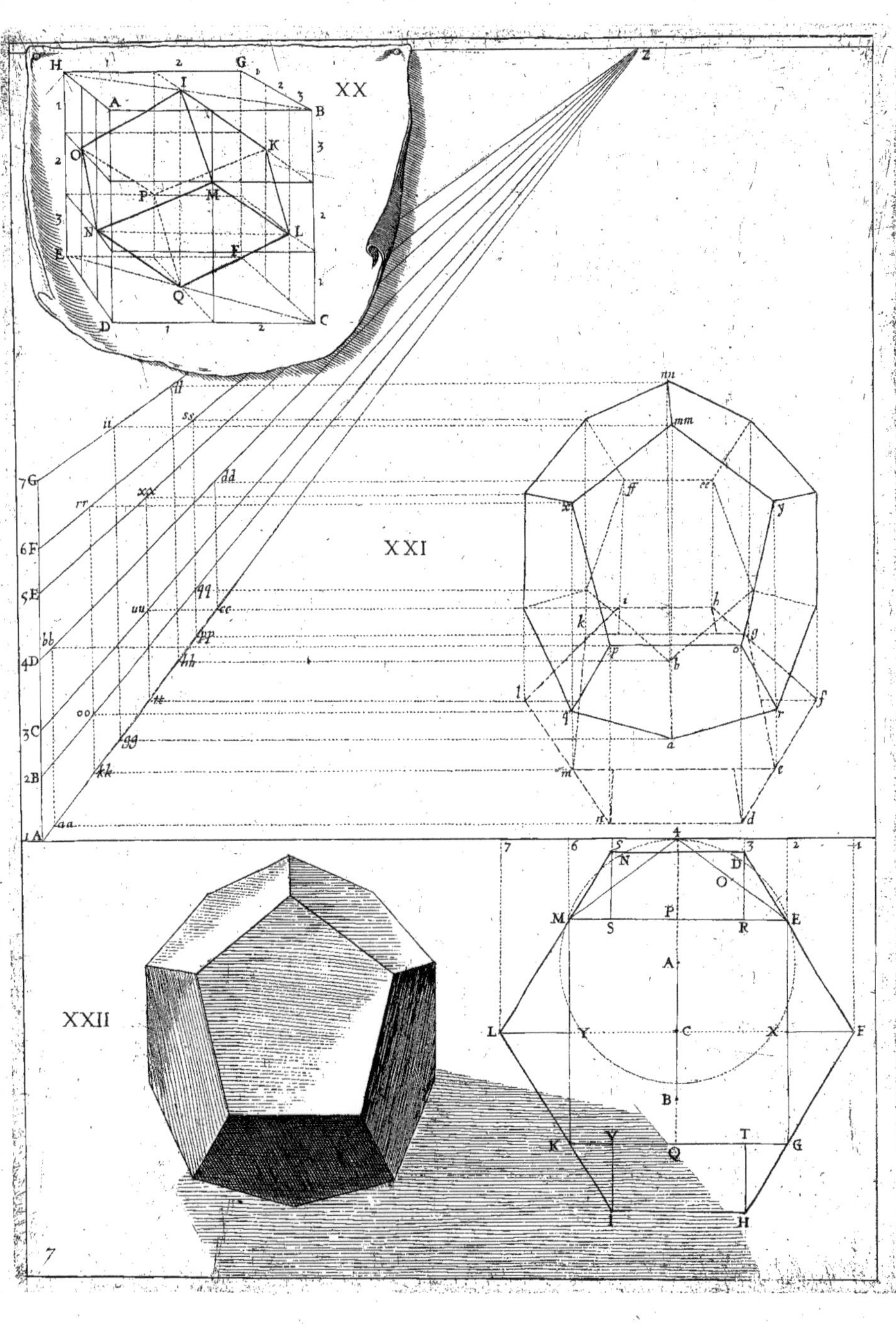

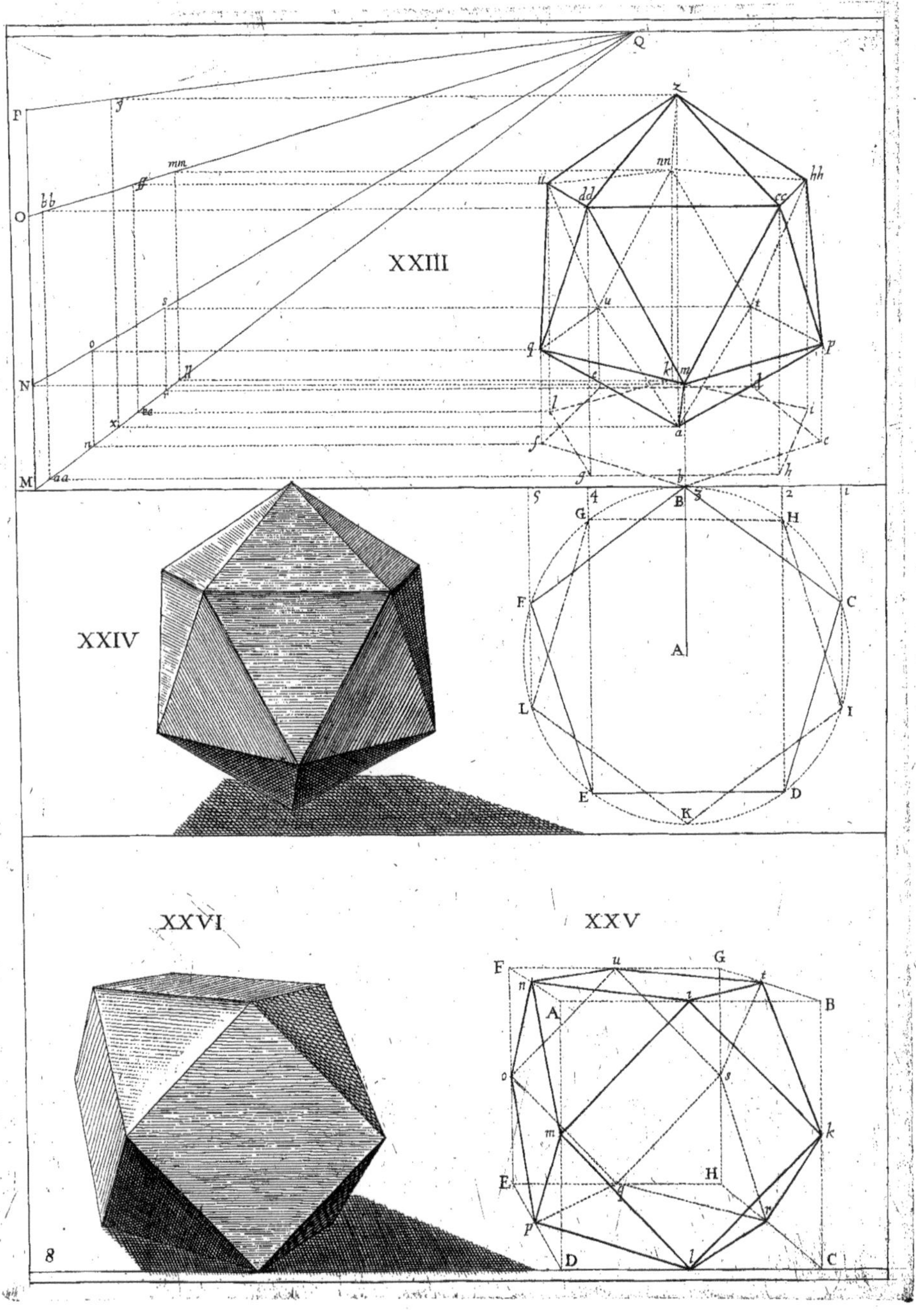

XXIII
XXIV
XXV
XXVI
8

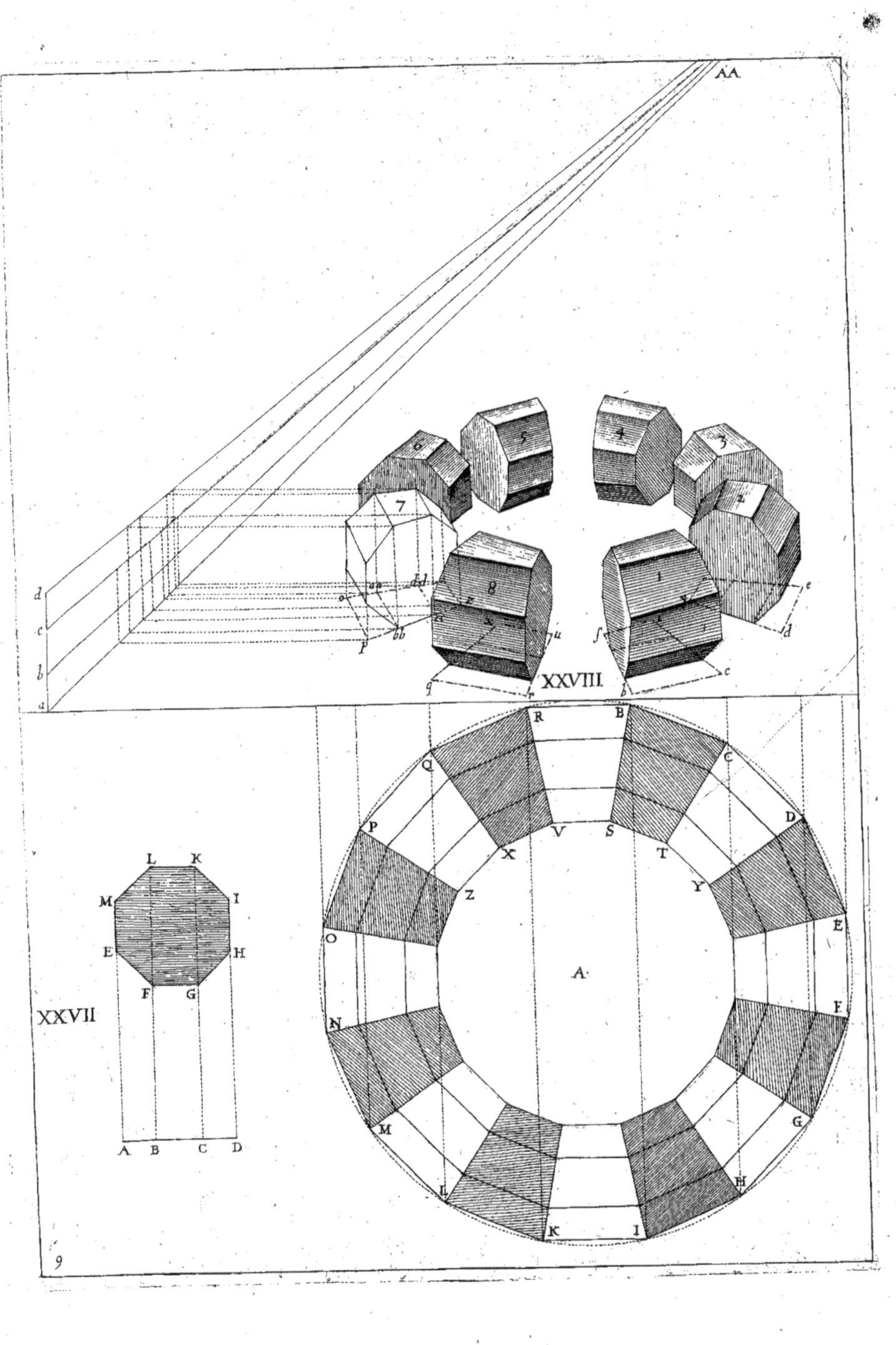
AA
d
c
b
a
6
5
4
3
7
2
8
1
e
d
c
b
XXVIII
L K
M I
E H
F G
XXVII
A B C D
R B
Q C
P V S D
X T
Z Y
O E
A
N F
M G
L H
K I

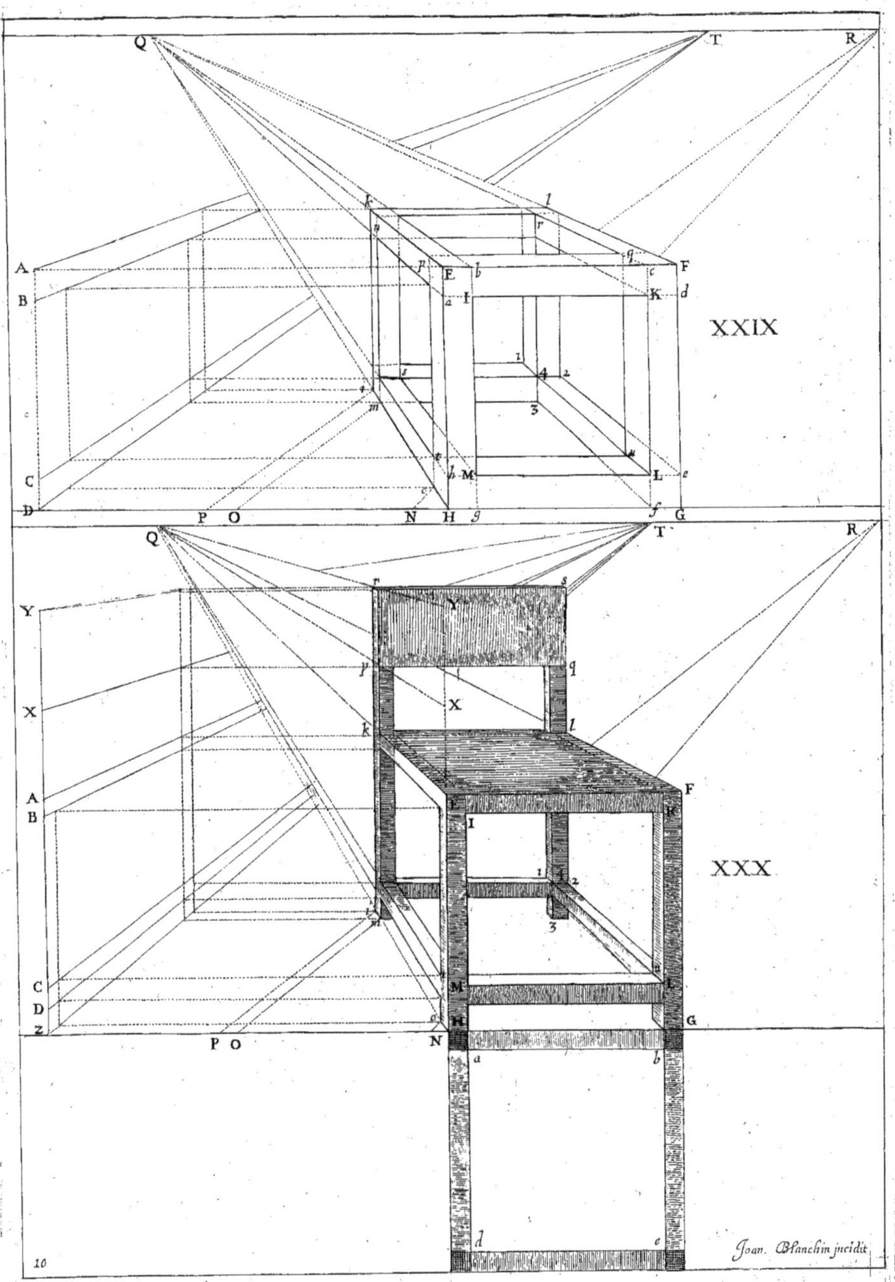

XXIX

XXX

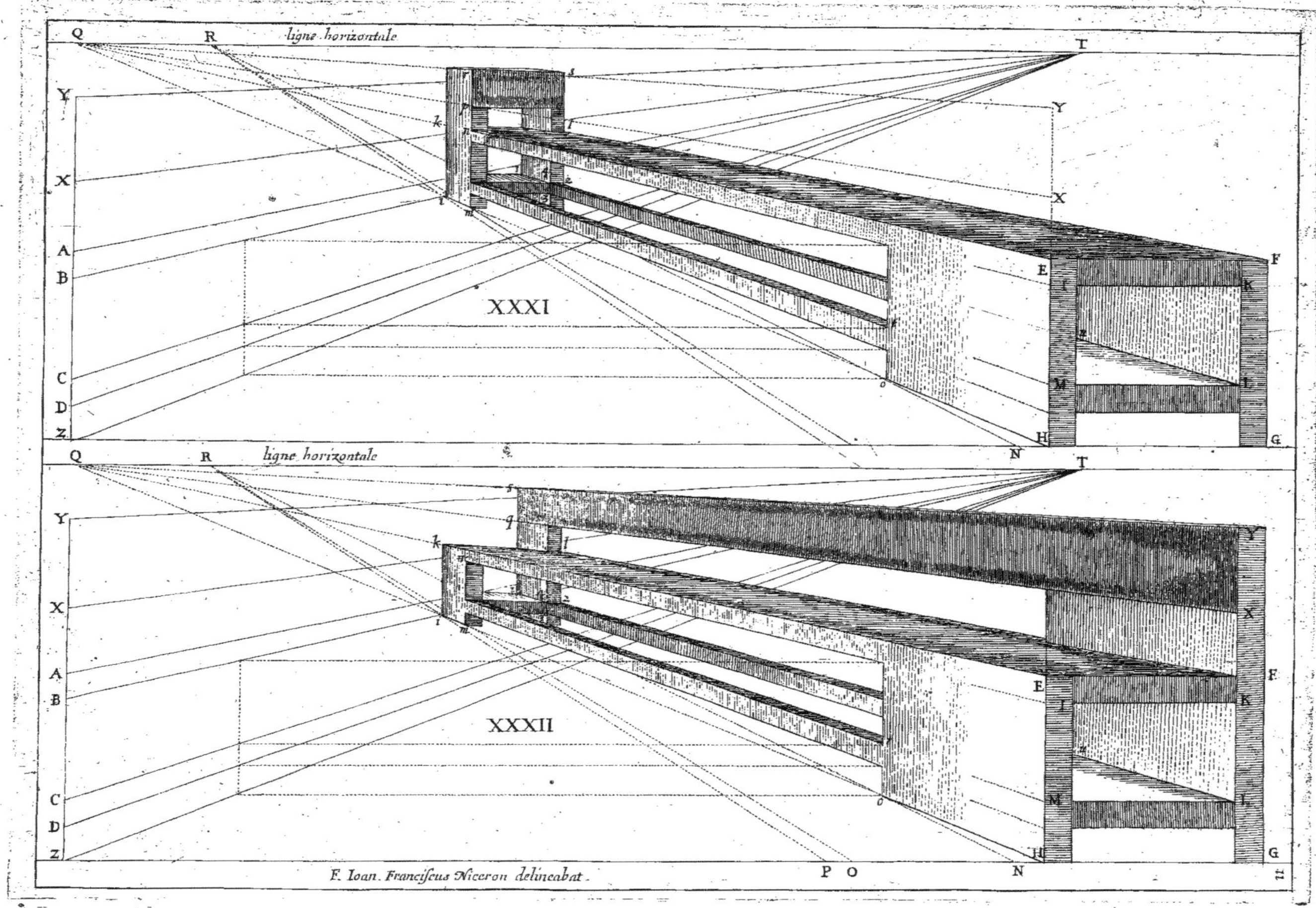

ligne horizontale
XXXI
ligne horizontale
XXXII
F. Ioan. Franciscus Niceron delineabat.

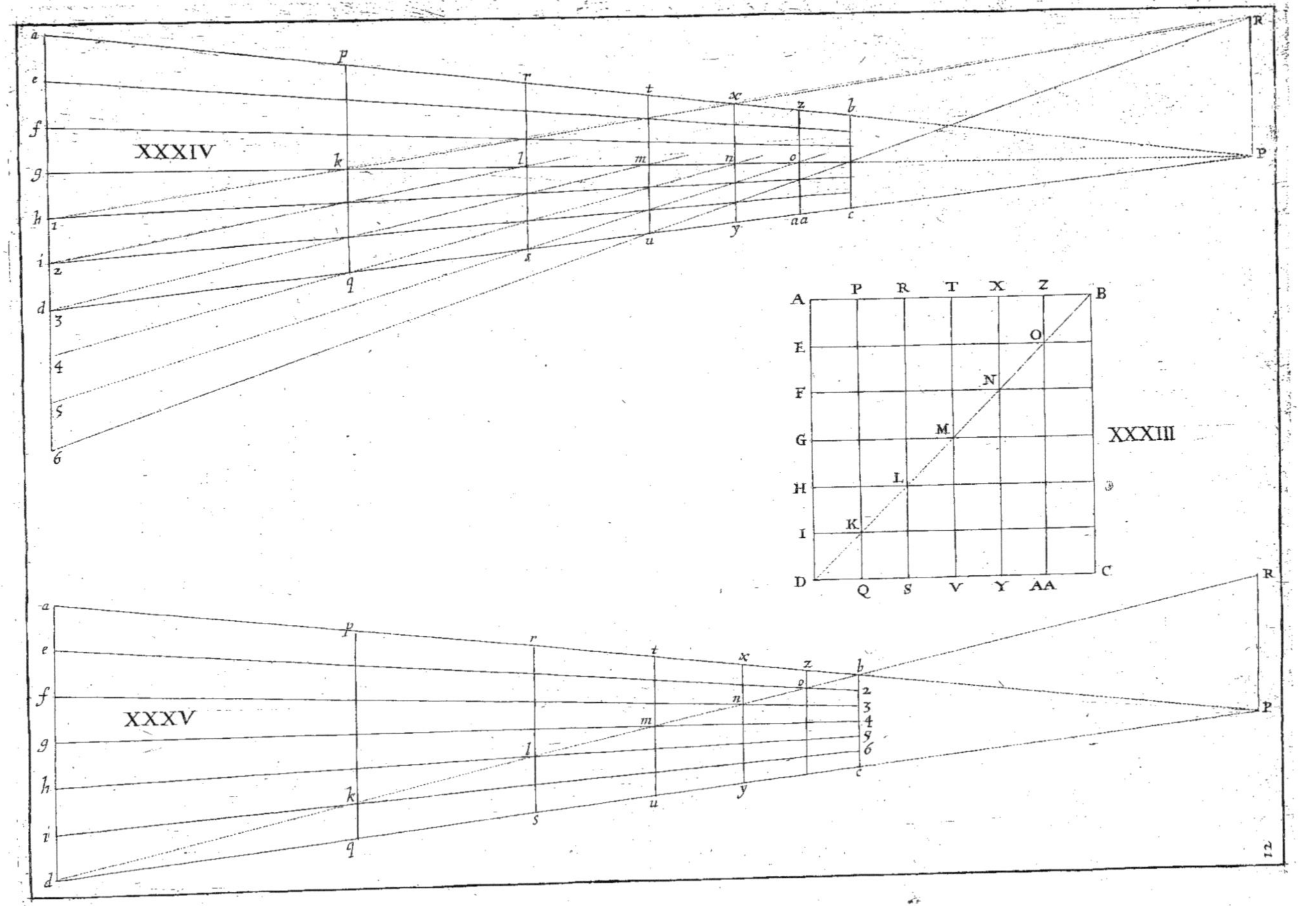

XXXIV

XXXV

XXXII

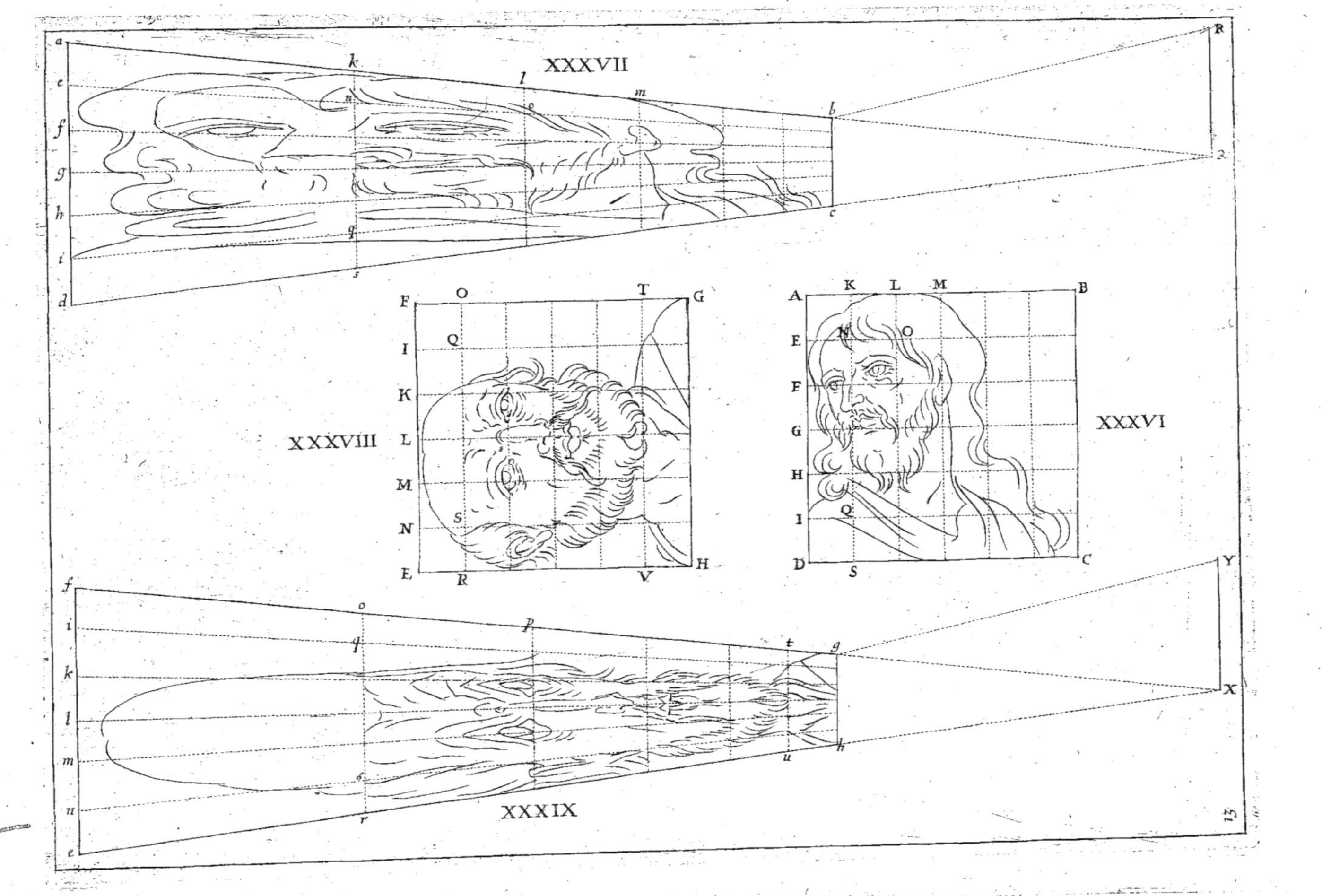

XXXVII
XXXVIII
XXXVI
XXXIX

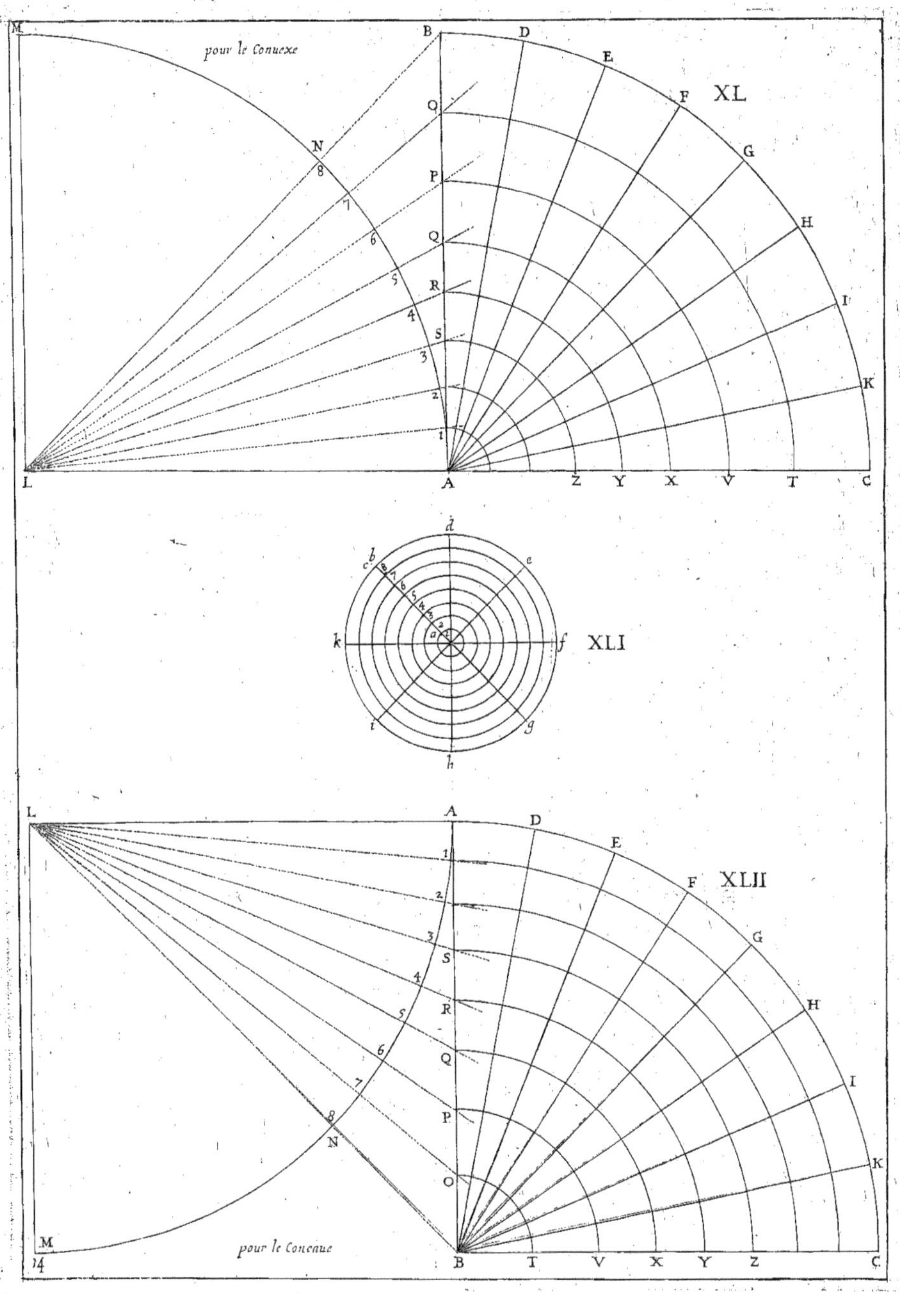

pour le Conuexe
XL
XLI
XLII
pour le Concaue

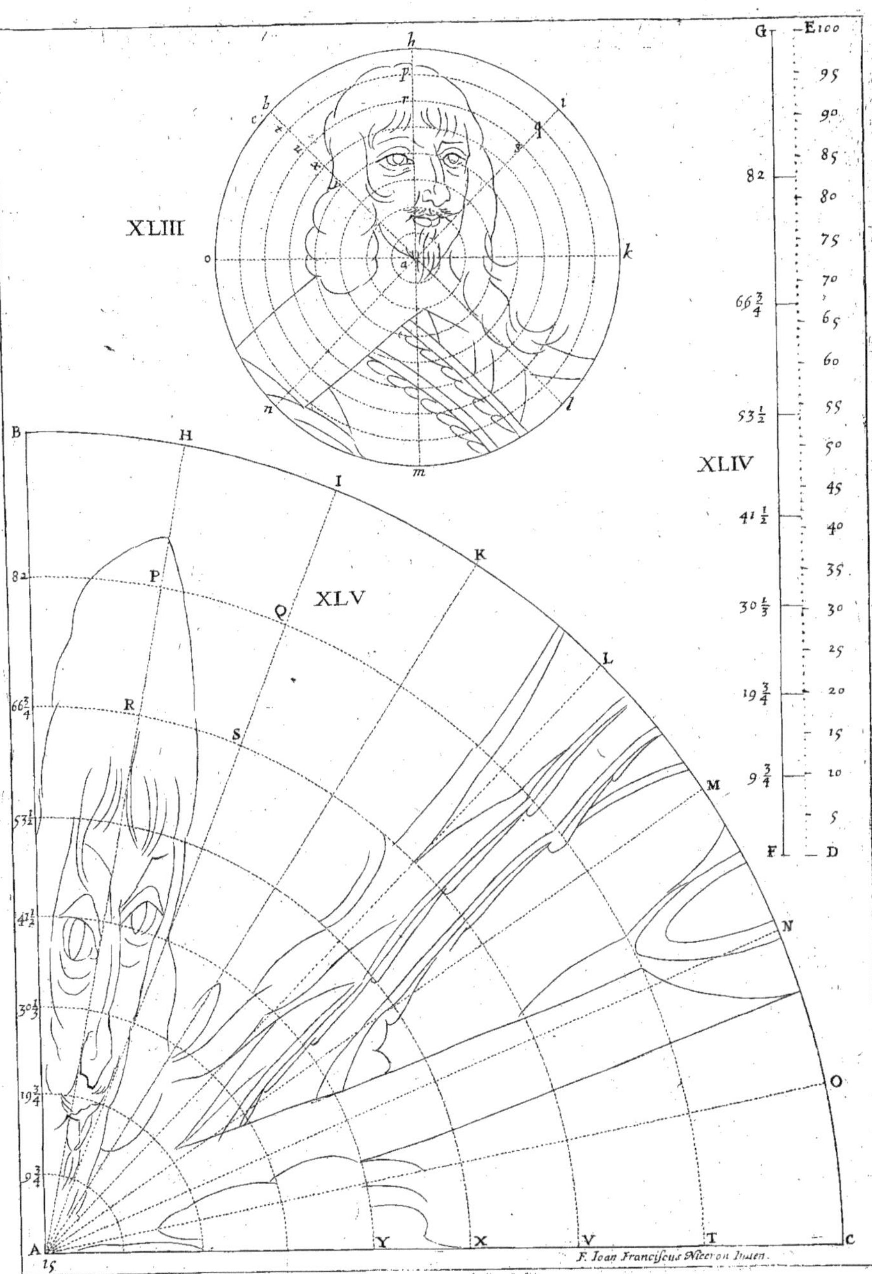

XLIII
XLIV
XLV
F. Ioan Francifcus Niceron Inuen.

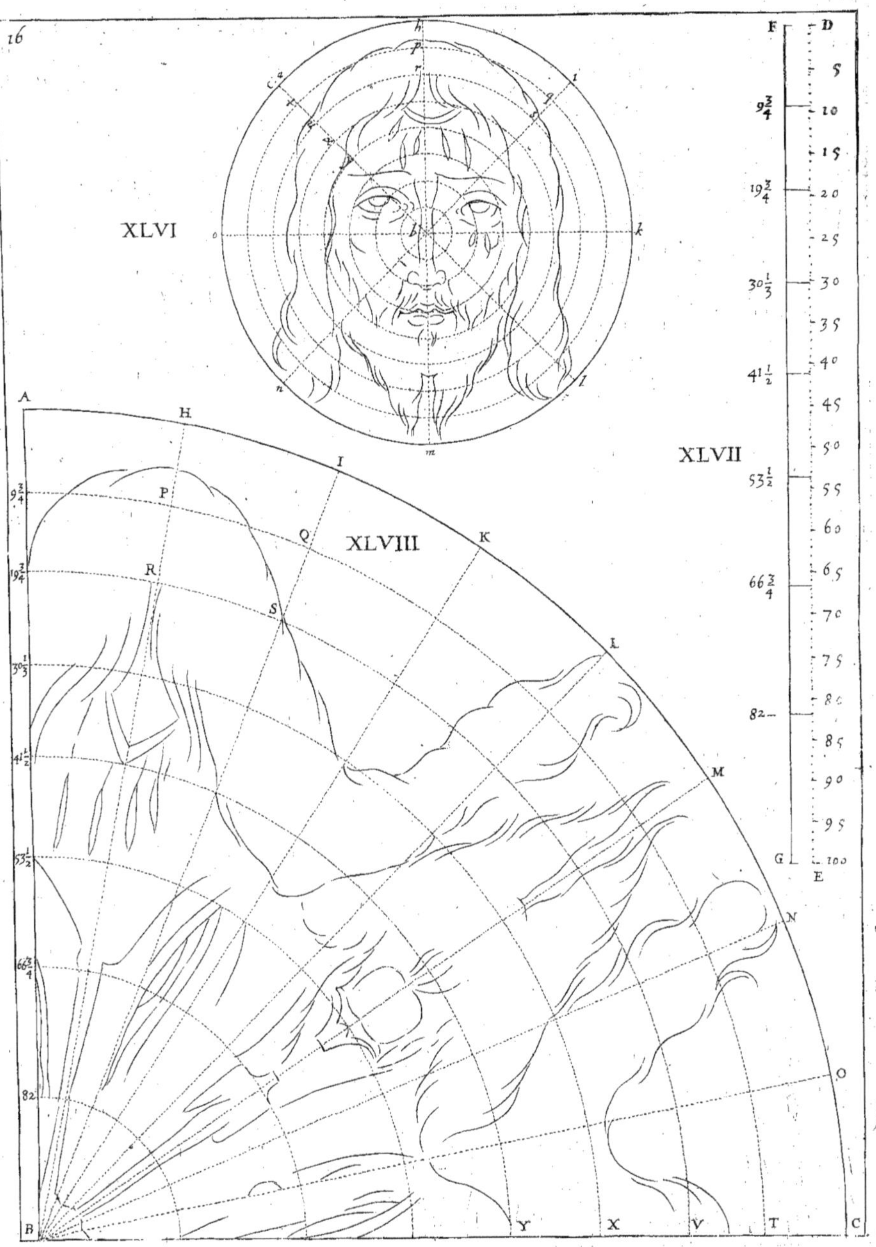
16

XLVI

XLVII

XLVIII

F D

5
9¾ 10

15
19¾ 20

25
30⅓ 30

35
40
41½ 45

50
53½ 55

60
66¾ 65

70

75
82 80

85
90

95
G 100
E

A H I P Q K R S L M N O B Y X V T C

9¾
19¾
30⅓
41½
53½
66¾
82

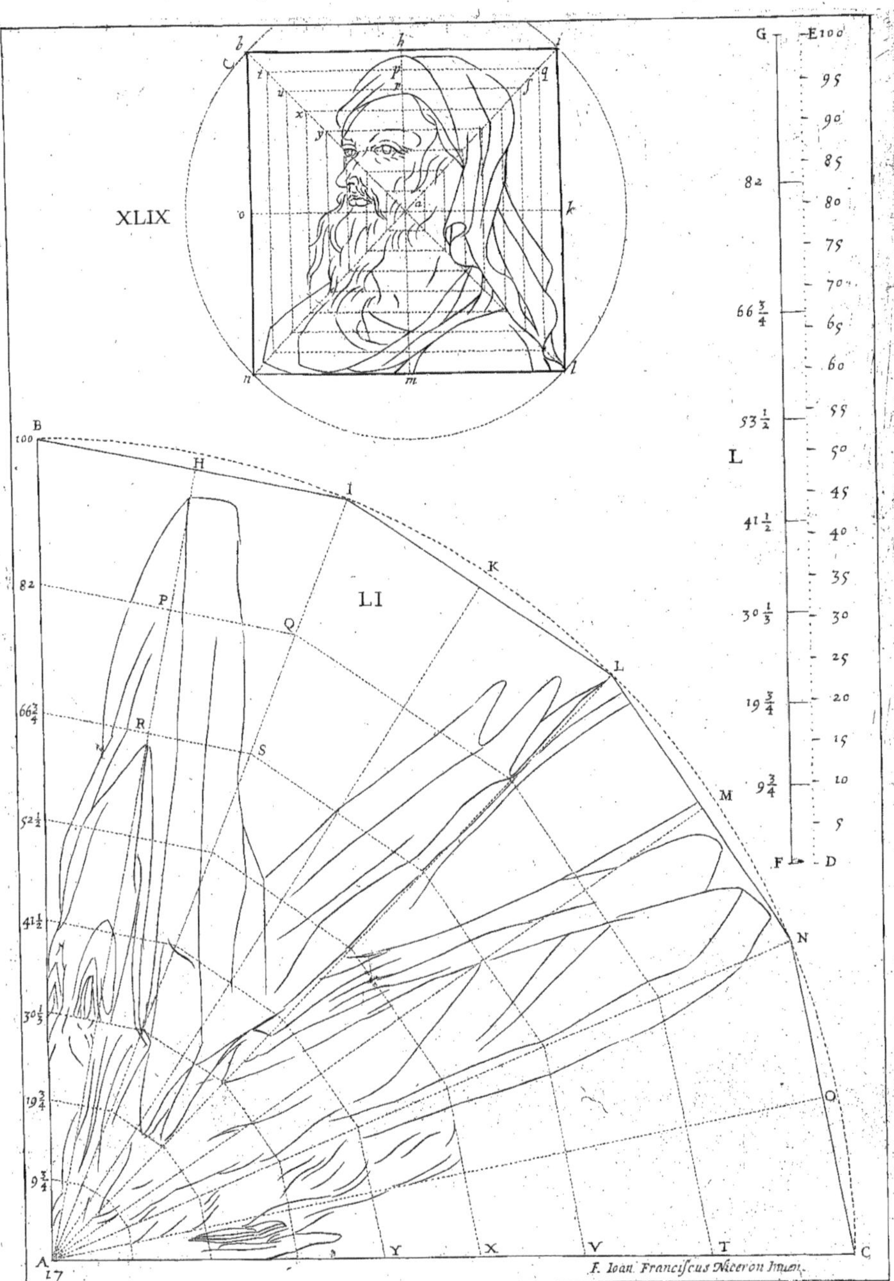

XLIX
LI
F. Ioan Franciscus Niceron Inuen.

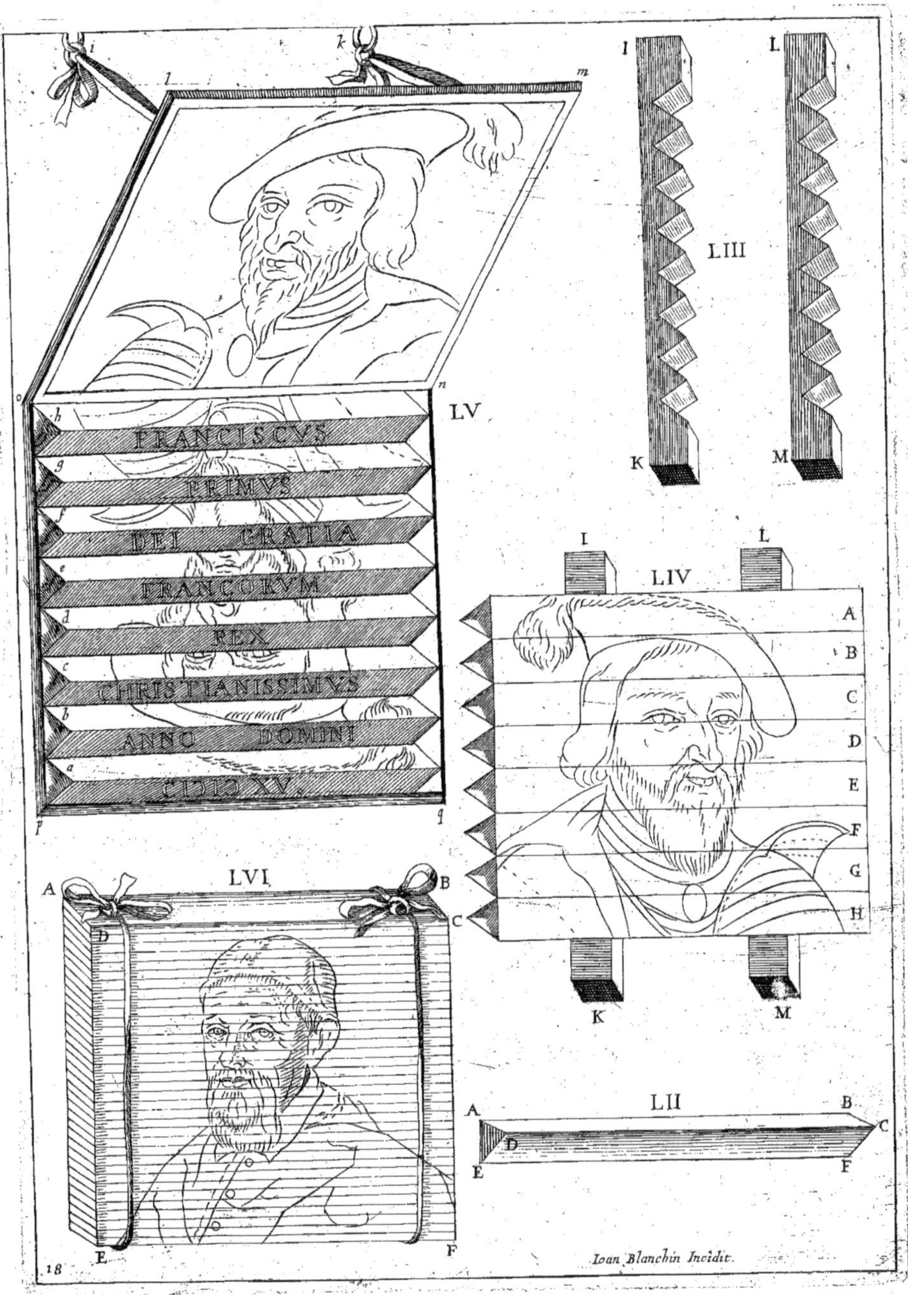
LIII
LV
FRANCISCVS
PRIMVS
DEI GRATIA
FRANCORVM
REX
CHRISTIANISSIMVS
ANNO DOMINI
CIƆIƆ XV
LIV
LVI
LII
Ioan Blanchin Incidit.
18

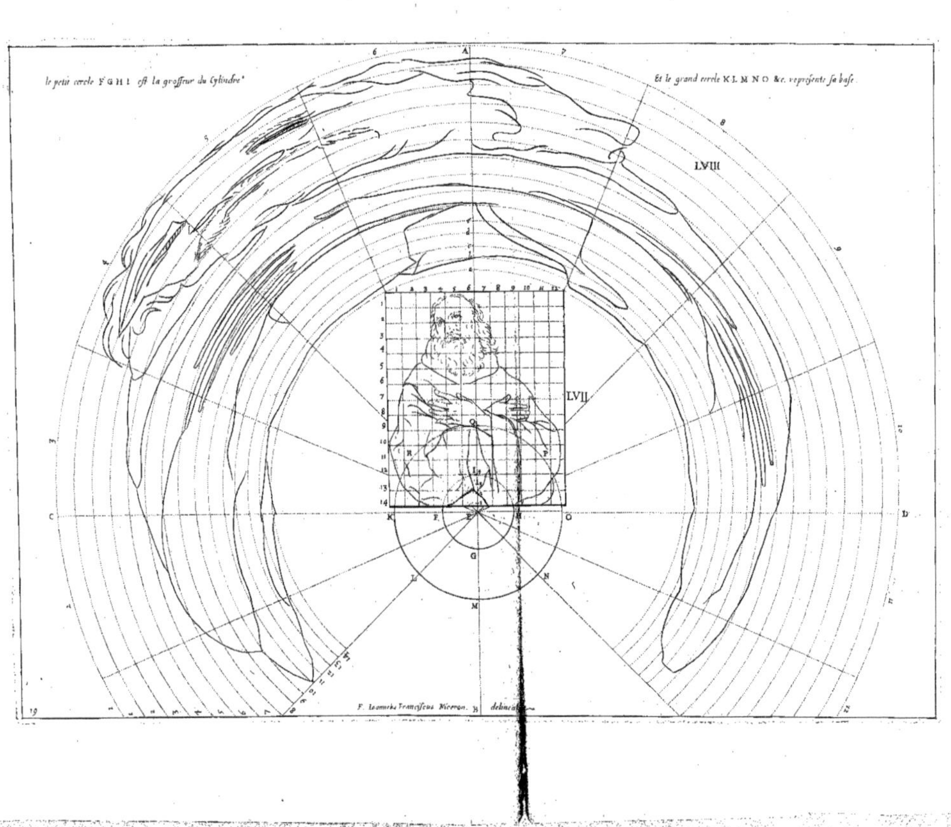

le petit cercle F G H I est la grosseur du Cylindre
Et le grand cercle K L M N O &c. représente sa base.
LVIII
LVII
F. Leonards Franciscus Niceron. H delineavit

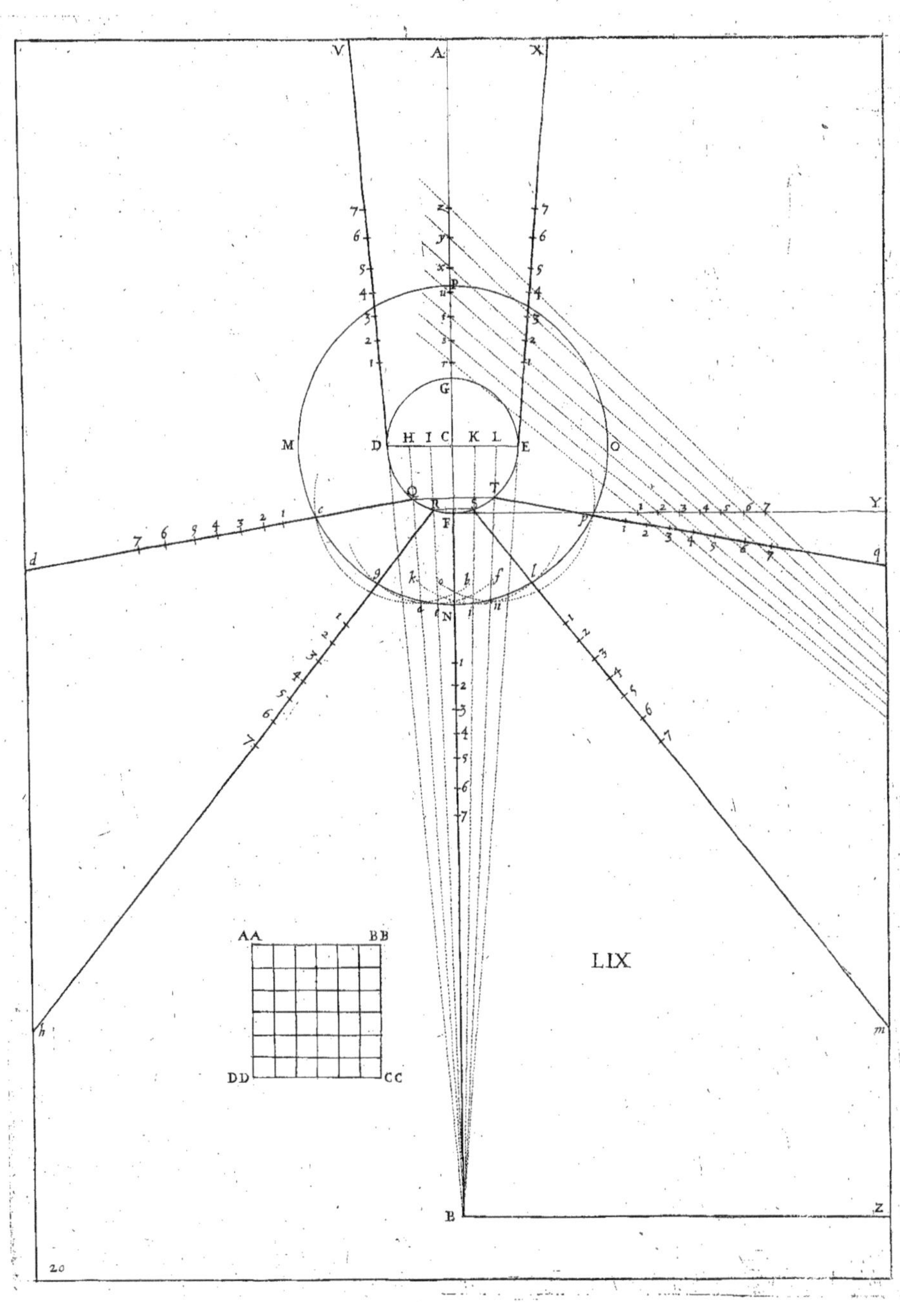

V
A
X
7
z
7
6
y
6
5
x
5
4
P
4
u
t
3
s
2
r
1
G
M
D H I C K L E
O
Q T
c 7 6 5 4 3 2 1
R S
1 2 3 4 5 6 7
Y
d
F
P
9
q
9 k o h f l
4 N 1 n
1
1
2
2
3
3
4
4
5
5
6
6
7
7
h
AA
BB
LIX
m
DD
CC
B
Z
20

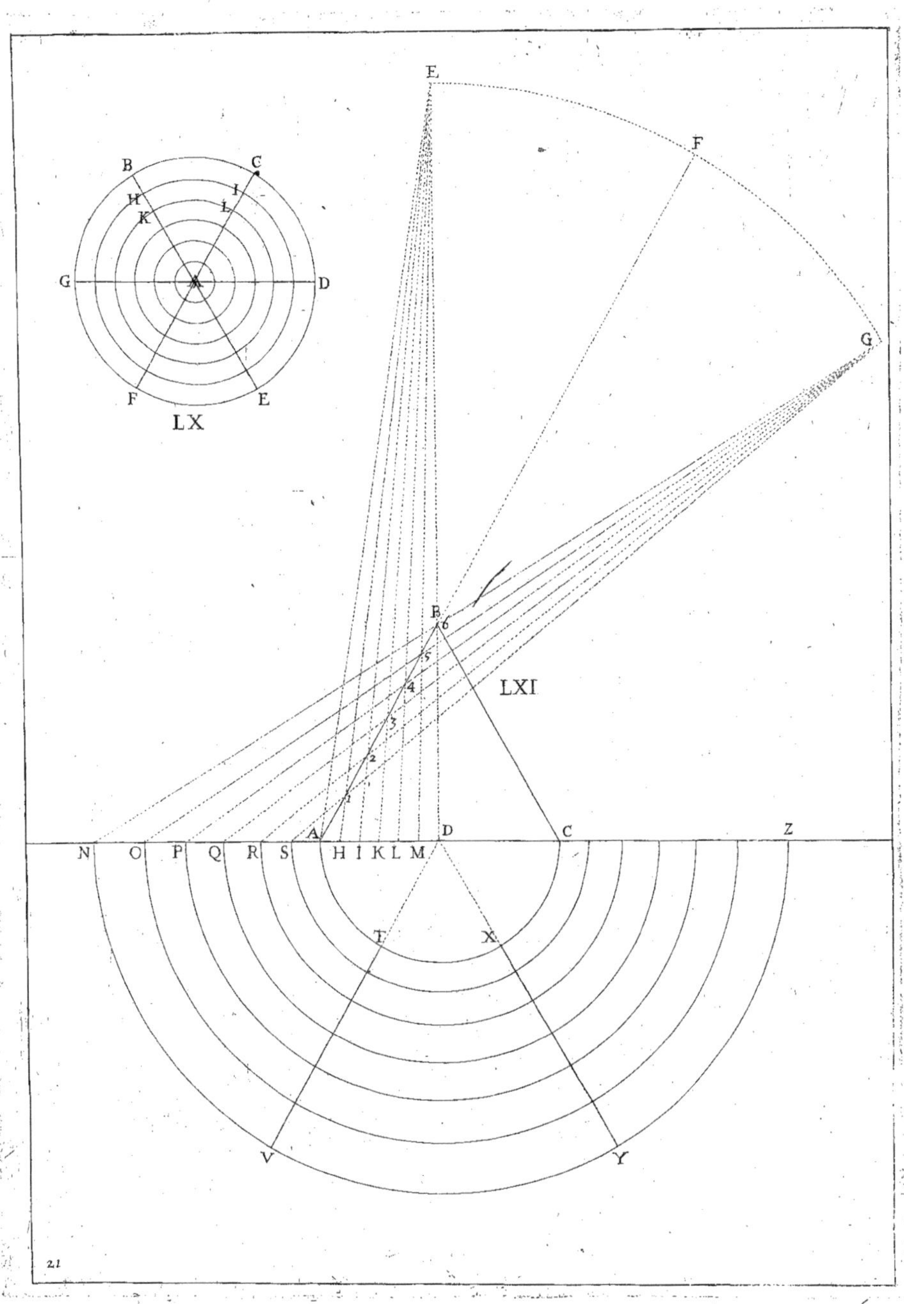

LX
LXI
B
C
H
I
K
L
G
A
D
F
E
E
F
G
B
6
5
4
3
2
1
A
D
C
Z
N
O
P
Q
R
S
H I K L M
T
X
V
Y
21

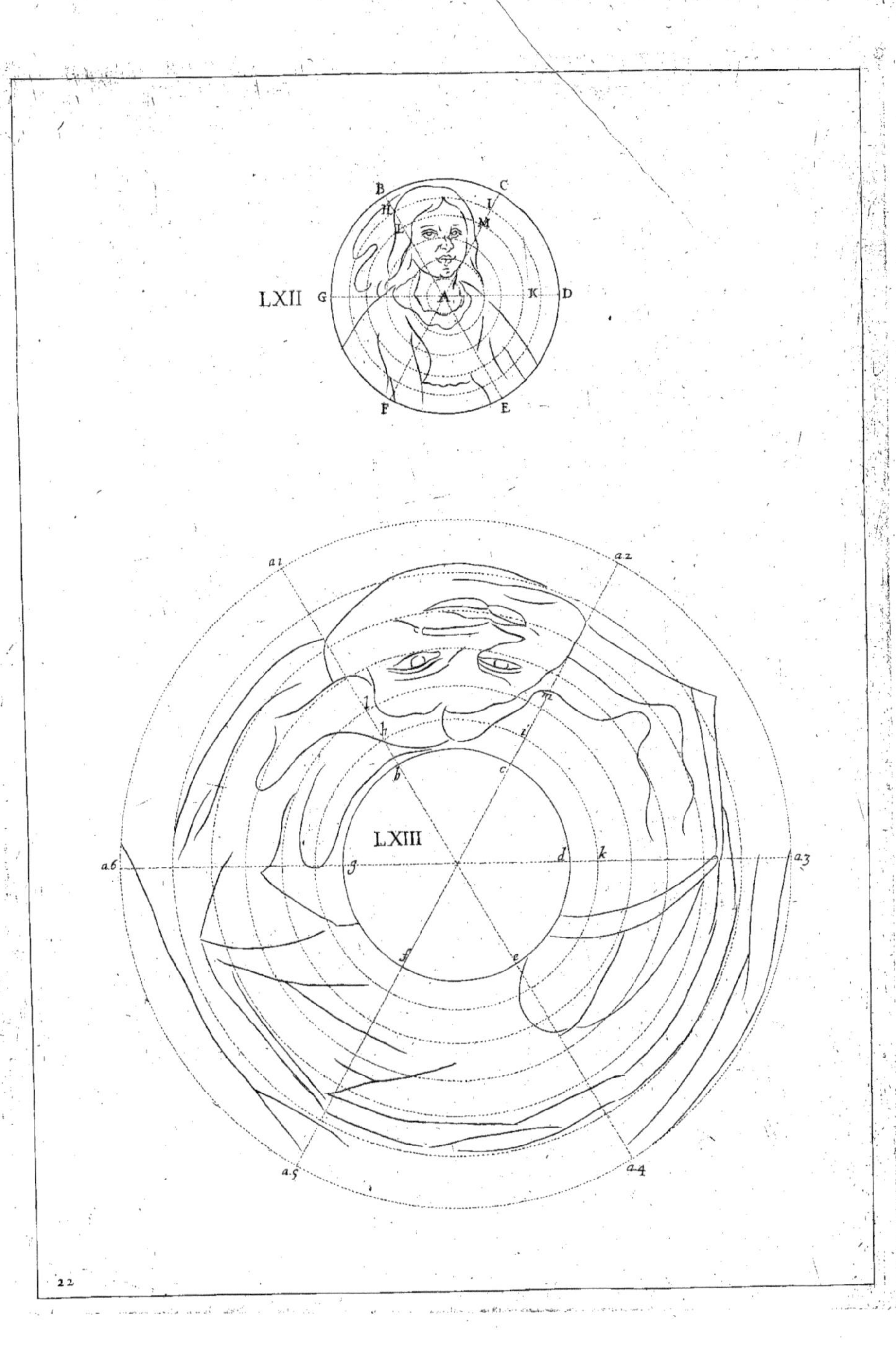

LXII
B
C
H
I
M
L
G
A
K
D
F
E

a1
a2
LXIII
l
n
h
i
b
c
a6
g
d
k
a3
f
e
a5
a4

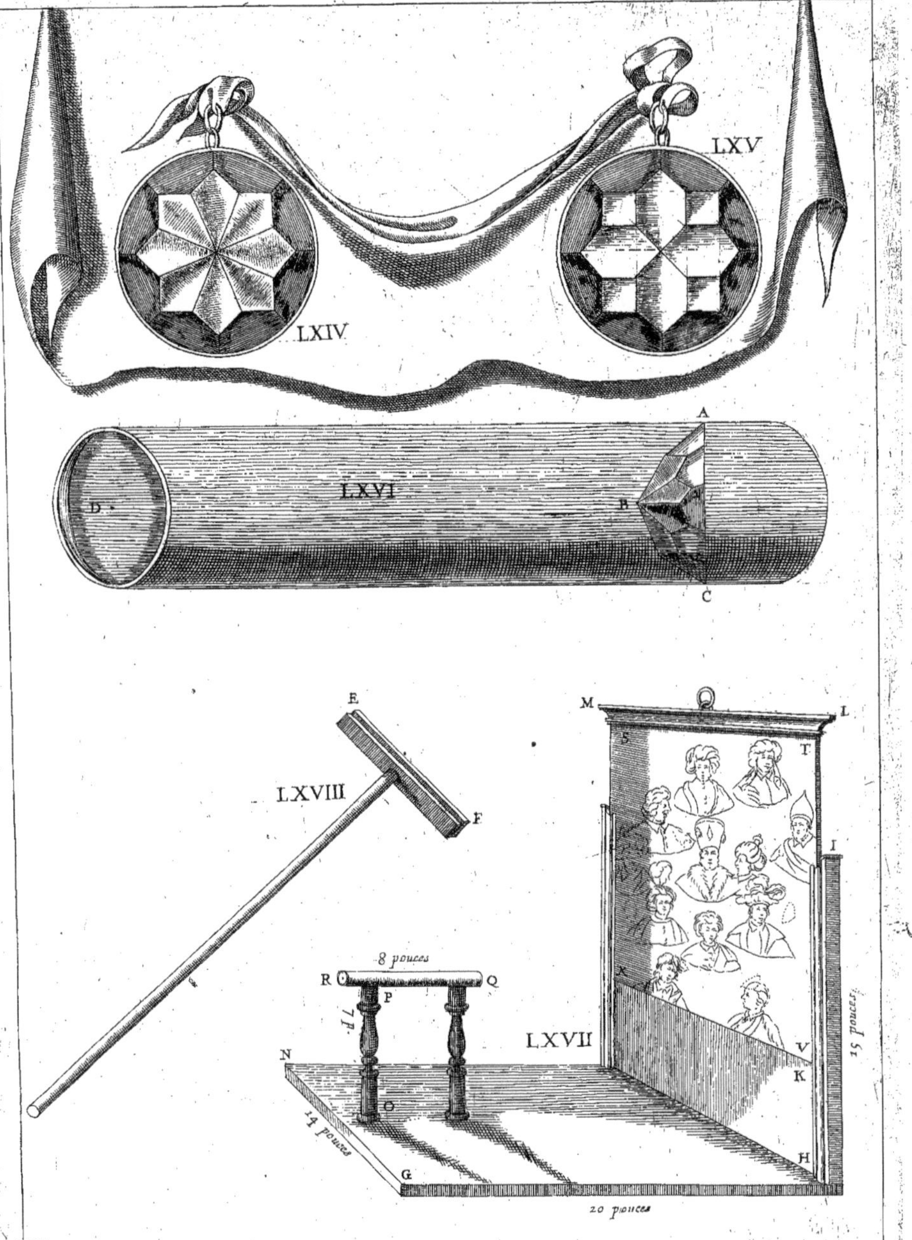

LXV
LXIV
A
D
LXVI
B
C
E
LXVIII
F
M
L
S
T
I
8 pouces
R
P
Q
7 P.
X
15 pouces
N
LXVII
V
K
O
14 pouces
H
G
20 pouces
23

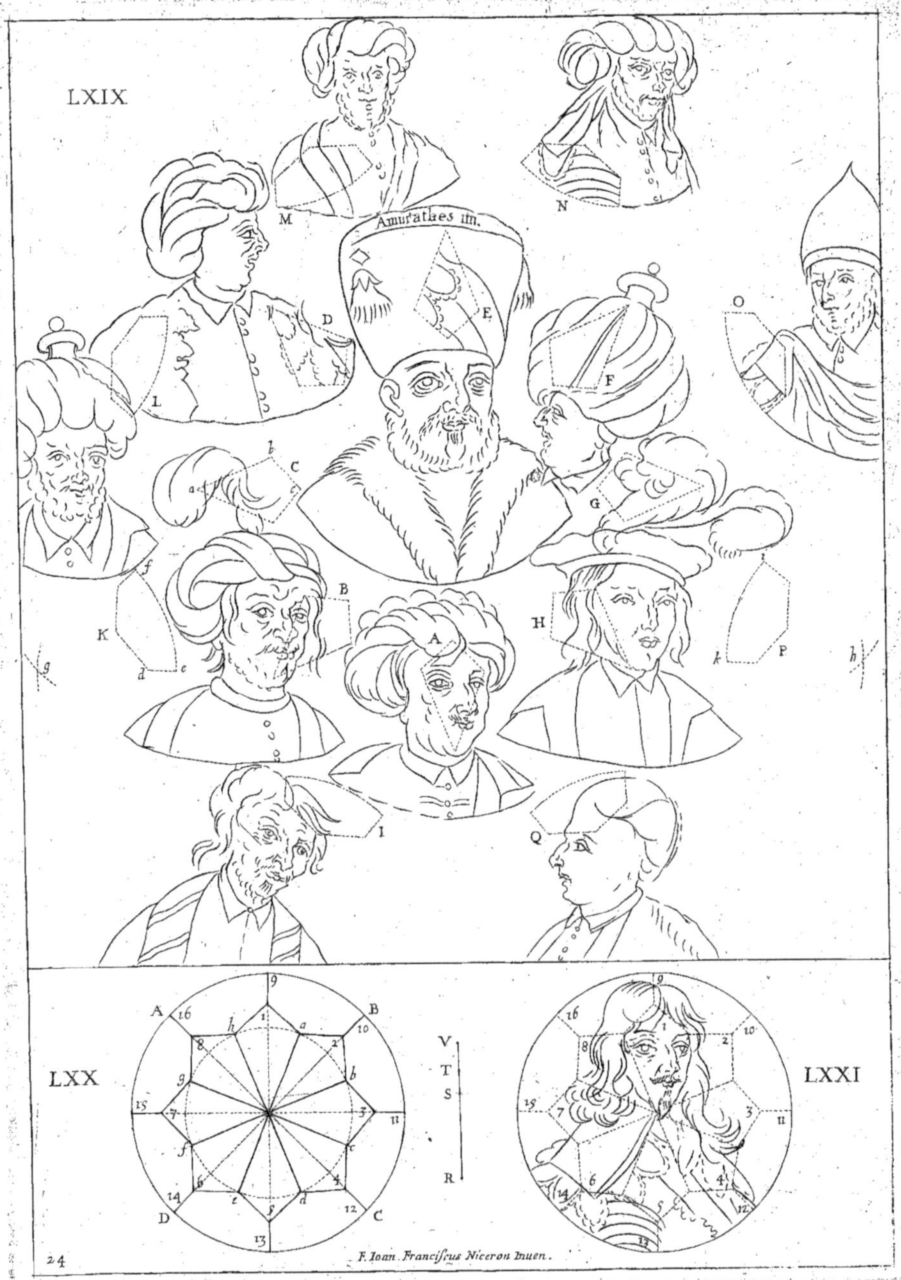

LXIX
M
N
Amurathes III.
D
E
F
O
L
b
C
a
G
f
B
A
H
P
K
h
g
d e
I
Q
LXX
A
9
16
1
a
B
h
8
2
10
g
b
15
7
3
11
f
c
6
4
D
14
e
d
12
C
13
V
T
S
R
LXXI
9
16
1
8
2
10
15
7
3
11
14
6
4
12
17
24
F. Ioan. Francifcus Niceron Inuen.

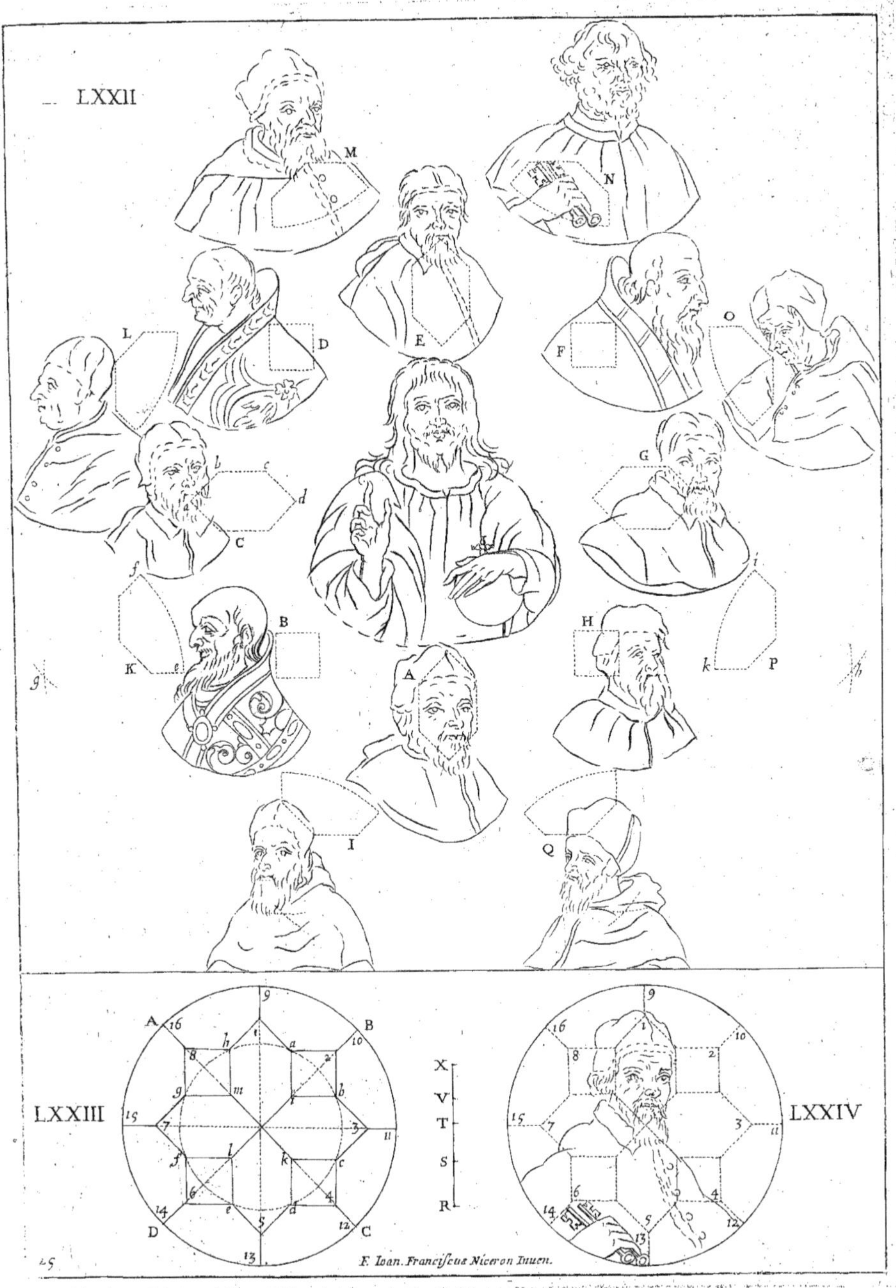

LXXII
M
N
L
D
E
F
O
G
C
B
H
K
A
P
I
Q
LXXIII
A
B
X
V
T
S
R
D
C
LXXIV
F. Ioan. Francifcus Niceron Inuen.

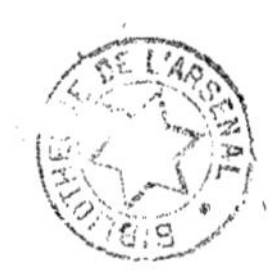

9 782013 676755